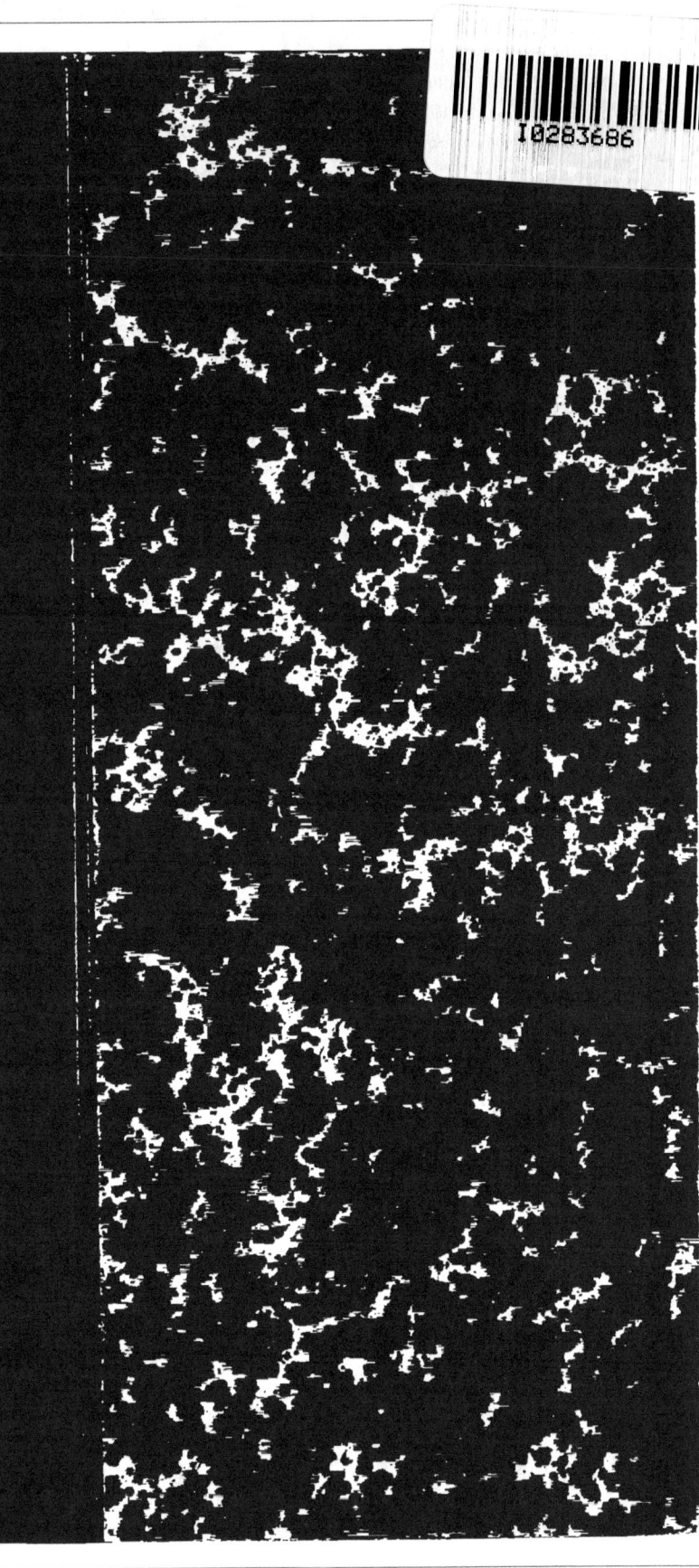

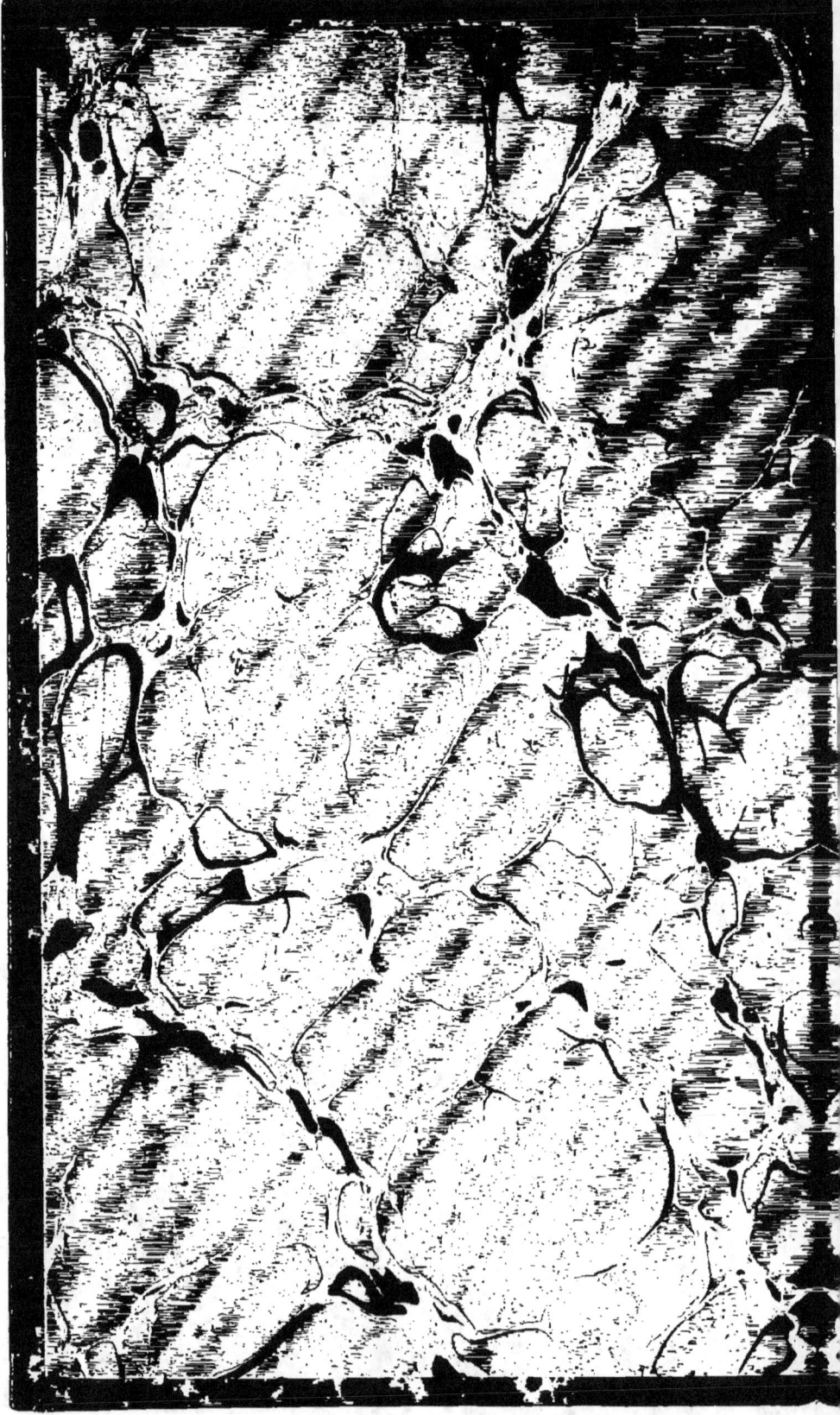

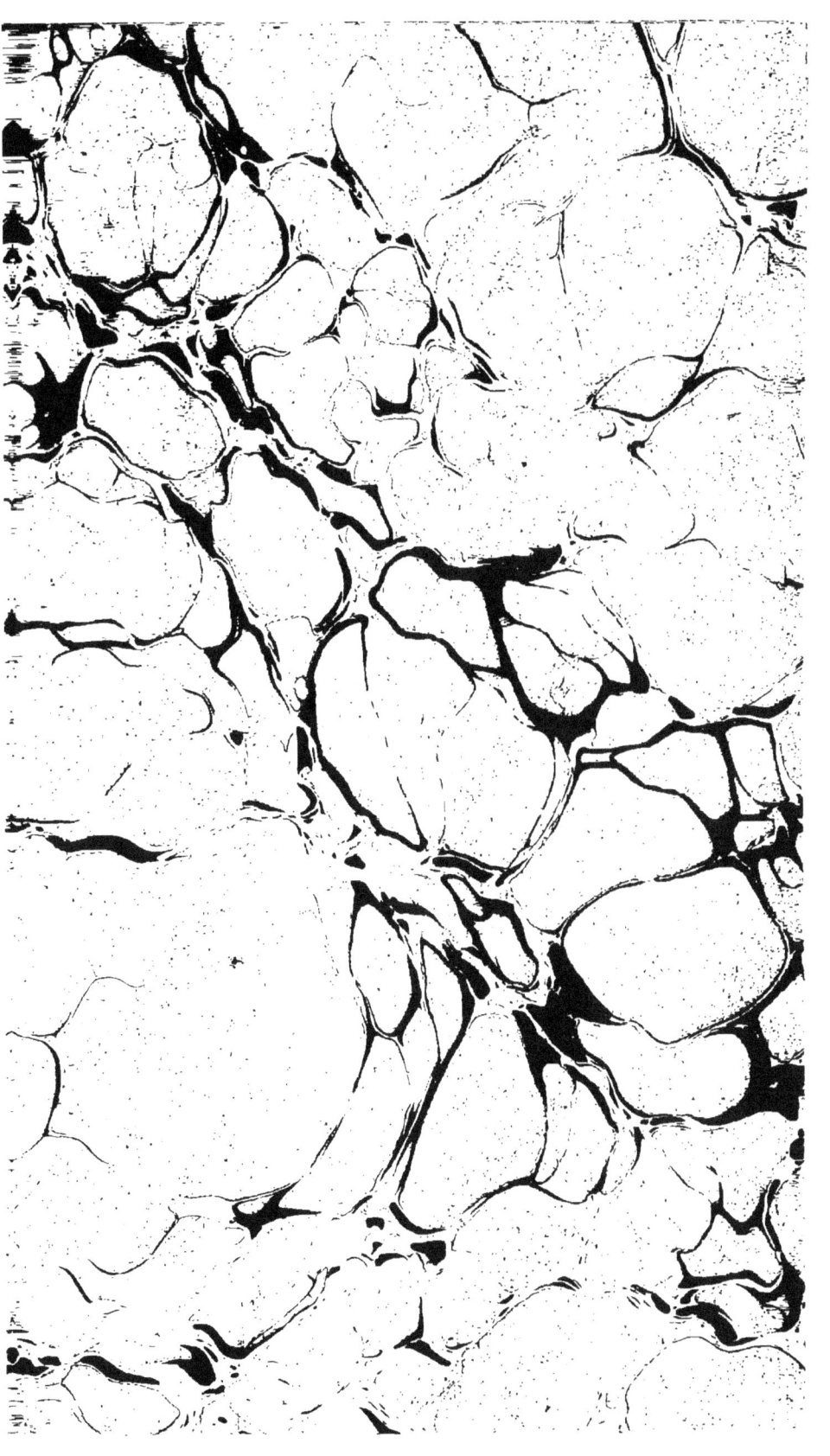

T6 25
23
C

MANUEL CLINIQUE
DE
L'ANALYSE DES URINES

OUVRAGES DU MÊME AUTEUR

Traité de l'art de formuler, comprenant un abrégé de pharmacie chimique, de matière médicale et de pharmacie galénique, 1 vol. in-18 de 600 pages.

De l'administration des médicaments (t. III du *Manuel des infirmières*), 3ᵉ édition.

Contribution à l'étude des nitrates de bismuth.

Dosage de la morphine dans l'opium. Nouveau procédé d'évaluation.

Étude sur le chloroforme anesthésique.

Manuel d'Hygiène scolaire, en collaboration avec le Dʳ Dubrisay. 1 vol. de 240 pages.

Formulaire pratique de thérapeutique et de pharmacologie, en collaboration avec le Dʳ Dujardin-Beaumetz, 1 vol. de 660 pages, 5ᵉ édition.

Notions de pharmacie nécessaires au médecin, 2 volumes (Bibliothèque CHARCOT-DEBOVE).

MANUEL CLINIQUE
DE
L'ANALYSE DES URINES

PAR

P. YVON

Pharmacien de 1re classe
Ancien interne des hôpitaux de Paris.

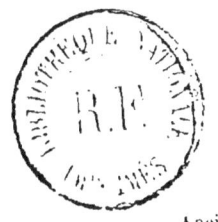

AVEC 53 FIGURES DANS LE TEXTE

Et neuf Planches hors texte dont une en couleur

QUATRIÈME ÉDITION

REVUE ET TRÈS AUGMENTÉE

Avec la collaboration du Dr A. BERLIOZ

PARIS

OCTAVE DOIN, ÉDITEUR

8, PLACE DE L'ODÉON, 8

—

1893

Tous droits réservés.

PRÉFACE

DE LA QUATRIÈME ÉDITION

En présentant au lecteur la *quatrième édition* du *Manuel clinique de l'analyse des urines*, notre premier devoir est de le remercier du bienveillant accueil qu'il a fait aux précédentes.

Nous n'avons rien changé au plan général du livre; nous avons seulement supprimé quelques pages relatives à la chimie pure, afin de nous permettre de faire les additions nécessaires. Ces additions sont relatives aux *matières colorantes* de l'*Urine normale*, à l'*Indol*, au *Scatol*, à l'*Alcaptone*, à l'acide *Homogentisinique*, à l'*Albuminurie physiologique*, etc., etc.

Nous avons ajouté dans le texte plusieurs figures dont deux relatives à de nouveaux modèles de *spectroscopes* imaginés par nous et spécialement destinés aux recherches cliniques. Signalons également une planche hors texte et en couleur, représentant le *spectre normal* et les divers spectres d'absorption de l'*urobiline*, des matières colorantes du *sang* et de la *bile*. Ces spectres ont été dessinés d'après les indications données par M. le professeur Hayem dans son remarquable ouvrage « *Du Sang* », auquel nous avons emprunté quelques descriptions.

La partie bactériologique de notre manuel a été revisée et complétée par M. le Dr Berlioz, qui nous avait déjà donné son concours pour la précédente édition, ainsi que M. le Dr Brault, médecin des hôpitaux; qu'ils reçoivent nos sincères remerciements.

P. YVON.

RENSEIGNEMENTS DIVERS

MATÉRIEL NÉCESSAIRE POUR L'ANALYSE DES URINES

Instruments.

Trébuchet sensible au milligramme.
Becs Bunzen.
Etuve à eau bouillante ou à air chaud.
Bain-marie.
Capsules de platine à fond plat.
Lame de platine.
Cloche à dessiccation.
Flacons à densité.
Fourneaux à gaz.
Densimètres.
Dessiccateur.
Uréomètre.
Burettes graduées en dixièmes de centimètre cube.
Pipettes graduées de 5, 10, 25, 50 centimètres cubes.
Tubes gradués de 1 à 5 centimètres cubes.
Saccharimètre ou diabétomètre à pénombre.
Spectroscope.
Verrerie et porcelaine.
Lampes et fourneaux.
Microscope et accessoires.
Pinces métalliques.
Pinces en bois.

Réactifs.

Tournesol : liquide et papier.
Acide azotique quadrihydraté.
— azotique fumant ou nitreux.
— chlorhydrique.
— phosphorique normal.
— sulfureux.
— sulfurique.
— acétique.
— benzoïque.
— citrique.
— osmique.
— oxalique.
— phénique.
— picrique.
— tannique ou tannin.
— tartrique.

Bases.

Ammoniaque caustique.
Baryte caustique.
Eau de baryte.
Chaux caustique.
Chaux sodée.
Eau de chaux.
Potasse caustique en pastilles.
Soude caustique.
Lessive de soude.
Eau iodée.

Corps simples.

Brome.
Iode.
Mercure.
Lames d'étain.
— de cuivre.
— de fer.
— d'or.
— de platine.
— de zinc.
Grenaille de zinc.

Corps neutres.

Eau distillée.
Alcool à 90°.
Alcool absolu.
Benzoline ou éther de pétrole.
Chloroforme.
Glycérine.
Ether.
Sulfure de carbone.

Sels.

Acétate de chaux.
— de plomb (neutre).
— de plomb (basique, extrait de Saturne).
— de soude.
Azotate d'ammoniaque.
— d'argent.
— de baryte.
— de bismuth (sous-).
— de mercure (protonitrate).
— d'urane.
Borate de soude.
Carbonate d'ammoniaque.
— de chaux.
— de soude.
Chromate de potasse jaune.
— de potasse rouge.
Chlorure d'ammonium.
— de baryum.
— de calcium fondu.
— ferrique (per).
— mercureux (calomel).
— mercurique (sublimé).
— d'or.
— de platine.
— de sodium cristallisé.
— de sodium fondu.
— de zinc.
Cyanure jaune de potassium.
— rouge de potassium.

Hypochlorite de soude.
— de chaux.
Iodure de potassium.
Molybdate d'ammoniaque.
Oxalate d'ammoniaque.
Oxyde de plomb.
Phosphate d'ammoniaque.
— de soude.
Phosphotungstate de soude.
Sulfate d'ammoniaque.
— de cuivre.
— de fer (proto-).
— de magnésie.
— de soude.
Sulfite de soude.
Sulfocyanure de potassium.
Sulfure d'ammonium.
— de fer.
Tartrate de soude et de potasse.
Urée.

Liqueurs diverses.

Réactif de Millon.
— de Tanret.
Liqueur de Valser.
— de molybdate d'ammoniaque.
— de carmin d'indigo.
— acéto-alcoolique d'acide phénique.
— de sulfate de magnésie ammoniacale.
— d'hypobromite de soude.
Solution titrée d'acide azotique.
— d'acétate de soude.
— d'azotate d'urane.
— de chlorure de baryum.
— de Fehling.
— de ferrocyanure de potassium.
— de glucose.
— de nitrate d'argent.
— de phosphate acide d'ammoniaque.
— de soude.
— de sulfate de soude.
— d'urée.

RENSEIGNEMENTS DIVERS IX

Matières colorantes.

Picro-carmin.
Fuchsine.
Bleu de méthylène soluble dans l'eau.
Violet 1 B et 6 B.
Violet de gentiane.

COEFFICIENTS ANALYTIQUES

Le poids du précipité de :	Multiplié par :	Donne celui de :
Chlorure double de zinc et de créatinine...	0,6244	La *créatinine*.
	0,34335	L'*acide sulfurique anhydre*.
Sulfate de baryte...	0,7476	*Sulfate de potasse*.
	0,6085	*Sulfate de soude sec*.
	0,5829	*Sulfate de chaux sec*.
Chlorure d'argent...	0,2472	*Chlore*.
	0,4074	*Chlorure de sodium*.
Pyrophosphate de magnésie......	0,6396	L'*acide phosphorique*.
	0,3604	La *magnésie*.
Carbonate de baryte.	0,22325	L'*acide carbonique*.
Carbonate de chaux..	0,56	La *chaux caustique*.
Chlorure double de platine et potassium..	0,3051	*Chlorure de potassium*.
Chlorure de potassium.	0,6317	La *potasse*.
Chlorure de sodium..	0,5302	La *soude*.

MANUEL CLINIQUE

DE

L'ANALYSE DES URINES

LIVRE PREMIER

ANALYSE DE L'URINE NORMALE

CARACTÈRES PHYSIQUES ET CHIMIQUES DE L'URINE NORMALE

Plus une fonction est constante dans le règne animal, plus son importance est grande ; partant de cette idée, il nous est permis d'affirmer que l'excrétion urinaire est une des plus importantes. Nous retrouvons en effet l'urine fort loin dans la série des êtres, d'une composition plus ou moins complexe, il est vrai, et parfois réduite à ses éléments principaux, quand par exemple elle affecte la forme solide. Chez les mammifères, l'urine est toujours liquide, elle peut présenter trois types bien distincts par les caractères physiques et chimiques, mais tous trois dépendant du mode de nutrition.

1° Le premier type est représenté par l'urine des *carnivores* (chat, lion, tigre). Elle est *limpide, transparente, assez colorée*, offre une réaction *très franchement acide* et renferme une *assez forte* proportion d'*acide urique*.

2° Le deuxième type est constitué par l'urine des *herbivores* (cheval, bœuf). On la désigne sous le nom de *jumenteuse :* elle est *trouble*, de *couleur foncée*, forme d'abondants sédiments par le repos ; sa réaction est *alcaline;* elle renferme une forte proportion d'*acide hippurique*, peu ou pas d'*acide urique*.

3° Enfin l'urine du troisième type tient le milieu entre les deux précédents. Elle est *limpide, légèrement acide ;* sa coloration, intermédiaire ; elle renferme de l'*acide urique* et peu d'*acide hippurique*.

Ces trois groupes sont tout à fait naturels ; et il suffit d'un examen superficiel pour rattacher une urine à l'un des trois types que nous venons de signaler. Ces différences dans la composition de l'urine ne proviennent point d'un mode spécial d'excrétion, mais tout simplement de l'alimentation. On peut à volonté rendre l'urine d'un carnassier semblable à celle d'un herbivore : il suffit de le soumettre à une alimentation exclusivement végétale, et, au bout de quelques jours, son urine deviendra semblable à celle du cheval. L'expérience inverse est encore plus facile à réaliser. Privons un herbivore de toute nourriture : il jeûne, il fait de l'autophagie, devient par conséquent *carnivore*, et bientôt son urine sera *claire* et *acide*. Cette expérience n'est-elle pas réalisée tous les jours par l'homme que la fièvre consume ? L'urine *fébrile* n'est-elle pas une urine sortie du type *omnivore* pour passer au *type carnivore ?* Pendant l'accès, le malade s'est mangé lui-même ; la grande quantité de matériaux azotés que renferme son urine n'est-elle pas là pour le témoigner ?

L'urine de l'homme bien portant appartient au dernier type, celui des *omnivores*. Au moment de l'émission, c'est un liquide *limpide*, d'une couleur *jaune citrin* ou *ambré*, *rougissant* franchement le papier de tournesol ; d'une odeur spéciale et d'une saveur tout à la fois *salée* et *amère*. Ces caractères sont, avons-nous dit, ceux de l'urine *nor-*

male; car, suivant les cas pathologiques, elle peut être *trouble, alcaline*, présenter une *couleur* et une *odeur* spéciales.

La composition chimique de l'urine normale est extrêmement complexe[1].

On y rencontre des corps *minéraux* ou *organiques*.

Voici les plus importants :

Minéraux

NEUTRES. — Eau.

ACIDES. — Acides azotique, carbonique, chlorhydrique, phosphorique, silicique, sulfurique.

BASES. — Ammoniaque (?), chaux, fer, magnésie, potasse, soude.

GAZ. — Acide carbonique, azote, oxygène

Organiques

NON AZOTÉS. — *Acides :* Benzoïque, butyrique, caproïque, cresylsulfurique, damalurique, lactique, phénique, phénylsulfurique, phosphoglycérique, propionique, succinique, taurilique.

AZOTÉS. — *Acides :* Hippurique, urique, oxalurique, sulfocyanique.

Bases : Créatine (?), créatinine.

Fonctions spéciales : Allantoïne, cystine, leucine, tyrosine, urée, sulfo-urée (?) xanthine, hypoxanthine (?).

Matières colorantes : Indican, urobiline, uroérythrine, urohématine.

Matières grasses diverses : Acide phosphoglycérique (non azoté).

Cette énumération montre combien est complexe la composition de l'urine normale. Nous n'aborderons point l'étude de tous ces corps ; nous nous bornerons à celle des plus importants. Tout d'abord, nous allons nous occuper des caractères généraux de l'urine ; mais auparavant nous signalerons un point très important, presque toujours,

[1] Voir plus loin page 164, la composition moyenne de l'urine.

négligé par le praticien. Aucune observation ne doit être faite que sur l'urine des vingt-quatre heures. Tous les caractères que nous indiquerons doivent être rapportés à cette urine. Que de résultats demeurent incomparables entre eux, faute aux auteurs d'avoir négligé cette précaution ! Ce qui la rend si importante, c'est la variation *pour ainsi dire continuelle* de la composition de l'urine suivant les moments de la journée. Nous reviendrons du reste sur ce point en parlant de la *densité*.

Ainsi, pour retirer des renseignements sérieux d'une analyse, le médecin doit faire conserver l'urine de vingt-quatre heures consécutives. Le malade la reçoit dans un vase en verre, gradué autant que possible, de façon à pouvoir en indiquer exactement le volume. On la mélange par agitation, et l'on en conserve une quantité variant de 500 à 1,000 centimètres cubes, suivant le nombre d'éléments qu'on veut y déterminer. Si l'on n'a pas de vase gradué, on peut recevoir l'urine dans un bocal quelconque dont on connaît la tare et peser ; la connaissance du poids de l'urine, qu'on obtient par différence, et celle de la densité permettent facilement d'en calculer le volume :

$$P = V \times D,$$

P représentant le poids, V le volume, D, la densité.
d'où
$$V = \frac{P}{D}$$

Il suffit de diviser le poids de l'urine par sa densité.

Le calcul d'une analyse donne toujours la composition du *litre* ou du *kilogramme* suivant que la prise d'essai a été *mesurée* ou *pesée* ; en multipliant les résultats par le volume ou le poids d'urine émis dans les vingt-quatre heures, on obtiendra la composition de ce liquide pendant ce laps de temps.

CARACTÈRES GÉNÉRAUX

Couleur. — La couleur de l'urine est très variable surtout dans les cas pathologiques. Elle peut, en effet, être *incolore* ou assez colorée pour paraître *noire* en passant par toutes les nuances intermédiaires du *jaune, brun, rouge*. A l'état normal, elle offre une teinte ambrée plus ou moins foncée. Cette coloration est due à plusieurs matières dont l'histoire est peu connue, malgré les nombreux travaux faits sur ce sujet.

Tudichum prétend avoir isolé la matière colorante de l'urine et la désigne sous le nom d'*urochrome*. L'extraction de la substance qu'il désigne ainsi est très longue et très délicate ; elle n'offre aucun intérêt au point de vue clinique ; aussi parlerons-nous seulement de ses propriétés. L'*urochrome* se dissout facilement dans l'eau et la colore en *jaune* ; elle se dissout assez facilement dans l'*alcool*, mais est plus soluble dans l'*éther*, les acides *minéraux* et les *alcalis*. A l'air, elle s'oxyde en devenant *rouge*, et est en tout semblable à la matière colorante qui se dépose avec les *urates* et les colore. Ainsi transformée, elle a reçu le nom d'*uroérythrine*. On obtient facilement cette dernière substance en traitant par l'alcool bouillant le dépôt rouge des urines.

Plus récemment, le Dr G. Harley dit avoir extrait la véritable matière colorante de l'urine et la désigne sous le nom d'*urohématine*, pour rappeler sa ressemblance avec la matière colorante du sang. Il attribue à cette substance un rôle considérable dans l'urine et la place au-dessus de l'*urée* pour renseigner sur l'activité de la vie organique. Pour l'extraire, il évapore l'urine en consistance très sirupeuse et enlève les sels au fur et à mesure qu'ils cristallisent. L'extrait ainsi obtenu est alors traité par l'alcool, auquel il cède sa matière colorante. On fait bouillir cette dissolution alcoolique avec de la *chaux éteinte*, laquelle fixe la matière colorante. On lave cette chaux d'abord à l'eau, puis à l'éther pour enlever la matière grasse, et finalement on traite par l'acide chlorhydrique, qui s'empare de la chaux. La matière colorante mise en liberté est dissoute par l'alcool. On la purifie au moyen de traitements successifs par l'*éther* et le *chloroforme*.

L'*urohématine* se présente sous forme d'une poudre rouge vif, incristallisable, très soluble dans l'alcool, l'éther, le chloroforme, soluble dans l'*urine fraîche*, mais insoluble dans l'eau. Dans l'urine, elle n'existe donc pas à l'état de liberté, mais engagée dans une combinaison qui la rend soluble. La composition centésimale de l'*urohématine* se rapprocherait beaucoup de celle de l'*hématine*. Toutes deux contiennent du *fer*.

Toujours, d'après Harley, la coloration jaune de l'urine n'est point en rapport avec la quantité d'*urohématine* qu'elle contient ; pour en juger, il faut mettre cette dernière en liberté. C'est ce que l'on fait en ajoutant à l'urine de l'acide azotique ; il se développe alors une coloration *jaune rouge* ou *cramoisie*, suivant la proportion de matière colorante. L'urohématine ainsi mise en liberté peut être enlevée par agitation avec l'éther.

Pour ma part, je n'accepte point ces résultats de Harley ; en faisant agir les alcalis caustiques et les acides sur l'urine, il altère certainement la matière colorante, quelle qu'elle soit.

M. Méhu ne croit pas à l'existence d'une matière colorante unique, dont les variations seraient impuissantes à rendre compte de toutes les teintes de l'urine normale. Les matières colorantes de l'urine ne sont point précipitées par le sulfate d'ammoniaque en solution acide (?) ; elles diffèrent donc à ce point de vue des pigments biliaires.

En résumé, il n'y a encore aucune donnée certaine sur

la nature et le nombre des matières colorantes de l'urine normale[1].

Dans les cas pathologiques, la couleur de l'urine est

[1] D'après les travaux les plus récents la coloration de l'urine serait due à deux pigments : un *pigment jaune* auquel on a conservé le nom d'*urochrôme*, et un *pigment rouge* provenant de l'oxydation de l'*indoxyle* (voir *Indol*), phénol azoté dérivant lui-même de l'*indol* résorbé dans l'intestin.

Ces matières colorantes n'existeraient pas entièrement formées dans l'urine, mais mélangées à leur *chromogène*.

Urochrôme : Cette matière colorante jaune est à peu près, on pourrait même dire identique avec l'*urobiline* et à la *cholételine* ; mais diffère de l'*hydrobilirubine*. On peut l'extraire de l'urine en suivant le procédé de Méhu. On acidule l'urine avec de l'acide sulfurique et on la sature de sulfate d'ammoniaque : on sépare par filtration le coagulum formé et après dessiccation on le traite par l'alcool absolu contenant une petite quantité d'ammoniaque : on obtient l'*urochrôme* par évaporation (A. Gautier).

Cette substance se présente sous forme de poudre amorphe de couleur rouge avec reflets verts ; brillante, soluble dans l'alcool et le chloroforme, l'eau acidulée ou alcalinisée. La solution chloroformique est *rouge*; l'alcoolique est *jaune* : la première jaunit par les alcalis et la seconde rougit par l'addition de chlorure de zinc. La solution *alcoolique*, traitée par le chlorure de zinc et l'ammoniaque, devient dichroïte et présente une fluorescence verte très marquée ainsi que le fait l'urobiline dans les mêmes conditions.

Mac Muran a retiré de l'urine *normale* ou *fébrile* d'autres matières colorantes qui ne paraissent être que des variétés d'urobiline, il leur a donné le nom d'*urohématine* (déjà indiqué par Harley) et d'*urolutéine*. Il isole ces matières colorantes en précipitant l'urine successivement par l'acétate et le sous-acétate de plomb. Les précipités sont délayés dans l'alcool additionné d'acide sulfurique; après réaction on ajoute de l'eau et on agite avec du chloroforme qui s'empare du pigment mis en liberté et l'abandonne ensuite par évaporation.

Le pigment *rouge* n'existe qu'en très petite quantité dans l'urine dont la coloration est normale (jaune citrin ou ambré) mais sa proportion devient plus notable dans les urines foncées ou rouges. Ce pigment provient de l'oxydation plus ou moins avancée de l'*indoxyle* ou acide *indoxysulfurique* et de son homologue l'acide *scatoxysulfurique* (voir *Indol* et *Scatol*).

très variable et fournit de précieuses indications au point de vue du diagnostic. Une urine *incolore* ou *à peine colorée* se rencontre dans les cas de *polyurie* insipide ou non, et fréquemment après le repas, même à l'état normal.

On observe très souvent l'émission d'urine incolore à la suite de certaines influences nerveuses (hystérie), l'appréhension, l'attente d'un fait qui va s'accomplir, ou bien encore après l'ingestion de certaines boissons alcooliques plus ou moins diurétiques.

Une exagération de la couleur normale indique en général une urine riche en éléments solides ; aussi le poids spécifique est-il élevé.

On rencontre ces urines dans les cas où l'élimination de l'eau par les reins est diminuée et dans ceux de dénutrition rapide, c'est-à-dire à la suite d'un repas copieux, d'un exercice musculaire exagéré et provoquant la sueur, et dans les cas de maladies fébriles. M. le professeur Bouchard les a signalées dans deux cas d'intoxication mercurielle ; l'urine des individus obèses est en général assez fortement colorée.

La coloration de l'urine augmente encore lorsqu'elle séjourne longtemps dans la vessie et qu'elle s'y concentre. Telle est l'urine du matin.

Une couleur foncée indique souvent la présence d'un pigment anormal. Par exemple, une coloration *jaune orangé*, *jaune rouge*, *jaune vert*, *brun verdâtre* révèle le passage des matières colorantes de la bile. Une telle urine, dit *ictérique*, tache fortement le linge.

L'*urobiline* en excès communique aux urines une couleur allant du *jaune* au *rouge acajou* assez caractéristique : le *chromogène* de l'urobiline ne colore pas l'urine.

L'urine peut être *brune*, *rouge*, lorsqu'elle renferme du *sang*, et même presque *noire* lorsqu'il s'est manifesté un commencement de décomposition.

L'urine présente une couleur *blanchâtre* rappelant celle

du lait plus ou moins étendu d'eau, lorsqu'elle renferme des matières grasses. Elle peut enfin, au moment de son émission, renfermer une matière de *couleur violacée* qui se rassemble à la surface, où elle forme une pellicule irisée, ou bien tombe au fond du vase. La coloration, souvent très faible, s'accentue au contact de l'air. Comme on rencontre surtout ces urines dans les cas pathologiques, leur étude sera faite en même temps que celle des éléments anormaux. Signalons pour terminer la coloration anormale, mais purement artificielle, produite par l'élimination de certains médicaments, *rhubarbe, séné, safran.* Dans ce cas, l'urine est colorée en jaune et peut à première vue être prise pour une urine ictérique ; nous apprendrons plus tard à les distinguer facilement.

Odeur. — Les renseignements que l'on peut tirer de l'odeur de l'urine sont peu nombreux et peu importants. A l'état normal, elle offre une odeur fade, *sui generis*. Chez les animaux, cette odeur est pénétrante, et souvent elle est caractéristique pour chaque espèce. L'urine du chat est très odorante, surtout celle du mâle.

L'odeur que présente l'urine au moment de l'émission s'atténue peu à peu à mesure que ce liquide se refroidit, et est remplacée par une autre plus fade et désagréable qui persiste autant que l'urine offre une réation acide. D'après les expériences de *Stœdeler*, cette odeur est due à différents acides volatils qu'il a pu retirer par distillation, les *acides phénique, taurilique, damalurique, damolique,* La prédominance de l'un ou l'autre de ces acides doit causer les modifications observées dans l'odeur. Ces acides n'existent qu'en très faible quantité dans l'urine ; le mieux connu est l'*acide phénique ;* ce n'est qu'en opérant sur un volume considérable d'urine qu'on peut en constater la présence. — (Voir *acide phénique.*)

Si l'on conserve l'urine pendant un temps plus ou moins considérable, elle finit par acquérir une odeur fétide, ammoniacale ; mais c'est là un produit d'altération profonde, conséquence de phénomènes chimiques sur lesquels nous reviendrons plus tard.

L'odeur de l'urine peut être modifiée par l'ingestion de certains médicaments ou aliments. Tout le monde sait que l'absorption de l'essence de térébenthine communique à l'urine une odeur très prononcée de violette ; il suffit même de respirer quelque temps cette essence pour observer ce fait.

Les *asperges* donnent au contraire à l'urine une odeur fétide. Le *baume de copahu*, le *safran* lui communiquent des odeurs spéciales et caractéristiques.

Nous n'avons aucune donnée sur la nature des transformations grâce auxquelles ces substances modifient l'odeur de l'urine. Il y a déjà longtemps, M. de Beauvais avait annoncé que, dans certaines maladies des reins, cette transformation et ce passage dans l'urine des substances odorantes n'avaient plus lieu. Si ce fait est vrai, ce serait un moyen précieux de diagnostic pour ces affections. Malheureusement les observations recueillies jusqu'ici ne sont pas toutes concordantes, et cette assertion aurait besoin de nouvelles expériences pour être confirmée.

Nous avons, M. le professeur Debove et moi, cherché à vérifier ce fait d'une autre manière. On sait qu'à l'état normal certains médicaments s'éliminent avec facilité par les urines : il n'en est plus de même lorsque les reins sont le siège de certaines lésions ou inflammations. Nous avons administré à des sujets atteints d'affections rénales des quantités connues d'iodure de potassium, sel dont l'élimination est rapide et dont la recherche dans l'urine est facile. Nous avons noté avec soin le temps nécessaire pour que l'élimination fût complète.

Des recherches comparatives ont été faites en administrant le même sel à des individus dont les reins étaient sains.

Les résultats obtenus n'ont pas été assez nets pour nous permettre de tirer aucune conclusion.

Dans certains cas pathologiques, l'odeur de l'urine est profondément modifiée ; elle rappelle celle de la souris dans certaines fièvres graves, présente une odeur fétide dans les affections cancéreuses de la vessie et des reins.

Les urines albumineuses acquièrent, lorsqu'elles sont un peu anciennes, une odeur fade ou aigre extrêmement désagréable. Les urines provenant d'un malade atteint de coma diabétique possèdent une odeur particulière, due la plupart du temps à la présence de l'*acétone*.

REMARQUE. — Pendant l'été, si l'on veut prévenir la fermentation de l'urine et le développement d'odeur infecte, il suffit de mettre dans le vase destiné à la recevoir un peu de naphtol ou mieux de salol dont l'odeur est agréable.

Consistance. — Au moment de l'émission, l'urine constitue un liquide assez fluide ; mais elle mousse toujours plus ou moins lorsqu'on l'agite dans un vase. Ce caractère, auquel on attribuait autrefois une grande importance, n'a pas de valeur. La mousse est bien plus persistante lorsque l'urine est chargée d'*albumine* ou de *mucus* ; dans ces conditions, la filtration s'opère toujours très lentement.

Les urines qui renferment du *pus* sont visqueuses lorsque la quantité en est assez considérable, et elles le deviennent beaucoup lorsque étant anciennes, elles renferment de l'ammoniaque provenant de la décomposition de l'urée, par suite de l'action qu'exerce cet alcali sur le *pus*.

En général, une urine *alcaline* mousse bien plus qu'une urine *acide*. Lorsqu'une urine mousse facilement, on éprouve parfois assez de difficulté à en mesurer exactement un volume déterminé car il faut attendre assez longtemps pour que la mousse soit tombée et permette de déterminer le niveau exact. On la fait disparaître instantanément en versant à la surface quelques gouttes d'alcool à 90° ou d'éther. Il faut bien se garder d'user de cet artifice lorsqu'on veut plonger un densimètre dans l'urine pour en déterminer la densité ; la présence de l'alcool ou de l'éther à la surface de l'urine modifie les actions capillaires qui s'exercent sur la tige du densimètre, et le résultat obtenu serait inexact.

Transparence. — Au moment de l'émission, l'urine normale est transparente ; très souvent, elle reste telle, ou bien il se forme peu à peu par refroidissement et par suite d'un repos prolongé un léger nuage qui se rassemble en flocons plus ou moins volumineux. Suivant la densité de l'urine, ces flocons restent en suspension vers la partie inférieure ou bien s'étalent au fond du vase et forment une couche spongieuse. Ils renferment de l'épithélium provenant des voies urinaires et de la vessie.

Très souvent aussi, et cela sans que l'urine renferme aucun élément anormal, il se forme des dépôts dont la nature peut varier, mais dus à la diminution de solubilité par suite de l'abaissement de température. Il suffit en effet de chauffer l'urine pour la rendre de nouveau limpide. Normalement, l'urine des herbivores est trouble, et il ne peut en être autrement, puisque, étant alcaline, elle ne peut retenir en solution les phosphates et carbonates terreux.

Assez souvent, dans les cas pathologiques, l'urine de l'homme est trouble au moment de l'émission, mais alors elle renferme ou du *pus* ou des *matières grasses* (urines *chyleuses, laiteuses*), ou bien encore c'est une urine devenue *alcaline* dans la vessie, et dont les phosphates terreux ont été précipités ; elle s'éclaircit alors par l'addition d'un acide. Dans ce cas, elle devient rarement très limpide, car une urine ammoniacale, en séjournant dans la vessie, irrite toujours ce réservoir et amène la production de pus ; et dès lors, elle reste louche.

Température. — La température de l'urine est la même que celle du corps. Pour la déterminer, on reçoit directement l'urine dans un vase où se trouve un thermomètre et qui est placé lui-même dans un autre vase plein d'eau à 35° environ. On évite ainsi toute perte ou tout gain de chaleur, et la détermination se fait d'une façon aussi exacte que possible.

Souvent un malade se plaint de ce que son urine le brûle ; au premier abord, on pourrait croire à une élévation de température ; mais il n'en est rien : l'urine, empruntant sa chaleur au corps, ne peut, en aucune circonstance, dépasser la température de ce dernier. La sensation de brûlure causée par le passage de l'urine provient toujours d'une sensibilité exagérée du canal ; de son côté, l'urine peut être plus irritante qu'à l'ordinaire par suite de la concentration ainsi qu'on l'observe en été.

La température de l'urine est d'environ 37°. Dans certaines maladies (rhumatisme aigu, pneumonie), elle s'élève ; elle peut atteindre 42° dans le coma de l'insolation et même 44°,7 dans le tétanos idiopathique. Par contre, elle peut descendre à 26° dans la méningite tuberculeuse, et même à 25° dans la folie, immédiatement avant la mort. (Harley.)

Volume. — Ainsi que nous l'avons déjà dit, on entend par volume de l'urine la quantité de ce liquide émis pendant vingt-quatre heures consécutives. Cette détermination est la base de toutes les autres recherches ; aussi doit-on la faire avec soin[1]. Si l'on reçoit l'urine dans un

---

[1] La variation de la composition de l'urine à chaque émission nécessite que toute analyse sérieuse soit faite sur la totalité de l'urine émise en vingt-quatre heures et que cette urine *soit exactement mélangée*. Cette précaution est aussi indispensable pour le *dosage* des *éléments normaux* que pour la *recherche* et le *dosage* des éléments anormaux.

Très souvent en effet au début ou dans le cours de certaines

verre gradué, on connaît son volume en centimètres cubes.

Pour recueillir l'urine émise pendant vingt-quatre heures *exactement*, il y a deux manières de procéder :

1° On vide la vessie à un moment quelconque et on rejette l'urine : l'heure à laquelle on fait cette opération constitue le point de *départ exact* ; on conserve alors la totalité de l'urine émise jusqu'au lendemain à la même heure.

2° On peut également prendre comme point de départ l'heure du lever : on rejette la *première urine* et l'on conserve ensuite toutes les autres émissions jusque et *y compris* celle du lendemain au lever.

Quelquefois on pèse l'urine (voir page 4). Dans ce cas la connaissance de la densité permet de passer facilement au volume, et *vice versa*.

Ainsi, supposons qu'on ait recueilli 1,400 centimètres cubes d'urine dont la densité est de 1.028 : le poids de cette urine sera égal à $1,400 \times 1,028 = 1,439$ grammes.

Le volume sera obtenu en divisant le poids par la densité.

Ainsi, 1,600 grammes d'urine d'une densité de 1,022, occuperont un volume de 1,565 centimètres cubes.

C'est une application de la formule des densités :

$$P = V \times D,$$

d'où l'on tire

$$V = \frac{P}{D}$$

La quantité d'urine émise en vingt-quatre heures par un individu en bonne santé est assez variable.

Voici quelques chiffres d'après Vogel :

Adulte se nourrissant bien et buvant beaucoup. 1,400 à 1,500 c.c.
Adulte se nourrissant bien et buvant moins.... 1.200 à 1,400 c.c.

Il résulte de nos déterminations, qu'en France la

affections la présence du *sucre* ou de l'*albumine* n'est pas constante et ces éléments ne se retrouvent que dans la première urine émise après un repas.

moyenne de l'adulte *homme* est de 1,200 à 1,400 centimètres cubes ; celle de la *femme* est de 1,000 à 1,100 centimètres cubes. On peut aussi exprimer d'une autre manière la quantité d'urine éliminée. En effet, en comparant cette quantité avec le poids du corps, on trouve que, pour 1 kilogramme de ce poids, 0,85 de centimètre cube d'urine sont éliminés en une heure ; on est donc autorisé à dire que 1 kilogramme d'une personne adulte excrète en moyenne 0,85 de centimètre cube d'urine par heure.

Les chiffres que nous venons d'indiquer sont très variables ; la quantité d'urine excrétée varie suivant le plus ou moins d'activité de l'individu, suivant l'augmentation ou la diminution de la *transpiration*, de la *nourriture* et surtout des *boissons*. Les limites entre lesquelles oscille la quantité d'urine sont beaucoup plus étroites chez les personnes dont la vie est bien réglée, que chez celles qui vivent irrégulièrement.

On observe des variations assez régulières dans la quantité d'urine émise aux différents moments de la journée. En général, c'est pendant le jour, à la suite du principal repas, que l'on observe la quantité maxima, tandis que le minimum se rencontre pendant la nuit.

Il est très difficile de préciser toutes les causes qui augmentent ou diminuent l'excrétion urinaire ; elle est soumise à la fois à un grand nombre d'influences que nous allons étudier séparément.

Influence de la boisson. — En général, l'urine émise en vingt-quatre heures est toujours en excès sur la quantité du liquide ingéré pendant le même temps. Vogel dit que les reins excrètent 1/10 à 1/20 de liquide en plus qu'il n'en a été absorbé. Il faut, bien entendu, tenir compte de la transpiration, car chez un sujet qui, par une forte chaleur, se livre à un violent exercice et boit beaucoup, la majeure partie du liquide se trouve éliminée par la peau et non par les reins. L'élimination peut également se faire par une autre voie ; dans le cas de selles aqueuses et souvent répétées, de vomissements fréquents, le malade urine peu.

Influence du système nerveux. — L'influence du système nerveux sur la quantité de liquide excrétée est très grande. Cette quantité augmente lorsque l'activité du corps ou de l'esprit devient plus grande. Certaines émotions, l'attente d'un événement qui va s'accomplir augmentent beaucoup, chez certains sujets, l'activité de l'excrétion urinaire ; au contraire, le repos et le sommeil la diminuent.

Influence de la nourriture. — Cette influence est loin d'être aussi facile à déterminer que celle de la boisson ; elle est cependant très réelle. Il résulterait des expériences de Lehmann que l'excrétion urinaire est plus abondante avec une nourriture animale qu'avec une nourriture végétale, et qu'une alimentation mixte donne des résultats intermédiaires. D'un autre côté, la *quantité* d'aliments ingérés influe aussi. Les expériences de Bidder et Schmidt ont montré qu'un chat exclusivement nourri de viande rendait une quantité d'urine d'autant plus considérable que la proportion de viande qu'ils lui donnaient à manger était elle-même plus forte.

J'ai dit précédemment que les reins pouvaient éliminer plus de liquide qu'il n'en a été introduit dans l'estomac. Harley l'a démontré en soumettant, pendant trois mois, six chiens à une alimentation exclusivement animale, avec privation absolue de liquide : pendant tout ce temps, ils rendirent en moyenne 186 centimètres cubes d'urine. D'où provenait cette eau ? De l'humidité atmosphérique qu'ils absorbaient par les poumons, dit Harley. Je veux bien le croire ; mais ne faut-il compter pour rien l'eau provenant de la décomposition des aliments et de leur assimilation ?

Dans l'inanition, le volume des urines est diminué.

Influence de l'exhalation pulmonaire et cutanée. — L'eau

qui n'est point éliminée par les reins peut l'être par la *peau* ou les *poumons*. On sait, en effet, qu'à la suite d'un exercice violent, qui occasionne une sueur abondante, l'urine est très rare, et par conséquent d'une couleur exagérée et très chargée en matériaux solides ; c'est qu'en effet l'eau s'est éliminée sous forme de sueur, et les produits solides sont restés.

Il est tout aussi facile de constater l'influence de l'exhalation pulmonaire, si l'on veut bien se souvenir qu'en hiver on urine davantage qu'en été, et même, si l'on compare deux périodes de moins longue durée, l'urine rendue pendant un jour *froid* et *humide* est plus abondante que par un jour *sec* et *chaud*.

En résumé, toutes les circonstances qui sont favorables à l'exhalation pulmonaire diminuent la quantité d'urine, et *vice versa*.

Citons enfin une dernière influence moins importante que les autres dans l'état de santé, mais dont on doit tenir compte chez le malade. Je veux parler du séjour prolongé de l'urine dans la vessie. En vertu de l'endosmose, la partie liquide de l'urine est peu à peu résorbée et rentre dans la circulation. D'après Kaupp, les éléments solides peuvent même être aussi résorbés ; l'*eau* disparaît en premier lieu ; puis les *phosphates*, les *chlorures*, les *sulfates* et enfin l'*urée* (Harley).

On sait en effet que si pour une cause quelconque on résiste à un besoin d'uriner, il devient peu à peu moins pressant, et plus tard, lorsque la mixtion s'opère, l'urine est bien plus chargée de matériaux solides et d'une coloration plus foncée.

Influence de l'âge et du sexe. — En général, les hommes rendent plus d'urine que les femmes, 1,200 à 1,400 centimètres cubes par vingt-quatre heures, au lieu de 1,000 à 1,100 centimètres cubes ; et les enfants plus que les adultes.

Ordinairement, le volume des urines émises par des individus atteints d'obésité est inférieur à la moyenne normale.

En résumé, et comme conséquence de tout ce qui précède, nous pouvons dire que plus il est éliminé de liquide par une voie quelconque, moins il en est rendu par les reins.

Influence des maladies et des médicaments. — En réfléchissant à toutes les influences que nous venons d'énumérer, il est facile de prévoir que la quantité d'urine subira de nombreuses variations pendant les maladies, ne serait-ce que par suite de la diminution, parfois même de la suppression de tout exercice musculaire, et du changement de nourriture. Les variations de ce genre ne sont soumises à aucune règle et n'offrent aucun intérêt. Mais à côté il y en a d'autres qui sont constantes, essentielles, qui se produisent toujours de la même manière et dans les mêmes affections. Celles-là ont une grande importance. Nous en dirons quelques mots en résumant l'opinion de Vogel sur ce sujet.

1° *Dans la période aiguë de toutes les maladies fébriles, la quantité d'urine est diminuée, et pendant la convalescence elle revient à la normale et souvent même la dépasse.*

Dans ces maladies, la connaissance du volume de l'urine fournit donc une indication importante : une diminution continue indique une aggravation de la maladie ; l'émission d'une quantité d'urine à peu près constante indique que l'affection est stationnaire ; enfin une augmentation graduelle indique une amélioration. La diminution de l'urine dans ces maladies paraît due à ce que les reins séparent une proportion d'eau moins considérable qu'à l'état normal.

2° Vers la fin des maladies mortelles, aiguës ou chroniques, la quantité d'urine tombe souvent au-dessous de la normale ; mais ce fait n'est pas constant. En effet, dans le cas où la mort est la suite de l'affaiblissement graduel de toutes les fonctions, celle de l'excrétion urinaire va en s'affaiblissant comme les autres ; d'autres fois, la mort survient brusquement, et alors on n'observe pas la diminution de l'urine.

Dans les maladies chroniques, il peut y avoir augmentation considérable ou diminution de l'urine ; cette variation est importante à suivre.

Dans l'*hydropisie*, la quantité d'urine et surtout la séparation de l'eau par les reins éprouvent une diminution considérable ; il en résulte que quelques éléments de l'urine (urée et surtout eau) sont retenus dans le sang et favorisent ainsi l'exsudation de la sérosité dans le tissu cellulaire ou bien rendent plus difficile la résorption du liquide épanché. Une augmentation de l'excrétion urinaire est toujours favorable dans l'hydropisie ; c'est pour cette raison que les diurétiques sont indiqués.

Dans la *polyurie insipide* ou *non*, mais surtout dans cette dernière, la quantité d'urine excrétée se maintient longtemps beaucoup au-dessus de la moyenne. Dans ce cas, pour avoir une idée exacte de la marche que suit la maladie, il est indispensable de se rendre compte de la quantité de matériaux solides renfermés dans l'urine. Chez un malade, on doit tenir compte de toutes les causes accidentelles qui peuvent influer sur le volume de l'urine, par exemple de selles fréquentes, de l'ingestion d'une quantité souvent considérable de tisanes.

Action des médicaments. — Un certain nombre de médicaments exercent une action très marquée sur l'excrétion urinaire : on désigne sous le nom de *diurétiques* ceux qui l'augmentent.

Parmi les diurétiques les plus puissants, citons l'*alcool*, l'*éther nitreux alcoolisé*, puis la *digitale* à faibles doses, l'*extrait de muguet*, la *scille*, le *nitrate de potasse*, l'*acétate de potasse*. La *caféine* serait un bon diurétique, d'après les dernières expériences du professeur Gubler. Ces médicaments agissent par eux-mêmes, mais souvent aussi par le véhicule qui sert à les administrer. Tel est le cas du nitrate de potasse donnné en solution dans de la tisane de chiendent. Ce diurétique agit évidemment et par le sel et par l'eau.

Dans l'ordre inverse, les sels de *fer* et de *cuivre* diminuent l'excrétion urinaire ; les préparations de *cantharides*, d'*arsenic* peuvent la supprimer complètement. Harley indique le *citrate de fer et de quinine*, ainsi que le *citrate de fer ammoniacal*, comme médicaments excellents pour diminuer la quantité d'urine.

Poids spécifique et densité. — Nous avons vu combien était variable le volume de l'urine éliminée pendant vingt-quatre heures ; la densité n'est pas plus constante, et cela tient à ce que le poids des matériaux solides varie peu ; dès lors, plus il y a d'eau, moins la densité est grande, et inversement. Aussi, toutes les fois qu'une urine ne renfermera pas de principe anormal (sucre), la densité variera en sens inverse du volume.

Le poids spécifique moyen de l'urine normale ne peut être donné que dans des limites assez larges. Avec une alimentation mixte, il varie de 1018 à 1022, il diminue après l'ingestion de grandes quantités de liquide et augmente après celle des matériaux solides.

Ainsi, à la suite de l'absorption d'une grande quantité de boisson, la densité peut descendre à 1006 et 1004 ; mais une diminution semblable et *persistante* ne se rencontre que dans un état morbide, la *polyurie*. Inversement, une augmentation passagère de la densité se rencontre fréquemment ; mais elle n'est *persistante* que dans les cas de diabète sucré et peut alors s'élever jusqu'à 1050 et même 1070.

La densité de l'urine éprouve des variations assez régulières aux différentes heures de la journée, au moment des

DÉTERMINATION DES SUBSTANCES DISSOUTES

repas, suivant la nature des aliments et suivant le plus ou moins d'exercice musculaire. Ces variations ont donné lieu aux distinctions suivantes, un peu tombées dans l'oubli, mais importantes à connaître cependant.

Urina potus. — C'est l'urine dont l'émission suit l'ingestion d'une grande quantité de boisson. Cette urine est peu colorée, peu riche en matériaux solides et par conséquent d'une faible densité.

Urina sanguinis. — L'urine du matin émise au moment du réveil et qui a par conséquent séjourné toute la nuit dans la vessie. D'après ce que nous savons déjà, il est facile de prévoir que cette urine sera plus colorée que la précédente et d'un poids spécifique plus élevé.

Urina cibi. — L'urine qui est évacuée dans le courant de la journée quelque temps après le repas : cette urine n'est jamais aussi colorée que celle du matin ; elle présente cependant une densité plus considérable.

L'existence de ces trois divisions montre combien il est important pour le praticien de connaître la provenance de l'urine qu'il étudie, et l'on voit en même temps qu'un résultat sérieux ne pourra être observé qu'en examinant l'urine des vingt-quatre heures qui résulte du mélange de ces diverses sortes d'urine. Les densités moyennes indiquées plus haut se rapportent à l'urine des vingt-quatre heures.

En général, dans une maladie (le diabète excepté), une diminution dans la densité de l'urine est un signe fâcheux au point de vue du pronostic.

Détermination de l'eau et des substances fixes dissoutes. — La détermination de la densité de l'urine nous conduit forcément à l'évaluation de la quantité de matériaux fixes dissous dans cette urine. Au premier abord, cette détermination paraît toute simple ; il n'en est rien, car elle est assez longue et assez délicate.

On peut, en connaissant la densité d'une urine et le

volume des vingt-quatre heures, déterminer approximativement la quantité de matériaux solides qu'elle contient; cette méthode, bien qu'empirique, n'est pas moins très utile à connaître et rend souvent service au praticien. Voici en quoi elle consiste :

On multiplie les derniers chiffres du poids spécifique par le coefficient constant, 2,33, et le produit représente d'une façon approximative le poids des matériaux solides.

Ainsi la densité d'une urine étant de 1018, le poids des matériaux solides serait de $18 \times 2,33 = 41^{gr},94$, si le volume est d'un litre. Si, au contraire, le volume de l'urine des vingt-quatre heures est supérieur ou inférieur au litre, il suffit de multiplier le résultat par le chiffre qui indique ce volume.

En effet, dans l'exemple précité le poids des matériaux solides étant de $41^{gr},94$ lorsque le volume est de 1,000 centimètres cubes, il suffit d'établir une proportion pour connaître ce qu'il devient dans le cas où le volume croit et devient égal à 1,500 centimètres cubes.

Pour 1,000 c.c. on a............ $41^{gr},94$
Pour 1,500, on aura............ x

d'où
$$x = \frac{41,94 \times 1500}{1000} = 62^{gr},91.$$

La formule générale est donc :

$$P = \frac{D \times a \times V}{1000},$$

en appelant D les deux derniers chiffres de la densité, a le coefficient constant 2,33, V le volume de l'urine des vingt-quatre heures, P le poids des matériaux solides pendant ce temps.

L'exactitude de cette méthode est tout à fait insuffisante pour une recherche scientifique ; il faut alors avoir recours à la balance et déterminer le poids du résidu solide abandonné par l'évaporation d'un poids ou d'un volume connu d'urine.

On prend une capsule de platine mince, large et à fond plat, pouvant être couverte avec une feuille du même métal. Après avoir déterminé le poids exact de la capsule et de son couvercle, on y verse 8 à 10 grammes d'urine, et on prend le nouveau poids. On place alors la capsule découverte dans une étuve à eau bouillante ou à air chaud, chauffée à 100° (fig. 1). Lorsque l'évaporation est terminée, on couvre la capsule avec son couvercle et on la laisse refroidir sous une cloche contenant de la *chaux vive* ou de *l'acide sulfurique* (fig. 2), afin d'éviter que le résidu, qui est très hygroscopique, n'absorbe de l'humidité. On note alors le poids de la capsule et du résidu,

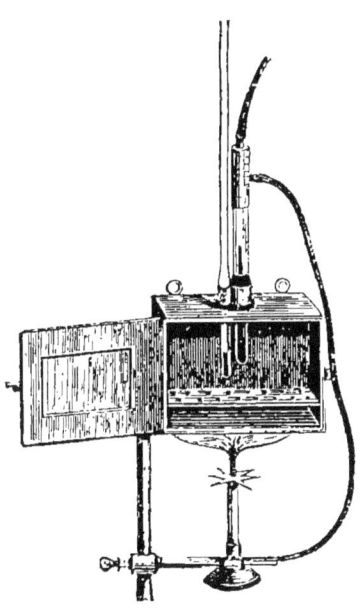

Fig. 1. — Étuve.

puis on la replace à l'étuve; on prend de nouveau le poids, et l'on recommence plusieurs fois jusqu'à ce qu'il ne varie plus. On connaît ainsi la quantité de matériaux solides contenus dans la prise d'essai.

Voici du reste un exemple :

Soit P' le poids du couvercle et de la capsule pleine d'urine. 18^{gr},253
Soit P'' le poids de la capsule et du couvercle.......... 11   345
Le poids P de l'urine est égal à la différence P' — P'' ou
18,253 — 11,345 = 6^{gr},908...................... 6^{gr},908

Après l'évaporation, le poids *constant* de la capsule du couvercle et du résidu est P''' = 11^{gr},582.

Le poids du résidu seul est égal à $P''' - P'' = 11,582 - 11,345 = 0^{gr},237$.

Soit p ce nouveau poids.

La perte de poids représente évidemment la proportion d'eau contenue dans la prise d'essai ; cette perte est égale à $P' - P'''$ ou $18^{gr},253 - 11^{gr},582 = 6^{gr},671$.

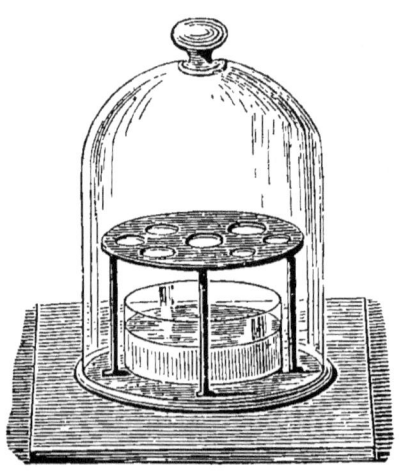

Fig. 2. — Cloche à dessiccation.

Nous avons tous les éléments nécessaires pour calculer la proportion des éléments solides contenus dans l'urine.

Posons :

Un poids d'urine $(P' - P'')$ ou P donne un résidu $(P''' - P'')$ ou p, 1,000 grammes donneront un résidu x,

d'où

$$x = \frac{p \times 1000}{P} = \frac{0,237 \times 1000}{6,908} = \frac{237}{6,908} = 34^{gr},31.$$

Si maintenant nous voulons connaître la proportion d'éléments solides pour vingt-quatre heures, il ne reste

RÉSIDU FIXE DE L'URINE

plus qu'à faire intervenir le volume V de l'urine émise pendant ce temps.

Il est bien entendu que ce volume sera exprimé en *poids*, c'est-à-dire sera le produit du volume mesuré, multiplié par la densité de l'urine; en effet, on ne peut comparer que des unités de même espèce, et, comme la prise d'essai a été exprimée en poids, il faut que la totalité de l'urine des vingt-quatre heures le soit également.

Soit donc V, le volume exprimé en poids ou le poids de l'urine des vingt-quatre heures. Posons la proportion :

1,000 grammes donnent un résidu a; l'urine des vingt-quatre heures V donnera X, d'où

$$X = \frac{a \times V}{1000}.$$

Si, dans l'exemple que nous avons pris, le volume converti en poids est de 1,250 grammes, on aura :

$$X = \frac{34,31 \times 1250}{1000} = 42^{gr},88.$$

Si l'on veut obtenir de suite la quantité de matériaux solides contenus dans l'urine des vingt-quatre heures sans passer par la composition du litre, voici comment on peut modifier la formule :

$$X = \frac{aV}{1000}.$$

Remplaçons-y a par les valeurs qui ont servi à le calculer, nous aurons après réduction :

$$X = \frac{V(P''' - P'')}{P' - P''},$$

et en effectuant les différences :

$$X = V \frac{p}{P}.$$

C'est-à-dire que le poids du résidu solide de l'urine des

vingt-quatre heures est égal au produit du poids V de cette urine multiplié par le quotient du résidu p de la prise d'essai divisé par le poids P de cette même prise.

Remarquons que le quotient $\frac{p}{P}$ n'est autre chose que la proportion de matériaux solides pour 1000.

En appliquant la dernière formule :

$$X = P \frac{p}{P},$$

à l'exemple précité, nous aurons :

$$X = 1250 \times \frac{0,237}{6,908} = 42,88.$$

La proportion d'eau sera obtenue par différence; sur 1,250 grammes, il y a 42^{gr},88 de matériaux solides; la différence 1,207^{gr},12 représente l'eau.

Eau...................... 1,207^{gr},12
Matériaux solides............. 42 88
                             —————
                             1,250^{gr},00

Pour les essais cliniques, j'ai recours à la méthode suivante, qui est plus simple, dans ce sens qu'elle n'exige aucun calcul, et tout aussi exacte. Elle présente en outre l'avantage de faire connaître la densité de l'urine. Elle nécessite seulement une pipette de 10 centimètres cubes *très exactement* graduée. On prend la tare de la capsule de platine et de son couvercle, et on y mesure 10 centimètres d'urine; le nouveau poids indique la densité (voir à *Densité*); puis on procède à l'évaporation, et le poids du résidu multiplié par 100 fait connaître celui du litre.

La détermination du résidu solide, telle que nous venons de la décrire, paraît très simple; malheureusement, elle comporte plusieurs causes d'erreur et nécessite de minutieuses précautions.

La dessiccation du résidu solide doit être achevée à une température bien déterminée, 103° environ, et à l'abri des poussières de l'atmosphère. D'un autre côté, ce résidu étant très hygroscopique, on doit toujours craindre qu'il n'absorbe l'humidité pendant les pesées. C'est pour cela qu'on le laisse refroidir dans le vase à acide sulfurique dont nous avons parlé et qu'on recouvre la capsule avec la feuille de platine.

Malgré les précautions qu'on peut prendre, le résultat est toujours entaché d'erreur ; cela tient à ce que pendant l'évaporation une certaine quantité d'*urée* se décompose en donnant des produits volatils qui disparaissent. Cette décomposition provient de l'action que le *phosphate acide de soude* exerce sur l'*urée* lorsque l'urine a atteint un certain degré de concentration. L'*urée* est alors décomposée en *acide carbonique* et *ammoniaque*. Le premier de ces deux gaz se dégage, et le second est fixé par le *phosphate acide de soude* et forme avec lui un *phosphate double de soude et d'ammoniaque*. Ce dernier sel est lui-même décomposé lorsque la température arrive à 100° ; il reste donc un résidu *acide* et non alcalin, comme il pouvait l'être avant cette décomposition. J'insiste sur ce point : c'est que le résidu de l'évaporation d'une urine est toujours acide, quelle qu'ait été d'ailleurs la réaction première de cette urine.

Enfin, pendant l'évaporation, il se produit encore une perte due au dégagement de l'*acide carbonique* libre et de celui des *bicarbonates* renfermés dans l'urine.

La première cause d'erreur est sans contredit la plus importante. Pour une recherche exacte, on peut en tenir compte en recueillant et en dosant l'*ammoniaque* produite ; mais une pareille précision est rarement nécessaire. Voici alors comment on opère : On se sert pour évaporer l'urine d'une petite nacelle allongée placée dans un tube qui traverse une étuve à eau bouillante. Dans ce tube, on fait circuler un courant d'air desséché par son passage sur de la *ponce sulfurique* ou du *chlorure de calcium fondu*. De l'autre côté, ce tube se relie avec un flacon tubulé ou un matras renfermant de l'*acide sulfurique titré* et qui est lui-même en communication avec un aspirateur. L'appareil étant ainsi disposé, on chauffe d'abord l'étuve, puis, au moyen de l'aspirateur, on fait passer lentement le courant d'air sec. L'urine se vaporise promptement, et l'ammoniaque est retenue par l'acide sulfurique. L'expérience terminée, un titrage alcalimétrique indique la quantité d'ammoniaque fixée et permet de calculer la quantité correspondante d'urée qui a été décomposée.

On doit se servir d'acide sulfurique à un titre très faible; les quantités les plus convenables sont les suivantes :

Acide sulfurique monohydraté. $2^{gr},667$
Eau distillée.................. Q. S. pour faire un litre.

Dans ces conditions, *un centimètre cube* de cet acide est saturé par $0^{gr},0011$ d'ammoniaque et correspond à $0^{gr},002$ *d'urée*.

En suivant cette marche, on ne remédie pas à la cause d'erreur provenant de la décomposition des *bicarbonates;* mais elle est parfaitement négligeable.

Le mode opératoire que je viens d'indiquer est classique; mais il est très long, d'une exécution très délicate, et n'est pas employé. Pour ma part, je me suis arrêté au procédé suivant :

On commence par déterminer exactement la proportion d'urée contenue dans l'urine (voir *Dosage de l'urée*), puis on évapore 10 centimètres cubes de cette urine, et on détermine le poids du résidu sec.

Ce résidu est ensuite dissous dans assez d'eau pour refaire 10 centimètres cubes, et on y dose l'urée. Le chiffre trouvé est inférieur à celui de la première détermination ;

la différence indique évidemment le poids qui a été décomposé pendant l'évaporation. On ajoute ce poids d'urée à celui du résidu donné par la pesée, et l'on obtient ainsi la quantité de matériaux fixes avec une approximation très suffisante.

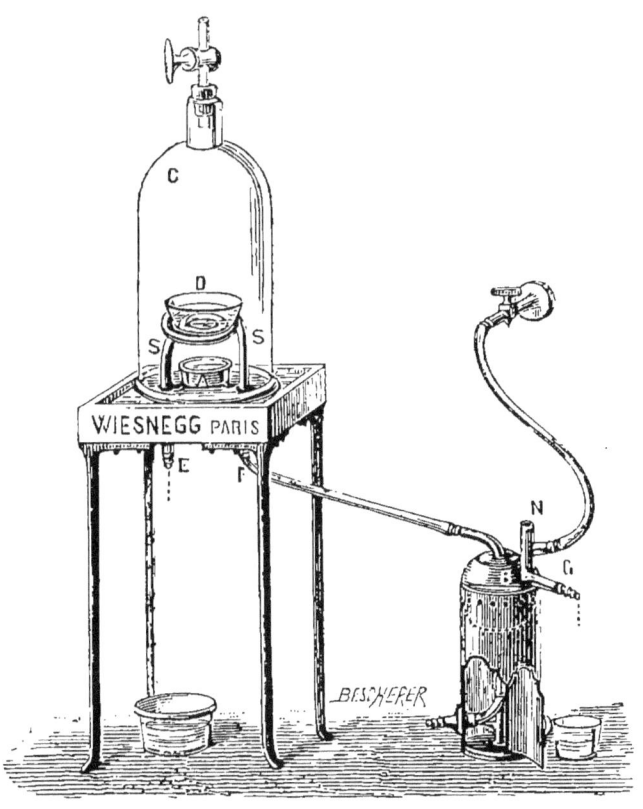

Fig. 3. — Appareil pour évaporer à chaud et dans le vide.

M. Magnier de la Source a déterminé la limite des erreurs commises dans l'évaluation du résidu sec des divers liquides de l'organisme et en particulier de l'urine. Il s'est assuré que la meilleure méthode consiste à évaporer l'urine dans le vide, sur une large surface et en présence de l'acide sulfurique. Mais vingt-quatre heures sont nécessaires pour cette opération, en employant 1 à 2 grammes de liquide. Même dans ces conditions, l'erreur est encore de 1 à 2 grammes par litre.

M. Rabuteau conseille l'emploi du vide et d'une chaleur modérée. L'urine est évaporée au bain-marie dans un petit ballon dont on connaît exactement le poids, et le vide est fait au moyen d'une trompe à eau sur le trajet de laquelle on interpose un vase renfermant de l'acide sulfurique titré, de telle sorte qu'on peut encore tenir compte de la perte provenant de la décomposition de l'urée.

On peut, avec avantage, effectuer l'évaporation de l'urine dans l'appareil représenté (fig. 3) et qui permet de combiner l'action simultanée du *vide* et de la *chaleur*. L'évaporation est alors effectuée à basse température et d'une manière assez rapide. (Yvon.)

L'urine est placée dans la capsule de platine D reposant sur un petit serpentin en cuivre S chauffé par la vapeur provenant d'une chaudière B en communication constante avec une prise d'eau dont l'excès s'écoule par le trop-plein G; l'eau de condensation s'écoule en E.

Le serpentin S et la capsule D sont enfermés dans une cloche de verre G qui est en communication avec une trompe à eau laquelle extrait d'abord l'air, puis la vapeur au fur et à mesure qu'elle se produit.

Détermination des sels fixes. — De même que la précédente, cette opération demande beaucoup de précautions. Il suffit en principe d'évaporer au bain-marie un poids connu d'urine, puis de chauffer le résidu au rouge jusqu'à combustion du charbon obtenu. Le résidu de l'opération précédente (détermination des substances fixes) peut parfaitement servir lorsqu'on ne l'emploie pas pour y doser l'urée.

Le point délicat de la détermination réside dans la manière de faire l'incinération. Si l'on chauffe à une température trop élevée, une certaine quantité de chlorures est volatilisée; en même temps, le charbon formé exerce une action réductrice sur les *sulfates* et *phosphates* et finalement transforme ceux-ci en *phosphore* qui se volatilise et ceux-là en *sulfures*. Pour cette incinération, il est préférable de se servir d'une lampe à alcool plutôt que d'un bec de gaz, ce dernier donnant une température trop élevée. D'un autre côté, si l'on ne chauffe pas suffisamment, la combustion du charbon, enveloppé par les sels minéraux fusibles, devient pour ainsi dire impossible. On tourne cette difficulté en ajoutant vers la fin de l'opération un peu d'*azotate d'ammoniaque*. Ce sel entièrement décomposable par la chaleur fournit du *protoxyde d'azote*, qui détermine rapidement la combustion du charbon.

M. Méhu remplace l'*azotate d'ammoniaque* par l'*azotate d'urée*.

Quantité moyenne de matériaux solides organiques et minéraux. — A l'état normal, les quantités moyennes éliminées en vingt-quatre heures par un adulte en bonne santé sont les suivantes :

Matériaux organiques............	30 à 35 gr.
Sels minéraux..................	16 à 21
Total des substances fixes....	46 à 56 gr.

Si l'on prend comme moyenne 1,400 centimètres cubes pour le volume de l'urine, cela fait environ 1,30 pour 1,000 de sels minéraux.

Ces chiffres diffèrent notablement de ceux que nous avions indiqué dans la précédente édition, ils sont plus élevés, surtout ceux qui se rapportent aux éléments minéraux ; et proviennent de la moyenne d'un nombre considérable d'analyses.

En s'appuyant sur le rapport de 1 p. 100 qu'il avait fixé, M. Méhu avait indiqué une méthode empirique qui permet de connaître le volume de l'urine. Son raisonnement subsiste encore à la condition d'élever le rapport à 1,3.

Une urine dont le volume est normal (environ 1,400 centimètres cubes) contient par litre 13 grammes de sels minéraux : si donc, en déterminant la proportion de ces sels dans une urine dont le volume est inconnu, on trouve 13 grammes pour 1000, on en conclut que le volume de cette urine est normal ou de 1,400 grammes. Si l'on ne trouve que 6^{gr},50 de sels pour 1000, le volume de l'urine doit être doublé, puisque par vingt-quatre heures la moyenne éliminée est de 13 grammes. Ce volume sera donc de 1,400 + 2 = 2,800 centimètres cubes. Si l'on ne trouve que 2 grammes par litre, le volume doit être égal au volume normal multiplié par $\frac{13}{2}$, et en général, il suffit de multiplier le volume normal par 13, de le diviser par la proportion des sels minéraux contenus dans un litre. Le volume normal étant de 1^{lit},4, on a donc 18^{lit},20 qu'on divise par le chiffre obtenu. Ce mode d'évaluation s'applique encore lorsque le volume est inférieur au litre, seulement le rapport est renversé.

Détermination de la densité d'une urine. — Deux procédés : au moyen de la balance, et au moyen du densimètre.

1° *Balance.* — Ce procédé exige l'emploi d'une bonne balance, pesant au milligramme ; celui d'un flacon spécial n'est point indispensable.

Voici en quelques mots la marche à suivre pour cette détermination. On sait que le *poids* d'un corps est égal au produit de son *volume* multiplié par sa *densité*, ce que l'on traduit par l'expression :

$$P = V \times D,$$

d'où l'on tire :

$$D = \frac{P}{V}$$

Il suffit donc de connaître le poids d'un corps et son

volume pour calculer sa densité. Mais en France, grâce au système décimal, il y a correspondance entre l'unité de *poids* et l'unité de *volume*; le *poids* d'une certaine quantité d'eau indique en même temps le *volume* de cette eau. Aussi, dans la formule que nous venons d'indiquer,

$$D = \frac{P}{V},$$

au lieu du volume V, nous pouvons mettre le poids P d'une quantité d'eau équivalente, ces deux valeurs étant exprimées par le même nombre; et dès lors un seul instrument, la balance, sera nécessaire pour déterminer une densité.

D'après la formule, il est facile de voir que le volume peut être quelconque; il suffit donc à la rigueur de prendre un flacon bouché à l'émeri, portant un trait à la naissance du goulot; ce trait sert à régler l'affleurement du liquide et à déterminer ainsi un volume constant. Il est cependant plus rigoureux de se servir d'un flacon spécial, dit flacon à densité, qui est très léger. Ce flacon est allongé et présente en son milieu une partie très rétrécie sur laquelle on trouve marqué un trait. Il bouche à l'émeri. On verse du liquide de façon que le niveau dépasse ce trait, qui sert de point de repère; puis on enlève l'excès au moyen d'un peu de papier buvard qu'on a roulé entre les doigts, et on détermine ainsi l'affleurement d'une façon très exacte.

Mode opératoire. — Dans un des plateaux de la balance, on place le flacon à densité vide et bien sec; dans l'autre plateau, on lui fait équilibre avec de la grenaille de plomb. Cela fait, on enlève le flacon et on le remplace par des poids marqués. On obtient ainsi le poids du flacon par une méthode très exacte, celle de la double pesée : soit π ce poids.

On remplit ensuite le flacon d'eau distillée jusqu'au

point de repère, et l'on détermine le nouveau poids P en suivant la même marche. Il est évident que P — π représente le poids du volume d'eau distillée contenue dans le flacon jusqu'au point de repère, ou, en d'autres termes, le volume du flacon.

Enfin on remplit le flacon d'urine et on fait une troisième pesée. Ce nouveau poids P' représente le poids du flacon, plus celui de l'urine. Donc P' — π est le poids de l'urine.

Dans la formule $D = \frac{P}{V}$, remplaçons les lettres par les valeurs que nous venons de déterminer; on aura :

$$D = \frac{P' - \pi}{P - \pi}.$$

Il suffit d'effectuer la division.

Dans la pratique, on ne fait pas trois pesées consécutives, comme je viens de l'indiquer : on détermine une fois pour toutes les quantités P et π, c'est-à-dire le poids du flacon et sa capacité. Il suffit alors, pour connaître la densité d'une urine, d'en remplir le flacon jusqu'au trait marqué et d'en prendre le poids. On détermine ainsi P', qui est la seule quantité variable de la formule, pourvu qu'on se serve toujours du même flacon.

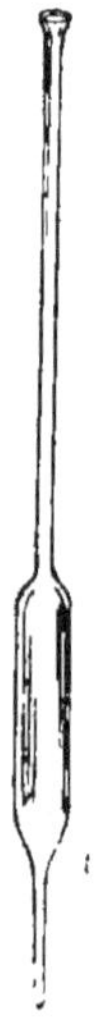

Si l'on n'a pas de flacon à densité, on peut simplifier la méthode de la manière suivante : Dans la formule, le volume peut être quelconque; prenons-le donc égal à l'unité; dans ce cas, le poids indiquera la densité. En effet, puisqu'il faut diviser le poids par le volume, si ce volume est égal à l'unité, le diviseur est 1 et le quotient reste le même que le dividende.

Fig. 4.

On place une petite capsule sur le plateau de la balance, on en fait la tare; puis, au moyen d'une pipette *très exactement* graduée (fig. 4), on y verse 10 centimètres cubes d'urine; les poids qu'il faut mettre pour rétablir l'équilibre représentent la densité. C'est, comme on le voit, une application directe de la définition : *La densité, c'est le poids de l'unité de volume.*

2° *Aréomètres*. — Sous ce nom, on désigne de petits flotteurs en verre destinés à indiquer, sans aucun calcul, la densité des liquides dans lesquels on les plonge, et cela par la quantité plus ou moins considérable dont ils s'enfoncent. La partie centrale de cet instrument est renflée, cylindrique ou ovoïde, et terminée par une petite ampoule renfermant du mercure ou de la grenaille de plomb, destinés à servir de lest, c'est-à-dire à maintenir l'instrument vertical. La partie opposé est constituée par une tige cylindrique ou aplatie, bien calibrée et contenant dans son intérieur une échelle divisée. Cet instrument porte différents noms, suivant l'usage auquel on le destine. Celui qui sert pour l'urine est désigné sous le nom d'*uromètre* (fig. 5). Le zéro, c'est-à-dire le point d'affleurement dans l'eau distillée, est situé au haut de la tige. En effet, la densité d'une urine est toujours supérieure à celle de l'eau, et le flotteur s'enfoncera d'autant moins que cette densité sera plus considérable. Nous n'avons point à entrer ici dans le détail de graduation de l'instrument; il nous suffira de dire qu'il n'est exact que si l'on opère à la température pour laquelle il a été gradué, c'est-à-dire à 15°. Pour chaque 3 degrés en plus ou en moins, il faudra augmenter ou diminuer de 1 millième la densité.

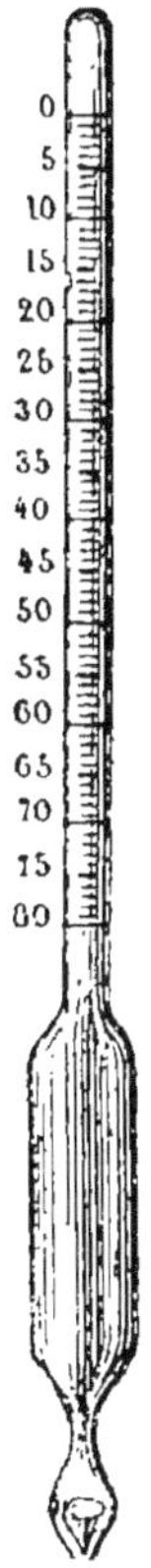

Fig. 5.

Il est indispensable de vérifier le zéro de l'instrument. Pour faciliter les déterminations, les Allemands construisent des instruments dont le lest est formé par la boule d'un thermomètre à mercure; la tige monte dans le renflement médian.

Les meilleurs densimètres sont à tige plate, offrant des divisions espacées. Ils présentent une exactitude suffisante pour les essais cliniques, d'autant plus qu'on cherche alors des rapports de densités et non des densités absolues.

Il arrive parfois que la quantité d'urine dont on dispose n'est pas assez considérable pour remplir suffisamment une éprouvette et permettre d'y plonger le densimètre. Il est alors nécessaire de déterminer la densité au moyen de la balance.

Pour que les indications du densimètre soient exactes, il est nécessaire de laver de temps en temps l'instrument avec de l'éther alcoolisé, puis de l'alcool, de manière à le débarrasser entièrement des traces de matières grasses qu'il a pu fixer. En effet, pour peu que le tige soit grasse, elle n'est pas uniformément mouillée par l'urine et les indications peuvent être faussées ; l'erreur va parfois jusqu'à 2 à 3 degrés [1].

On peut se servir aussi du densimètre de Rousseau. Cet instrument se compose d'un densimètre à tige plate. L'ex-

---

[1] A la densité déterminée avec les précautions que nous venons d'indiquer le Dr Beugnies-Corbeau fait subir deux corrections *volumétrique* et *densimétrique* pour obtenir une densité *corrigée* qui serait d'après lui un élément sérieux de diagnostic. Il ramène par le calcul, la densité trouvée expérimentalement à ce qu'elle serait si le volume de l'urine émise en vingt-quatre heures était normal. Il détermine ce volume en admettant qu'*un* kilogr. d'individu élimine 20 c.c. d'urine en vingt-quatre heures.

Si donc un sujet pesant 75 kilogr. a émis en vingt-quatre heures 1,200 c.c. d'urine dont la densité a été expérimentalement trouvée égale a 1,020, il fait le calcul suivant :

1° 75 kilogr. auraient dû émettre 75×20 c.c. $= 1500$ c.c. d'urine.

2° Que deviendra la densité trouvée (1020) si on porte le volume d'urine à 1500 c.c.

$$D = 1000 + \frac{1200 \text{ c.} \times 20 \text{ c.}}{1\,000} = 1,016$$

Cette densité 1,016 est la *densité corrigée*.

trémité supérieure de la tige est terminée par un tube creux sur lequel est gravé un trait circulaire mesurant une capacité de 1 centimètre cube. Pour faire usage de cet instrument, on commence par vérifier le zéro de la graduation ; pour cela, on verse dans le tube de l'eau distillée, jusqu'au trait circulaire, soit 1 centimètre cube, puis, en plongeant l'instrument dans une éprouvette remplie d'eau distillée, on vérifie si l'affleurement a bien lieu au zéro de la graduation, qui doit être placé à la naissance de la tige.

Pour prendre une densité avec cet instrument, on verse dans le tube un centimètre cube d'urine : ce liquide ayant une densité plus considérable que l'eau, l'instrument s'enfonce davantage, et le chiffre indiqué par le nouveau point d'affleurement fait connaître la densité cherchée.

Il résulte de nos déterminations que la densité moyenne de l'urine d'homme est de 1022,5 : celle de l'urine de femme de 1021,5 : soit 1022 comme moyenne générale.

Influence des diverses conditions physiologiques et pathologiques sur l'excrétion des matériaux solides de l'urine. — Nous avons vu combien était variable le volume de l'urine émise pendant vingt-quatre heures ; la quantité de matériaux solides émis dans le même temps est beaucoup plus régulière pour le même individu. La moyenne varie suivant son genre de vie ; voici quelques chiffres donnés par les auteurs :

Français (Becquerel)	39 à 52 gr.
Anglais (Harley)	53 —
Allemand (Lehmann)	67 à 82 —

Ces différences s'expliquent par le mode d'alimentation : le Français suit un régime plutôt végétal qu'animal, l'Anglais un régime mixte ; en Allemagne, la nourriture est presque exclusivement animale, partant très azotée.

Cette influence de l'alimentation est du reste facile à mettre en évidence, en soumettant successivement un même sujet à tous les régimes : la proportion des éléments solides qu'il élimine peut varier de 30 à 80 grammes.

Dans les cas d'inanition, le poids des matériaux solides diminue beaucoup.

L'influence qu'exerce la nature des aliments solides est donc parfaitement prouvée; il n'en est pas de même pour celle des boissons. Longtemps on a nié qu'un excès de boissons produisît une augmentation dans la quantité des matériaux solides de l'urine. Depuis les expériences de Winter et de Wogel, le doute n'est plus possible. Il faut admettre que, grâce à cette quantité de liquide, une plus grande proportion d'éléments nutritifs est assimilée et par suite éliminée par les urines.

La quantité de matériaux solides éliminés dans les vingt-quatre heures ne se répartit pas uniformément entre toutes les heures de la journée. Voici quelques chiffres cités par Harley et qui montrent cette variation :

Volume.	Nature de l'urine.	Densité.	Quantité de résidu solide.
1000 c.c.	Urina cibi.......	1025	58,35
—	— sanguinis .	1012	32,61
—	— potus.....	1009	20,97

Si, comme pour la quantité d'urine, on veut donner une moyenne par heure et par poids, on peut fixer à 4 grammes par heure et pour 100 kilogrammes la proportion de matériaux solides éliminés par un individu en bonne santé.

Influence de l'âge et du sexe. — Il y a peu d'observations sur ce point. On peut dire cependant que les enfants rendent proportionnellement plus de matériaux solides que les adultes. Les femmes excrètent, en quantité absolue et en quantité relative à leur poids, moins de matériaux solides que les hommes.

Influence de la grossesse. — Peu de causes ont autant d'influence que la grossesse sur l'élimination des matériaux solides : d'après Harley, leur quantité va en diminuant à mesure que la délivrance approche. Nous possédons peu d'observations sur ce sujet; j'en ai une très détaillée qui fera l'objet d'une publication ultérieure.

Influence des maladies et des médicaments. — L'influence des diverses maladies est assez considérable ; les variations qu'on observe se trouvent un peu liées à celle de la quantité d'eau.

Dans un grand nombre d'affections, le poids des éléments solides éliminés pendant vingt-quatre heures diminue et tombe au-dessous de la moyenne normale. Mais, pour avoir une idée bien exacte de cette diminution, il faut tenir compte des observations que nous avons déjà faites au sujet du régime. Les malades atteints d'une affection aiguë mangent à peine; le plus souvent, ils sont à la diète; ils n'absorbent que des liquides peu riches en éléments solides et font de l'autophagie.

La quantité des matériaux solides est tout à fait indépendante du volume de l'urine, qui, lui, varie suivant les causes que nous avons indiquées page 15. Mais cette détermination des matériaux solides offre une très grande importance lorsque le volume de l'urine augmente. Deux cas peuvent se présenter :

1° L'augmentation du volume de l'urine s'accompagne d'une augmentation des matériaux solides. — Cette dernière peut porter sur les éléments normaux ou les éléments anormaux.

a. Augmentation des éléments normaux. — Dans ce cas, il y a *polyurie* avec *azoturie*, c'est-à-dire augmentation des matériaux azotés, principalement de l'*urée*. On désigne encore cette affection sous le nom de *diabète insipide*.

Cet état est toujours grave, car l'organisme ne peut résister longtemps à une diminution qui dans certains cas devient considérable; on peut voir en effet la quantité des matériaux solides éliminés dans les vingt-quatre heures aller jusqu'à 100 grammes et même au delà. M. Bouchardat cite un cas dans lequel cette quantité aurait atteint jusqu'à 225 grammes, dont 130 grammes d'urée. Le volume d'urine peut atteindre et même dépasser 20 litres en vingt-quatre heures. Dans ces cas, il y a avantage à employer les médicaments qui diminuent la quantité d'*urée* et que nous indiquerons plus tard. La polyurie avec azoturie succède souvent à une autre variété dont nous allons dire quelques mots, la *polyurie simple* ou *hydrurie*[1].

b. *Augmentation par la présence des éléments anormaux.* — Ce cas est très fréquent, et l'élément anormal est le *sucre*; on le désigne sous le nom de *diabète sucré*. Le poids du résidu solide par litre d'urine est très variable; il dépend et du volume de l'urine et de la quantité de sucre éliminés dans les vingt-quatre heures. Nous étudierons plus tard ce cas avec détail (voir *Urines sucrées*).

2° L'augmentation du volume de l'urine ne s'accompagne pas de celle des matériaux solides.

Dans cette affection (si toutefois on peut lui donner ce nom), qui est loin d'avoir la gravité des précédentes et que l'on désigne sous le nom de *polyurie simple* ou *hydrurie*, l'*eau* est le principal élément qui est séparé de l'organisme par les reins, et l'on ne remarque ni amaigrissement ni état hectique. L'hydrurie est souvent favorable, par exemple dans le cas d'*hydropisie*; on peut l'entretenir ou la produire artificiellement au moyen des diurétiques.

Influence des médicaments. — Certaines substances diminuent la proportion des éléments solides de l'urine, d'autres l'augmentent. Parmi les premières, nous citerons l'*opium*, la *morphine*, la *ciguë*. Harley préconise le *citrate de fer et de quinine* et le *citrate de fer ammoniacal*. Nous avons déjà parlé de ces médicaments, qui ont également la propriété

---

[1] On observe encore assez souvent l'élimination exagérée d'*acide phosphorique*; constituant la *phosphaturie*. (Voir p. 149.)

de diminuer la quantité de liquide séparée par les reins.

Parmi les médicaments qui augmentent la proportion des éléments solides, nous citerons les diurétiques, qui favorisent en même temps l'élimination de l'eau ; la *digitale*, le *colchique*, etc. L'exercice musculaire favorise également l'élimination des éléments solides ; il en est de même de tous les stimulants, qui augmentent l'activité de l'excrétion urinaire.

Réflexions. — La connaissance du *volume* de l'urine, de sa *densité*, du poids des *matériaux solides* fournit des données de la plus haute importance pour le médecin et lui facilite le *diagnostic*, le *pronostic* et le *traitement*.

La connaissance du *volume* de l'urine et de sa *densité* permettra au médecin de calculer approximativement le poids du résidu solide au moyen de la formule empirique que nous avons indiquée page 22, et par suite d'être renseigné sur le poids de l'urée, qui forme environ les 3/5 du résidu.

Une urine dont le volume est supérieur au volume normal et dont la densité est *faible*, indiquera, chez un sujet en bonne santé, l'ingestion d'une grande quantité de boisson; si la densité est *forte*, on doit soupçonner un cas d'*azoturie* ou de *diabète sucré*. — Si au contraire le volume de l'urine est très peu considérable et que la densité soit forte, il y aura eu ou perte d'eau par transpiration si le sujet est en bonne santé, ou bien l'individu est malade et en proie à une affection aiguë.

Dans le cas où, le volume de l'urine restant normal, son poids spécifique est diminué, on peut craindre que l'*urée* ne soit pas éliminée par cette voie et reste dans le sang, ou bien encore il y a production moindre de cette substance, par suite de l'insuffisance de nutrition.

La connaissance du poids du résidu solide fournit aussi quelques indications précieuses. Nous avons vu que dans les maladies chroniques le poids était en général diminué ; une augmentation indiquera donc une amélioration probable, tandis que dans une affection aiguë c'est un signe défavorable.

En parlant du résidu solide de l'urine, nous n'avons point fait la distinction des substances *organiques* et *minérales*. On les dose en bloc, et très rarement on a besoin de faire une séparation. Le poids des substances organiques l'emporte de beaucoup sur celui des sels : il est en moyenne deux fois et demie plus considérable.

Réaction de l'urine. — L'urine normale de l'homme comme celle de tous les carnivores, est *acide ;* elle rougit franchement le papier bleu de tournesol. Il suffit pour le constater de plonger ce papier dans l'urine. Si l'on répète cet essai sur plusieurs urines, on voit que toutes ne le rougissent pas d'une façon aussi intense. L'essai au tournesol suffit la plupart du temps ; cependant il est parfois nécessaire de se rendre compte du degré d'acidité de l'urine ; il n'y a pour cela qu'un seul procédé à suivre : faire un titrage acidimétrique.

On rapporte ordinairement l'acidité de l'urine à l'*acide oxalique sec ;* ainsi, en disant que l'acidité de l'urine des vingt-quatre heures correspond à $1^{gr},45$ d'acide oxalique, cela veut dire que l'urine possède une acidité égale à celle d'une solution obtenue en dissolvant $1^{gr},45$ d'acide oxalique sec dans un litre d'eau. Pour faire cette détermination, on se sert d'une solution étendue de soude caustique faite dans une proportion telle que *un centimètre cube* neutralise *un centigramme d'acide oxalique desséché.*

Pour cela on prend 10 grammes d'acide oxalique bien desséché par un séjour prolongé à l'étuve chauffée à 100° et on le dissout dans assez d'eau pour obtenir un litre ; cette solution contient alors un centigramme par *centimètre cube.* On prépare ensuite une solution étendue de soude caustique (quelques auteurs indiquent la potasse), telle qu'à volume égal elle neutralise la solution d'acide oxalique ; on procède par tâtonnements. Du reste, il n'est point né-

RÉACTION DE L'URINE

cessaire que la neutralisation ait lieu exactement à volume égal ; il suffit de noter quelle quantité de cette solution sature 1 centigramme d'acide oxalique.

Sauf dans les cas très rares où l'urine est presque incolore, il est impossible de la colorer avec de la teinture de tournesol et d'y verser ensuite la liqueur alcaline, jusqu'à ce que la teinte soit ramenée au bleu.

Voici comment on opère habituellement. Dans un vase à précipiter, on place un volume connu d'urine, par exemple 100 centimètres cubes, puis on verse goutte à goutte la solution alcaline au moyen d'une burette graduée. On peut aller sans grande précaution jusqu'au moment où l'urine commence à se troubler par suite de la précipitation des *phosphates terreux*, qui ne peuvent rester en dissolution que dans un milieu acide ; cette précipitation est donc un indice qu'on approche de la neutralité. On continue à verser goutte à goutte la solution alcaline, en agitant bien et portant de temps à autre une goutte du mélange sur une bande de tournesol rouge très sensible ; on arrive ainsi à un moment où il est ramené au bleu. On lit alors la quantité de solution alcaline employée, et on en conclut à quel poids d'acide oxalique elle correspond ; ce poids est ensuite multiplié par le rapport de la prise d'essai au volume de l'urine des vingt-quatre heures. La réaction *acide* est la réaction normale de l'urine ; mais elle est parfois nulle et assez souvent *alcaline* dans les cas pathologiques. Il n'est point toujours facile de déterminer d'une façon exacte la réaction d'une urine. On en rencontre qui paraissent tout à la fois *acides* et *alcalines ;* nous aurons plus tard l'explication de cette anomalie.

Au lieu de faire usage de deux papiers de tournesol, l'un *bleu* et l'autre *rouge*, Vogel conseille l'emploi d'un papier à peine bleu, ayant même une légère teinte rouge. Le papier devient tout à fait rouge en présence d'un acide et bleuit fortement lorsqu'il se trouve en contact avec un alcali. Pour préparer ce papier, on commence par abandonner à l'air de la teinture de tournesol ; sous l'influence de l'oxygène et de l'acide carbonique, elle prend peu à peu une teinte violacée ; on s'en sert alors pour imbiber le papier.

Il faut examiner la réaction d'une urine au moment de l'émission ou peu de temps après, car elle change peu à peu et au bout d'un certain temps devient *neutre*, puis *alcaline*. D'autres fois au contraire, on constate la réaction alcaline au sortir même de la vessie. Dans ces deux cas, la réaction n'est point due à la même cause et présente une valeur bien différente au point de vue du diagnostic.

Pour bien établir ces divers points, considérons ce qui se passe lorsqu'on abandonne une urine à elle-même dans un vase ouvert et au contact de l'air.

Au moment de l'émission, cette urine est claire, limpide et offre une réaction acide bien prononcée. En se refroidissant, elle se trouble peu à peu et se remplit de légers flocons ; en même temps, il se forme au fond du vase un dépôt *rouge brique*, constitué par des *urates* moins solubles à froid qu'à chaud et entraînant avec eux de la matière colorante. Pendant tout ce temps, la réaction de l'urine persiste, et même son acidité augmente. A ce moment, il se dépose non plus des *urates*, mais des cristaux d'*acide urique*. Puis, tout d'un coup, cette acidité diminue et même disparaît ; en même temps, la couleur de l'urine s'affaiblit : elle devient pâle, et il se forme à la surface une pellicule blanchâtre ; la réaction est devenue *alcaline* et s'accentue de plus en plus ; le dépôt d'acide urique précédemment formé disparaît et est remplacé par des cristaux plus *gros, prismatiques*, *blanchâtres*, constitués par du *phosphate ammoniaco-magnésien ;* l'odeur de l'urine est alors devenue piquante et *ammoniacale*. L'ensemble de ces phénomènes a été étudié par Schœrer et désigné par lui sous le nom de *fermentation acide* et *fermentation alcaline* de l'urine. Avant de les étudier en détail, nous rechercherons d'abord quelle est la cause première de l'acidité de l'urine.

On a beaucoup discuté sur cette question, et elle est encore loin d'être résolue d'une façon complète. Liébig a émis le premier l'opinion qu'elle était due à la présence de *phosphates acides;* mais, dans un grand nombre de cas, ainsi que l'a démontré *Lehmann*, il n'est pas douteux que les acides *lactique* et *hippurique* ne contribuent à l'augmenter.

Au premier abord, on serait porté à attribuer à l'acide *urique* la réaction de l'urine; mais il n'en est rien : une solution saturée à chaud d'acide urique rougit à peine le papier de tournesol; cependant ce corps est la cause indirecte de l'acidité, et voici une expérience qui nous montrera de quelle manière. Portons à l'ébullition une solution de *phosphate neutre de soude* dans laquelle on aura ajouté un peu d'*acide urique;* cet acide se dissout facilement; par refroidissement, il se dépose de l'*urate de soude*, et la liqueur est devenue *acide*. Ainsi l'*acide urique* enlève au *phosphate neutre de soude* une partie de sa base et se change en *urate de soude*, tandis que le phosphate est passé à l'état de *phosphate acide*. La même réaction s'accomplit dans l'urine, et l'acide urique n'est que la cause indirecte de l'acidité de ce liquide.

Revenons maintenant à notre point de départ, et considérons l'urine au moment de l'émission. Au fur et à mesure qu'elle se refroidit, il se dépose des *urates*, parce qu'ils sont moins solubles à froid qu'à chaud. Peu à peu, grâce à l'existence du *mucus vésical* qui se trouve toujours dans l'urine, il s'établit une sorte de fermentation. Sous cette influence (Schœrer), la matière colorante extractive de l'urine se dédouble, en produisant de l'acide lactique, ce qui permet d'expliquer l'augmentation d'acidité de l'urine et de plus le dépôt d'*acide urique* qui se fait à ce moment; l'acide lactique peut en effet décomposer les urates. Telle est la première phase, la fermentation acide.

L'urine reste telle un certain temps, puis sa couleur s'affaiblit; il se montre à la surface une pellicule blanchâtre, dans laquelle on peut constater la présence de bactéries qui jouent le rôle de ferment; sous leur influence, l'*urée* est décomposée. Nous reviendrons plus tard sur ce point; pour le moment, il nous suffit de dire qu'un des produits de cette décomposition est du *carbonate d'ammoniaque*. Ce dernier sel commence par neutraliser la réaction acide, puis la rend alcaline, et cela d'autant plus que sa proportion est plus considérable. C'est là la seconde phase, la fermentation alcaline. Dans ce milieu alcalin, l'acide urique rentre en solution et est remplacé par un dépôt de *phosphate ammoniaco-magnésien;* l'ammoniaque est précisément fournie par le *carbonate d'ammoniaque*. Nous pouvons maintenant donner l'explication de ce fait, dont nous avons parlé page 43, qu'une urine peut paraître tout à la fois *acide* et *alcaline*.

Considérons une urine contenue dans un vase; la décomposition de l'urée en *carbonate d'ammoniaque* commence à la partie supérieure, dans la couche blanchâtre dont nous avons parlé. Cette décomposition s'effectue progressivement, et il arrive un moment où l'ammoniaque existe en quantité suffisante pour détruire la réaction acide des phosphates, mais pas encore assez considérable pour communiquer une réaction alcaline à l'urine. A ce moment, la partie supérieure peut donc être *alcaline*, et, quelques centimètres plus bas, encore un peu *acide;* le papier de tournesol plongé un peu profondément rougira en cet endroit, tandis que le rouge deviendra bleu si l'on ne le mouille qu'à la surface de l'urine.

Ce que nous venons de dire nous explique aussi comment dans cette couche blanchâtre on trouve des cristaux de phosphate ammoniaco-magnésien, bien que ce sel ne puisse exister en solution acide.

Ainsi, pour nous résumer, l'urine normale est acide, et

cette acidité est due à la présence des phosphates acides ; lorsqu'on la conserve un temps suffisant, elle s'altère : il se développe une fermentation qui transforme l'urée en carbonate d'ammoniaque, et dès lors la réaction devient *alcaline*. A part cela, il peut arriver que l'urine soit *alcaline* au moment même de l'émission ; une telle urine se rencontre dans des cas *physiologiques* et *pathologiques*.

L'usage habituel d'une eau alcaline, telle que l'eau de Vichy, de Vals, rend l'urine alcaline au bout de peu de temps ; une alimentation végétale ayant pour base des fruits renfermant des acides *citrique*, *tartrique*, dont l'élimination se fait à l'état de *bicarbonates alcalins*, produit le même résultat. Dans ces conditions, l'alcalinité est due à des phosphates et carbonates alcalins.

Dans les cas pathologiques, l'émission d'une urine alcaline constitue toujours un fait fâcheux au point de vue du pronostic. Elle peut être alcaline au sortir du même rein, par suite d'une inflammation de cet organe, ou bien le devenir dans la vessie. Ce dernier cas se rencontre lorsque ce réservoir est paralysé ou fortement irrité par la présence d'un calcul. Une telle urine est toujours trouble et présente souvent une odeur infecte : elle contient ordinairement du pus et est visqueuse et filante, par suite de l'action de l'ammoniaque sur ce pus (voir à *Pus*).

Comme on le voit, l'urine peut être alcaline de deux manières différentes, et il est très important au point de vue du diagnostic de faire la distinction. Si l'on examine l'urine au moment de l'émission ou un temps très court après, aucun doute n'est possible ; il n'en est plus de même si l'on fait cet examen quelques heures après. Souvent même on ne sait depuis quand l'urine est émise. Heureusement l'examen chimique peut tirer d'embarras.

Lorsqu'une urine est devenue alcaline *après l'émission*, elle doit toujours cette réaction aux produits de décomposition de l'*urée* et par conséquent contient du *carbonate d'ammoniaque*. Il suffit pour le constater de la chauffer dans un tube à essai et de présenter un papier de tournesol rouge. Il sera immédiatement ramené au bleu dans le cas où l'urine renferme du carbonate d'ammoniaque : et une baguette trempée dans l'acine chlorhydrique s'entourera d'un nuage de fumées blanches; de plus, cette urine renferme du *phosphate ammoniaco-magnésien* (voir à ce mot).

Mais cette décomposition de l'urée peut également avoir lieu dans la vessie; on constate alors les caractères que nous venons d'indiquer.

L'urine alcaline *au sortir de la vessie* peut aussi devoir cette réaction à des *carbonates* et à des *phosphates alcalins;* alors elle ne donne pas lieu à un dégagement d'ammoniaque lorsqu'on la chauffe ; de plus, cette urine est très trouble, car les phosphates et carbonates terreux sont précipités, et enfin elle ne contient pas de *phosphate ammoniaco-magnésien;* mais, pour constater ces caractères, il est indispensable de faire l'examen peu de temps après l'émission ; car cette urine peut ensuite éprouver la décomposition ammoniacale et dès lors contenir du *carbonate d'ammoniaque* et du *phosphate ammoniaco-magnésien.*

En résumé, une urine est-elle alcaline : si elle dépose du *phosphate ammoniaco-magnésien*, et qu'elle dégage de l'ammoniaque lorsqu'on la chauffe, l'alcalinité est due à la décomposition de l'urée ; mais il faut alors se renseigner si l'urine est *récente*, afin d'être sur la signification de la réaction.

Si au contraire l'urine, tout en bleuissant le papier rouge, ne dégage pas d'ammoniaque lorsqu'on la chauffe et ne contient pas de *phosphate triple*, on peut être certain qu'elle était alcaline au sortir de la vessie; cette alcalinité peut être due à des *phosphates* ou à des *carbonates alcalins*. Pour le savoir, il suffit de concentrer l'urine et d'y verser un acide. Dans le cas d'un carbonate alcalin, le dépôt se dissout avec effervescence, et il se dégage de l'acide carbonique, qu'on peut caractériser en le faisant barboter dans l'eau de chaux. Dans le cas d'un phosphate alcalin, le dépôt se dissout sans dégagement de gaz, et l'on caractérise l'*acide phosphorique* dans la liqueur (voir Acide phosphorique). Le plus souvent, il y a mélange de *phosphates* et de *carbonates*.

Voici un tableau qui résume ces différents cas :

On agite l'urine et on y plonge un papier réactif.

Il rougit...................... L'urine est acide.

Il bleuit
- L'urine est *alcaline*. On la chauffe dans un tube à essai.
  - Il se dégage un gaz qui bleuit le papier rouge de tournesol. Le dépôt contient du phosphate ammoniaco-magnésien. : Urine devenue ammoniacale par suite de la décomposition de l'urée, soit dans la vessie, soit après l'émission.
  - Il ne se dégage pas de gaz. Le dépôt ne contient pas de phosphate ammoniaco-magnésien. : L'urine est alcaline au sortir de la vessie.
    - Suffisamment concentrée, elle dégage par l'addition d'un acide un gaz qui trouble l'eau de chaux. : Alcalinité due à des *carbonates alcalins*.
    - Traitée pareillement, elle ne dégage pas de gaz. : Alcalinité due à des *phosphates alcalins*.

La recherche de l'alcalinité et des causes qui l'ont produite est donc très importante au point de vue du diagnostic ; une urine alcaline au sortir de la vessie a toujours une signification pathologique, sauf le cas d'ingestion d'eau alcaline.

L'acidité de l'urine est loin d'avoir la même importance : elle n'a qu'une signification physiologique ; encore faut-il faire intervenir la notion du plus ou moins d'acidité.

Il résulte d'un travail important, publié sur ce sujet par

le Dr A. Fustier que l'urine est plus acide après le repas ; le maximum d'acidité se rencontre quatre heures après. L'urine du sommeil est acide, parce qu'elle est plus concentrée que celle émise pendant le jour.

Relativement au poids du corps, l'acidité de l'urine est plus élevée chez le nouveau-né que chez l'adulte ; elle paraît diminuer chez les vieillards.

L'acidité de l'urine s'élève sous l'influence du régime lacté et après l'ingestion de l'alcool ; elle s'abaisse avec un régime végétal et par l'abstinence. Sous l'influence d'un travail musculaire exagéré, l'acidité de l'urine ne s'accroît que faiblement le jour même, mais le lendemain et le surlendemain l'augmentation d'acidité est considérable. Les urines de l'inanition sont alcalines. Le bain ne rend pas l'urine alcaline, et la sudation diminue l'acidité.

L'acidité de l'urine est très intense dans le rachitisme ; chez les diabétiques, elle est trois ou quatre fois plus forte qu'à l'état normal.

TOXICITÉ DES URINES

M. Bouchard a démontré par un grand nombre d'expériences la toxicité des urines normales et pathologiques. Il a eu recours à la méthode des injections intraveineuses qu'il considère comme la plus précise et la plus rigoureuse qu'on puisse employer. Les accidents dus à l'urine *normale* sont les suivants : *Myosis. Accélération de la respiration. Difficulté dans les mouvements. Somnolence. Hypothermie. Polyurie. Disparition des réflexes cornéens. Convulsions.*
— Les accidents que l'on observe ne peuvent être attribués à la *masse* d'urine injectée, car, avec l'*eau pure*, il faut aller jusqu'à 122 centimètres cubes par kilogramme pour tuer un lapin ; avec l'urine *normale*, il suffit en

moyenne de 46 centimètres cubes. La toxicité réside dans l'ensemble des éléments solubles qui constituent l'urine.

M. Bouchard a pu s'en assurer en injectant séparément des solutions d'urée, d'acide urique et de divers autres éléments. En effet, pour tuer un lapin, il faut lui injecter $6^{gr},43$ d'urée et $0^{gr},64$ d'acide urique par kilogramme. Les sels minéraux, ceux d'ammoniaque et surtout ceux de potasse sont très toxiques; ils sont convulsivants.

Les urines décolorées par le charbon perdent une grande partie de leur toxicité; le charbon décolore les urines; mais il ne faut pas oublier qu'il peut enlever à ce liquide autre chose que des pigments.

La toxicité de l'urine n'est pas due à des produits volatils, car elle persiste après ébullition. En épuisant de l'extrait d'urine successivement par l'alcool et par l'eau, M. Bouchard a reconnu que les matières solubles dans l'eau sont un peu moins toxiques que celles qui sont solubles dans l'alcool. Ces dernières produisent le *coma*, la *diurèse*, une *salivation abondante;* les éléments solubles dans l'eau provoquent des *convulsions* et du *myosis*.

Des différents faits qu'il a observés, M. Bouchard conclut qu'il existe dans les urines normales sept ordres de matières toxiques que l'analyse chimique devra préciser.

L'étude de la toxicité urinaire permet d'apprécier physiologiquement non pas la quantité de substances toxiques qui traversent l'organisme, mais le degré de toxicité de celles qui ont échappé à l'action destructive des oxydations ou à l'action neutralisante du foie. Pour cette étude, M. Bouchard a dû adopter une unité toxique qu'il désigne sous le nom d'*urotoxie*. Il faut, en moyenne, 45 centimètres cubes d'urine normale de l'homme pour tuer un kilogramme de lapin; l'*urotoxie* est donc représentée par 45 centimètres cubes d'urine. Cette observation a permis à l'auteur d'établir le coefficient urotoxique de l'homme, c'est-à-dire la quantité d'urotoxies que l'unité de poids fabrique et élimine pendant l'unité de temps. L'homme adulte, en bonne santé, élimine en vingt-quatre heures et par chaque kilogramme de son poids, une quantité de poison urinaire suffisante pour tuer 465 grammes de matière vivante ; son coefficient urotoxique est donc de 0,465. Par le calcul, on arrive facilement à établir que l'homme met en moyenne deux jours et quatre heures pour fabriquer une quantité de poison urinaire capable de l'intoxiquer lui-même. Ce coefficient varie pendant la maladie, pendant la veille et pendant le sommeil.

Les urines de la veille sont plus toxiques que celles du sommeil. Ces dernières sont convulsivantes ; celles de la veille ne le sont que peu ou pas ; elles sont plutôt narcotiques. Le sommeil serait-il la conséquence d'une intoxication produite par les poisons que l'organisme fabrique pendant la période d'activité ; et le réveil l'effet de ceux qui prennent naissance pendant le sommeil ?

Le rapport de la toxicité urinaire pendant les trois périodes du sommeil, de la veille matinale et de la veille vespérale est représenté par les chiffres suivants : 3. 7. 5. L'abstinence élève la toxicité urinaire ; le travail musculaire la diminue d'un peu plus d'un quart.

M. Bouchard a également étudié l'action toxique des urines pathologiques et des divers éléments de l'organisme.

L'urée est peu toxique ; il en faut $6^{gr},43$ par kilogramme pour tuer un lapin : l'acide urique ne produit pas la mort à la dose de $0^{gr},641$. Les urines *urémiques* sont moins toxiques que les urines normales.

Les *matières fécales* (en extrait alcoolique) sont toxiques à la dose de 17 à 45 grammes. Les extraits des *muscles* et du *foie* le sont également. La *bile* est très toxique ; 4 à 6 centimètres cubes par kilogramme de lapin ; les *acides biliaires* à l'état de *sels de soude* sont toxiques à la dose de

50 centigrammes ; la *bilirubine* à la dose de 5 centigrammes seulement.

De tout ce qui précède, M. Bouchard conclut au rejet des théories anciennes sur la pathogénie de l'urémie; suivant lui, l'urémie est un empoisonnement complexe auquel contribuent *tous*, quoique dans des proportions inégales, les poisons qui, introduits *normalement* dans l'organisme, ou formés *physiologiquement* par lui, auraient dû s'éliminer par la voie rénale, et en sont empêchés par l'imperméabilité absolue des reins.

Les sources de ces poisons sont :

1° L'alimentation, et notamment les substances minérales, la potasse[1] ;

2° La sécrétion biliaire ;

3° Les putréfactions intestinales ;

4° La désassimilation des tissus.

---

[1] MM. Charrin et Roger ont démontré (*Société de Biologie*, 1883) qu'en supprimant une partie de la potasse des aliments, c'est-à-dire en donnant du *lait* au lieu de *carottes* aux lapins, on diminuerait notablement la toxicité des urines. Cette diminution correspond à un appauvrissement de l'urine en sels de potasse.

LIVRE DEUXIÈME

DES ÉLÉMENTS NORMAUX DE L'URINE

CHAPITRE PREMIER

MATÉRIAUX AZOTÉS

De l'Urée.

$$\text{Urée } C^2H^4Az^2O^2 = \begin{cases} \text{Carbone} \dots \dots \dots & 12 \\ \text{Hydrogène} \dots \dots \dots & 4 \\ \text{Azote} \dots \dots \dots \dots & 28 \\ \text{Oxygène} \dots \dots \dots & 16 \\ \hline & 60 \end{cases}$$

Synonymes. — Matière extractive savonneuse, néphrine, oxyde urémique ammoniacal. Cyanate anormal d'ammoniaque.

Cette substance, l'une des plus intéressantes de la chimie organique, après avoir été entrevue par Boerhave et Haller, a été découverte, en 1771 par H. Rouelle le jeune, En 1798, Cruiskank l'obtint en cristaux ; mais ce n'est qu'en 1799 que Fourcroy et Vauquelin l'obtinrent à l'état de pureté et constatèrent ses principales propriétés. Il existe peu de corps dont les chimistes se soient plus occupés ; aussi son histoire serait-elle très longue et ne peut trouver grande place dans ce travail. Nous indiquerons seulement ses principales propriétés et métamorphoses.

Etat naturel. — L'urée se rencontre dans l'urine des *mammifères, oiseaux* et *reptiles*. Mais c'est dans l'urine des *carnivores* qu'elle existe en plus grande quantité. Elle se forme dans le sang, d'où elle est éliminée par les reins, qui jouent à son égard le rôle d'un filtre ; aussi lorsque, pour une cause quelconque, ces organes ne fonctionnent plus, la quantité d'urée s'accroît dans le sang, en même temps que d'autres produits excrémentitiels, et on voit survenir des accidents très graves, qu'on désigne sous le nom d'*urémiques*. L'urée provient de la transformation des éléments azotés qui arrivent dans le sang, où elle se forme directement. En effet, on n'en trouve pas en quantité notable dans le suc des muscles, mais bien d'autres substances azotées, telles que la *créatine*, la *xanthine*, au moyen desquelles on peut produire de l'*urée*. Cette transformation s'effectue dans l'organisme. Il est facile de s'en assurer en injectant dans le sang des substances telles que l'*acide urique*, l'*allantoïne*, la *créatine :* elles sont transformées en *urée*, car la proportion de cette substance augmente aussitôt dans l'urine ; cette métamorphose a lieu sous l'influence de l'oxygène et des alcalis du sang. L'urine n'est point le seul liquide de l'économie où l'on rencontre de l'*urée ;* on en trouve normalement non seulement dans le sang, mais dans l'eau de l'*amnios*, l'*humeur aqueuse*, l'*humeur vitrée*, la *sueur*, la *salive*, etc, M. Wurtz l'a rencontrée dans le *chyle*, la *lymphe ;* on en trouve aussi dans le liquide des *vomissements* dans celui des *épanchements pleurétiques*, de l'*hydrocèle*, de l'*hydropisie*, etc.

Jusqu'ici, on n'a pas trouvé l'urée à l'état libre dans les muscles de l'homme et des animaux supérieurs[1] ; MM. Stædeler et Frerichs en ont rencontré dans la chair musculaire d'un grand nombre de poissons cartilagineux. Si l'on injecte

[1] Il en existerait quelques milligrammes d'après les recherches récentes de Gscheilden.

de l'*urée* dans le sang, elle n'est point décomposée, comme l'était par exemple la *créatine* ; mais elle est éliminée rapidement par les reins et se retrouve dans les urines. On doit en conclure que l'urée est le terme ultime de la combustion des matériaux azotés. Par la plus ou moins grande quantité de ce produit, on pourra donc juger de l'activité de la vie organique. Cette simple notion montre combien est grande l'importance de ce corps et utile l'étude de son dosage.

Chimie. — L'analyse élémentaire de l'urée, faite par un très grand nombre de chimistes, a permis de fixer sa formule de la façon suivante : $C^2H^4Az^2O^2$. L'urée cristallise facilement. Ces cristaux sont incolores, inodores, possèdent une saveur fraîche et piquante, rappelant celle du salpêtre. Ils se présentent sous forme d'aiguilles soyeuses ou de longs prismes à quatre pans, aplatis, suivant le degré de concentration de la liqueur dans laquelle ils se sont formés. Ces cristaux sont anhydres et légèrement hygroscopiques ; en effet, l'urée cristallisée perd toujours un peu de son poids par un séjour prolongé dans le vide et sur l'acide sulfurique Elle est très soluble dans l'eau et dans l'alcool. Elle se dissout dans son poids d'eau à 15°, en produisant un très léger abaissement de température, et dans 5 parties d'alcool froid et une d'alcool bouillant. Elle est très peu soluble dans l'éther. Ses solutions sont sans action sur le papier de tournesol ; sa densité est de 1,35.

Action de l'eau. — Si l'on examine la formule de l'urée $C^2H^4Az^2O^2$, il est facile de voir qu'en y ajoutant les éléments de l'eau H^2O^2, on reproduit un corps de la chimie minérale, le *carbonate d'ammoniaque* :

$$C^2H^4Az^2O^2 + 2H^2O^2 = 2(AzH^3,HO,CO^2).$$

Cette réaction s'effectue facilement : ainsi une dissolution aqueuse d'urée abandonnée au contact de l'air se transforme peu à peu, et au bout d'un certain temps ne renferme plus que du carbonate d'ammoniaque.

Cette transformation a lieu dans l'urine sous l'influence d'un ferment spécial dont nous avons déjà parlé page 46 et dont nous dirons encore quelques mots plus loin.

Combinaison de l'urée avec les acides. — Les acides forts décomposent l'urée, mais il n'en est plus ainsi lorsqu'ils sont moins concentrés : il y a combinaison. On l'obtient très facilement avec l'*acide oxalique* et l'*acide azotique*.

Lorsqu'on verse de l'acide azotique dans une solution d'*urée* même assez étendue, il se forme un précipité cris-

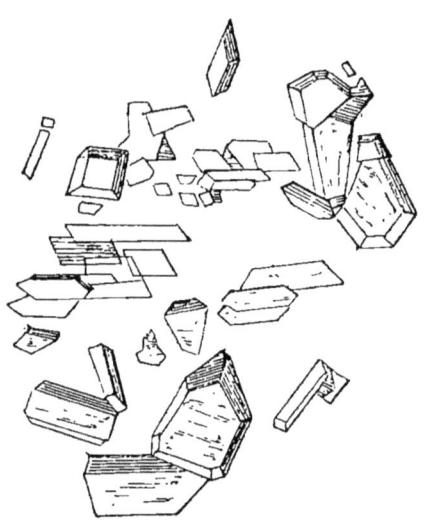

Fig. 6. — Azotate d'urée.

tallin d'*azotate d'urée* $C^2H^4Az^2O^2,AzO^5,HO$. Si la solution d'urée est concentrée, elle se perd en masse. Ces cristaux présentent au microscope un aspect caractéristique. Ils apparaissent sous forme d'*écailles*, de *lames aplaties* et quelquefois de *prismes* (fig. 6). Si on les chauffe, ils se décomposent vers 140°, en dégageant de l'acide carbonique et du protoxyde d'azote. Ce sel est très peu soluble dans l'eau, surtout dans l'eau alcoolisée ou aiguisée d'acide azotique.

L'acide oxalique se comporte comme l'acide azotique et donne de l'*oxalate d'urée* $C^2H^4Az^2O^2,C^2O^3HO$. Ce sel est moins soluble dans l'eau que l'azotate et encore moins dans l'eau chargée d'acide oxalique. On peut le dessécher à 100°. sans qu'il subisse d'altération ; mais, à partir de 150°, il se décompose.

L'*acide phosphorique* s'unit avec l'urée pour donner un phosphate soluble. Ce sel a été préparé et étudié par Lehmann, qui l'a trouvé dans l'urine de porc.

L'*acide sulfurique* ne se combine pas avec l'urée : MM. Cap et Henry avaient annoncé l'existence du sulfate d'urée, qu'ils préparaient par double décomposition au moyen de l'oxalate d'urée et du sulfate de chaux ; mais ces chimistes ne donnent point l'analyse du sel obtenu.

Nous avons vainement, M. le professeur Bourgoin et moi, cherché à préparer le sulfate d'urée par ce moyen et par d'autres. Toujours on obtient un mélange de *sulfate d'ammoniaque* et d'*urée*, ou tout simplement du *sulfate d'ammoniaque*.

L'urée peut encore former des combinaisons avec les *sels*. Nous citerons le *chlorhydrate d'ammoniaque et d'urée*, que Fourcroy et Vauquelin avaient obtenu en traitant l'extrait d'urine par l'alcool chaud. En évaporant de grandes quantités d'urine pour préparer de la *créatinine*, M. V. Dessaignes a pu obtenir des cristaux et fixer leur composition. Depuis la découverte de Fourcroy et Vauquelin, plusieurs chimistes, Werther entre autres, n'avaient pu obtenir cette combinaison. Voici ce qui se passe alors : lorsqu'on concentre à l'ébullition de grandes quantités d'urine, une partie de l'urée se décompose et fournit de l'ammoniaque. Par refroidissement, cette urine concentrée se remplit de lames cristallines, qu'on purifie en les abandonnant dans un entonnoir à l'air humide, car elles sont déliquescentes.

Caractères de l'urée. — On caractérise l'urée en constatant les propriétés et en faisant les réactions que nous venons d'indiquer.

On constate la forme cristalline de son azotate ; on peut

aussi précipiter la solution par *l'acide oxalique*, par l'*azotate de mercure*. Elle est enfin très nettement caractérisée par sa décomposition en acide carbonique et azote sous l'influence des hypochlorites et des hypobromites alcalins.

Il nous reste maintenant à dire quelques mots d'une question très intéressante : L'urée préexiste-t-elle dans l'urine ? Persoz prétend que non, et il s'appuie sur ce fait que, en congelant de l'urine par l'action d'un mélange réfrigérant, il reste une partie liquide dans laquelle l'addition d'acide azotique ne produit aucun précipité cristallin tandis qu'on obtient un précipité d'azotate d'urée si, avant d'ajouter l'acide azotique, on a chauffé cette liqueur pendant un certain temps. — Vers 1839, MM. Cap et Henry prétendirent que l'urée existait dans l'urine à l'état de *lactate*. Depuis, Liebig a démontré que l'acide lactique ne se combine pas à l'urée. Il est aujourd'hui bien démontré que l'urée existe en nature dans l'urine et qu'on l'en peut extraire directement soit par l'alcool, soit par évaporation dans le vide.

Extraction et préparation de l'urée. — Pour retirer l'urée de l'urine, on peut suivre un assez grand nombre de procédés ; le plus simple est celui indiqué par *Fourcroy* et *Vauquelin*. Il consiste à évaporer l'urine en consistance sirupeuse et à traiter le résidu par l'alcool concentré. L'urée obtenue dans ces conditions n'est pas très pure et et cristallise difficilement.

On peut modifier ce procédé d'une manière avantageuse en évaporant la dissolution alcoolique : on reprend par l'eau on filtre et on précipite par l'acide azotique. L'azotate d'urée est recueilli, lavé à l'eau, puis décomposé par ébullition avec de l'eau contenant soit du *bicarbonate de potasse*, soit du *carbonate de baryte* ou *de plomb*. On évapore le mélange on le dessèche et on le traite par l'alcool concentré, qui dissout seulement l'urée. Les reproches que l'on peut adresser à ce procédé sont les suivants : L'azotate d'urée n'est pas entièrement insoluble dans l'eau, et il y a toujours perte. En outre l'acide azotique forme avec les chlorures de l'urine de l'eau régale, qui décompose une partie de l'urée. Cet inconvénient n'est pas entièrement évité, malgré la précaution prise d'opérer sur l'extrait d'urine repris par l'alcool. Le meilleur procédé est le suivant : On précipite les phosphates et sulfates en ajoutant à l'urine la moitié de son volume d'eau de baryte ; on filtre et on évapore à siccité au bain-marie. Le résidu est repris par l'alcool absolu, qui abandonne l'urée par évaporation. On fait cristalliser, deux fois si cela est nécessaire.

Production artificielle de l'urée. — C'est à Wœhler que revient l'honneur de cette synthèse. L'urée présente la même formule que le *cyanate d'ammoniaque*, et la transformation de ce sel en urée s'effectue par une simple élévation de température. On connaît aujourd'hui un très grand nombre de modes de production de l'urée. On suit habituellement le procédé suivant : On commence par préparer du *cyanate de potasse*, en chauffant jusqu'à *combustion lente* un mélange de 28 parties de *ferrocyanure de potassium* et 14 de *peroxyde de manganèse*, tous deux préalablement pulvérisés et desséchés avec soin. Après refroidissement, on lessive à l'eau froide, et l'on obtient ainsi une solution de *cyanate de potasse*, que l'on décompose en y ajoutant 20 parties et demie de *sulfate d'ammoniaque*. On évapore à siccité ; pendant cette opération, la chaleur transforme en *urée* le cyanate d'ammoniaque produit par cette double décomposition. Puis on traite par l'alcool absolu, on filtre et on évapore.

M. Bechampt a pu produire de l'urée en oxydant les substances azotées (gluten) par le permanganate de potasse. M. Ritter a confirmé ces expériences.

Recherche de l'urée. — Lorsqu'il s'agit de l'urine, il suffit d'appliquer un des procédés que nous avons indiqués en parlant de l'extraction de l'urée. Cette opération ne présente aucune difficulté lorsqu'on peut opérer sur une quantité d'urine assez considérable ; mais, si pour cette recherche on a seulement quelques centimètres cubes de liquide, on les évapore au bain-marie ou mieux à froid en présence de l'acide sulfurique. Le résidu est traité par de l'alcool très concentré tant qu'il se dissout quelque chose. Cet alcool est ensuite évaporé et le résidu repris par un peu d'eau distillée. Si la quantité est assez considérable, on peut passer sur un petit filtre mouillé, de façon à séparer les matières grasses. On concentre au besoin, puis on ajoute quelques gouttes d'acide azotique ou d'une solution saturée d'acide oxalique. Il se forme des cristaux du sel correspondant, et on examine au microscope.

Si l'urine renferme de l'albumine, on y ajoute quelques gouttes d'acide acétique et on porte à l'ébullition pour coaguler cette albumine, on sépare par le filtre avant de rechercher l'urée. Si l'urine est sucrée, on fait évaporer à siccité et on épuise le résidu par l'éther alcoolisé, qui dissout seulement l'urée et ne touche pas au sucre. On évapore l'éther, et le résidu est repris par l'eau dans laquelle on ajoute l'acide azotique.

Lorsqu'il s'agit de rechercher l'urée dans divers liquides de l'organisme (sang, liquides d'épanchements) qui contiennent beaucoup de matières albuminoïdes, on coagule ces dernières en traitant par trois ou quatre fois le volume d'alcool concentré ; on filtre, on retire l'alcool par évaporation, puis le résidu est repris par l'eau ; on filtre pour séparer les matières grasses, et l'on obtient ainsi une solution aqueuse d'urée.

Dosage de l'urée. — On peut diviser les procédés de dosage de l'urée en quatre groupes :

1° Dosage à l'état d'urée pure ou de sel ;

2° Dosage par la formation d'un sel ammoniacal ;

3° Dosage par précipitation au moyen de liqueurs titrées ;

4° Dosage par décomposition de l'urée en ses éléments.

Il existe peu de substances pour lesquelles on ait proposé un plus grand nombre de procédés de dosage. Comme ils n'ont plus guère aujourd'hui qu'un intérêt historique, et que notre but n'est point de faire ici une monographie de l'urée, nous laisserons de côté tous ceux qui rentrent dans les trois premiers groupes.

Lorsqu'on fait agir sur l'urée les hypochlorites alcalins, il y a décomposition en acide carbonique et azote ; mais ce dernier gaz se dégage seul dans un milieu suffisamment alcalin ; Lecomte avait basé sur cette réaction un procédé de dosage de l'urée qui était certainement le plus pratique avant qu'on connût ceux dont nous parlerons plus bas. Ce procédé exigeait encore l'emploi de la chaleur et d'un appareil assez compliqué ; il fallait au moins deux heures pour faire un dosage d'urée et puis faire des corrections pour ramener à 0° et à 760° le volume d'azote dégagé.

En examinant la formule de l'urée, il est facile de voir que *un décigramme* de cette substance doit donner 37 centimètres cubes d'azote, mesurés à la température de 0° et à la pression normale de 760 millimètres ; mais, par l'action de l'hypochlorite de soude, Lecomte n'a jamais pu obtenir que 34 centimètres au lieu de 37. On adopte ce chiffre comme base de calcul, et on sait que par chaque 34 centimètres cubes d'azote mesuré à 0° et 760 correspond un décigramme d'urée.

Ce procédé est encore long, d'une exécution délicate et exige des calculs qui nécessitent l'emploi du thermomètre et du baromètre ; cliniquement il n'est donc pas pratique.

Frappé de ces inconvénients, je me suis attaché à trouver un procédé tout à la fois exact et pratique. J'ai voulu supprimer non seulement une manipulation chimique longue et délicate, exigeant l'emploi de la chaleur, mais aussi toutes corrections relatives à la température et à la pression.

J'ai d'abord remplacé l'hypochlorite de soude par l'hypobromite, dont la préparation est bien plus facile et l'action infiniment plus énergique et plus prompte. A la même époque, cette substitution a également été indiquée en Allemagne par Knopp et Huëfner; mais mon vénéré maître, M. Bussy, m'a fait l'honneur de présenter mon travail à l'Académie de médecine, avant que le procédé allemand fût connu en France. Du reste, les deux appareils n'ont rien de commun entre eux que l'emploi de l'hypochlorite. Le procédé allemand laisse subsister le point le plus long et le plus délicat : la mesure du gaz dans un appareil séparé et les corrections de température et de pression.

Voici du reste la description du procédé et de l'appareil de Huëfner, tel qu'il a été indiqué dans le *Journal allemand de chimie pratique*, et dont on trouvera la figure dans la dernière édition de Hoppe-Seyler traduit par Schlagdenhauffen. Un tube de verre d'une capacité de 100 centimètres cubes fermé par un bout est divisé en deux parties par un bon robinet à gaz. La partie inférieure est d'une capacité de 11 à 12 centimètres cubes. L'extrémité ouverte du tube passe au travers d'une soucoupe en verre dans laquelle il est mastiqué et fait une légère saillie en dedans. Cette soucoupe forme ainsi une petite cuve à eau dans laquelle on peut renverser une éprouvette graduée. Pour faire un dosage, on verse, au moyen d'un entonnoir à longue tige, le liquide qui contient l'urée jusque dans la partie inférieure du tube au travers du robinet. On retire l'entonnoir, on ferme ce robinet, et l'on remplit la partie supérieure du tube jusqu'à l'orifice avec la solution d'hypobromite, puis on verse dans la soucoupe une solution de sel marin. On remplit ensuite d'eau une éprouvette graduée et on la renverse dans la soucoupe au-dessus du tube. Si l'on ouvre alors le robinet, l'hypobromite se mélange à la solution d'urée, la réaction s'effectue, et l'azote dégagé monte et se rassemble dans l'éprouvette. On termine la réaction en chauffant légèrement le tube. Des expériences faites sur des solutions titrées d'urée ont donné 0,337 et 0,334 pour une quantité de 0^{gr},350. Pour appliquer cette méthode à l'urine, on étend ce liquide de 2 à 3 volumes d'eau.

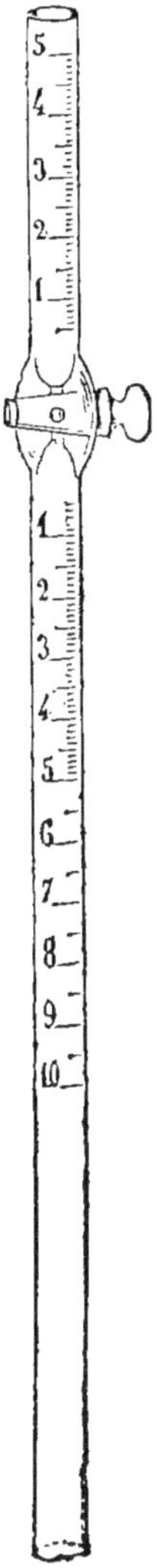

Comme on le voit, cette méthode n'offrait sur celle de Lecomte qu'un seul avantage, une rapidité plus grande par suite de la substitution de l'hypobromite à l'hypochlorite. Il fallait toujours faire les corrections de température et de pression.

Cet inconvénient était commun à tous les procédés volumétriques ; c'est lui que je me suis attaché à faire disparaître.

Voici la description de mon procédé :

Un tube de verre long de 40 centimètres (fig. 7) porte vers son quart supérieur un robinet également en verre et est gradué de chaque côté à partir de ce robinet en centimètres cubes et dixièmes de centimètre cube. Cet instrument, pour lequel j'ai proposé le nom d'*uréomètre*, est plongé dans une longue éprouvette, évasée à sa partie supérieure et contenant du mercure. Le robinet ouvert, l'instrument se remplit ; on ferme alors le robinet et on soulève le tube. On peut le laisser flotter sur le mercure ou le maintenir soulevé au moyen d'un support à collier fixé à l'éprouvette. On a ainsi une sorte de baromètre tronqué dans la chambre duquel on pourra introduire successivement divers liquides sans laisser rentrer d'air. Cette manœuvre est facilitée par l'immersion plus ou moins grande du tube dans le mercure[1].

Fig. 7.
Uréomètre à mercure.

---

[1] Cet instrument est construit par M. Alvergniat, 10, rue de la Sorbonne.

On commence par préparer une solution d'urée renfermant *un centigramme* de cette substance par 5 centimètres cubes, et on en mesure cette quantité dans la partie supérieure du tube graduée à cet effet. En ouvrant le robinet, on fait pénétrer peu à peu le liquide dans le tube, et le mercure s'abaisse d'autant ; on lave ensuite le tube mesureur avec un peu de lessive de soude étendue d'eau, et par la manœuvre du robinet on réunit ce liquide au premier. Puis on fait arriver de la même manière 5 à 6 centimètres cubes d'hypobromite de soude. La réaction commence aussitôt ; mais aucune bulle de gaz ne peut s'échapper, la pression étant plus faible à l'intérieur qu'à l'extérieur.

Pour faciliter le mélange des liquides, on retire l'instrument du mercure en bouchant l'extrémité avec le doigt, et l'on agite. Puis on le remet dans la cuvette jusqu'à ce que tout le gaz soit rassemblé dans la chambre, et que le liquide se soit éclairci ; il doit y avoir un excès d'hypobromite et le liquide est alors coloré en *jaune :* c'est à quoi on le reconnaît.

L'opération terminée, on porte l'instrument dans une éprouvette pleine d'eau ; l'hypobromite, plus dense, s'écoule. On égalise les niveaux, et on fait la lecture. On trouve alors un certain chiffre, par exemple 40 divisions ou 4 centimètres cubes.

Cette détermination, que l'on vient de faire avec une solution titrée, va nous dispenser des corrections de température et de pression pour les opérations suivantes. Elle nous apprend en effet que, dans les conditions où l'on opère, *un centigramme* d'urée donne par exemple 40 *divisions* d'azote. Si l'on décompose ensuite dans l'appareil *un centimètre cube* d'urine et qu'on obtienne 88 divisions d'azote, on posera la proportion suivante :

40 divisions représentent 1 centigr. d'urée
88 — x,

d'où
$$x = \frac{88}{40} = 2 \text{ centigr. } 2,$$

et, en passant au litre, 22 grammes.

Non seulement cette manière d'opérer évite de faire les corrections de température et de pression, mais elle supprime la cause d'erreur provenant de ce que l'hypobromite de soude ne dégage, pas plus que l'hypochlorite, tout l'azote de l'urée (seulement les 92 centièmes).

Il est bon de ne pas opérer sur l'urine pure, vu sa richesse en urée. J'en prends ordinairement 10 centimètres cubes que j'étends d'eau, de manière à obtenir en tout 50 centimètres cubes. On décompose alors dans l'appareil 2 à 5 centimètres cubes de ce mélange, suivant la richesse en urée. Comme vérification, on opère sur des quantités doubles ou triples, et l'on doit obtenir des quantités d'azote doubles ou triples de la première.

On prépare la solution d'hypobromite avec [1] :

Brome..................................	5 c.c.
Lessive des savonniers à densité 1,33.	50 gr.
Eau distillée........................	100 —

On mélange l'eau et la lessive de soude, puis on ajoute peu à peu le brome, et on agite bien. Cette solution ne dégage pas d'oxygène d'une façon appréciable. Pour préparer la solution titrée d'urée, on commence par bien dessécher de l'urée par un séjour prolongé sur l'acide sulfurique et dans le vide ; puis on fait la dissolution au titre suivant :

Urée pure et desséchée.......	1 gr.
Eau distillée.....................	Q. S. pour 500 c.c.

Si l'on n'avait pas de solution titrée d'urée, on pourrait

---

[1] Tout réactif plus concentré et plus riche en *brôme* dégage de l'oxygène, par conséquent doit être rejeté d'une façon absolue.

faire subir au volume gazeux les corrections de température et de pression, afin de calculer directement le poids de l'urée d'après les équivalents ($3^{cc},7$ correspondent à $0^{gr},01$ d'urée) ; mais alors il faudrait faire une seconde correction : l'hypobromite de soude, contrairement à ce que j'avais écrit en 1871, ne dégage pas tout l'azote de l'urée, mais seulement les 92 centièmes. Il faudrait donc augmenter de 8 centimètres le volume d'azote dégagé avant de lui faire subir des corrections.

Dans l'exemple précité, nous avons trouvé 88 divisions ; ajoutons-y 8/100, on aura $88 + 7,04 = 95,04$.

C'est à ce dernier chiffre qu'on fera subir les corrections d'après la formule suivante :

$$V^0 = V \frac{1}{1 \times 0.003665 \times t} \times \frac{H - f}{760},$$

dans laquelle V^0 représente le volume corrigé à 0 et 760, V le volume lu sur l'appareil, H la pression atmosphérique au moment de l'expérience, t la température, f la force élastique de la vapeur d'eau à cette température.

M. le Dr Méhu a signalé un fait extrêmement intéressant : il a vu qu'en présence de la glucose, du sucre ordinaire, l'hypobromite de soude dégageait *tout l'azote* de l'urée. Si après avoir introduit dans l'appareil 5 centimètres cubes ou 1 centigramme de la solution d'urée, on y fait parvenir une solution sucrée, puis l'hypobromite de soude, on obtient un dosage exact d'urée ; il suffirait donc d'employer de l'eau sucrée au lieu d'eau distillée pour diluer l'urine.

Discussion du procédé. — Quelle que soit la marche suivie pour un dosage d'*urée dans l'urine*, on n'a pas encore le poids d'une façon exacte. C'est qu'en effet l'hypobromite de soude décompose également la *créatine*, la *créatinine*, l'*acide urique* et les *urates*. Le chiffre obtenu précédemment exprime donc en *urée* l'ensemble des matériaux azotés de l'urine.

On peut facilement éliminer les urates. Pour cela, on prend 10 centimètres cubes d'urine, on y ajoute 1 centimètre cube de *sous-acétate de plomb*, puis assez d'eau pour obtenir un volume de 50 centimètres cubes, et on filtre. Les urates sont séparés à l'état d'urate de plomb, et l'excès de sel de plomb n'entrave point la décomposition de l'urée par l'hypobromite. L'oxyde de plomb d'abord précipité se redissout dans la liqueur alcaline. On peut du reste éliminer l'excès de sous-acétate de plomb par le carbonate de soude. Pour cela, on verse 10 centimètres cubes d'urine dans une éprouvette graduée, on y ajoute un centimètre cube de sous-acétate de plomb, on agite, puis on verse une solution étendue de carbonate de soude, de manière à compléter le volume de 50 centimètres cubes ; on agite et l'on filtre ; l'urine s'écoule débarrassée du sel de plomb.

On peut négliger l'azote provenant de la créatine.

Pour nous résumer, un dosage exact de l'urée se fait de la manière suivante, sans que l'on ait à tenir compte ni de l'action incomplète de l'hypobromite de soude sur l'urée, ni des corrections de température :

1° On détermine le volume d'azote fourni par un centigramme d'urée.

2° On détermine de même le volume d'azote provenant de la décomposition de 1 centimètre cube d'urine déféquée par le sous-acétate de plomb et on compare les résultats.

En opérant sur l'urine brute, puis sur la même urine déféquée par le sel de plomb, et en multipliant ces essais avec des urines de toutes provenances, j'ai vu que les matériaux azotés autres que l'urée augmentaient l'azote dans la proportion de 4,5 p. 100. Dans un essai clinique, on peut donc se contenter de ce rapport et diminuer de 4,5 p. 100 le chiffre d'urée obtenu en opérant sur l'urine naturelle. Voici comment on opère :

1 centigr. d'urée donne...... 39 divisions d'azote.
1 cent. cube d'urine donne .. 68 —

On pose :

39 représente 0,01 d'urée,
68 — x.

d'où

$$x = \frac{68}{39} = 0^{gr},01743 \text{ et par litre } 17^{gr},43.$$

Il faut diminuer ce chiffre de 4,5 p. 100 ; on fait la multiplication :

$$17^{gr},43 \times 4,5 = 0,78.$$

On retranche :

$$17^{gr},43 - 0,78 = 16^{gr},65.$$

Ce dernier chiffre représente très approximativement la quantité d'urée contenue dans un litre.

Dans les essais cliniques et la pratique courante, non seulement on n'opère pas sur l'urine déféquée, mais on n'en détermine pas le volume d'azote fourni par un centigramme d'urée. A plus forte raison, on ne fait aucune correction de température. Le désir de tout simplifier et de supprimer le plus possible sous prétexte de rendre plus pratique a fait qu'on a perdu de vue le point de départ et enlevé au procédé l'exactitude qu'on est en droit d'en attendre.

En opérant ainsi il y a trois causes d'erreur :

1° Deux qui augmentent le volume du gaz dégagé ; ce sont : la présence des matériaux azotés autres que l'urée ; l'élévation de température.

2° Une qui diminue le volume du gaz ; c'est l'obtention incomplète de l'azote de l'urée par l'action de l'hypobromite.

Il est facile de voir quelle est la valeur approchée de ces causes d'erreur. Basons-nous sur ce fait que *un* centigramme d'urée doit donner théoriquement en azote $3^{cc},7$ ou 37 divisions de l'appareil. D'après mes déterminations,

DOSAGE DE L'URÉE

l'augmentation provenant des matériaux azotés autres que l'urée est en moyenne de 4,5 p. 100, ici de $1^{div},66$.

L'augmentation due à l'élévation de température et à la pression est en moyenne de 1/10, soit ici de $3^{div},7$.

On aurait donc pour l'augmentation de volume :

Présence des matériaux azotés étrangers....	1 div. 66
Élévation de température.................	3 70
Total de l'augmentation..........	5 div. 36

D'autre part, l'hypobromite ne dégage que 92 p. 100 de l'azote contenu dans l'urée ; il y a donc ici une perte de $2^{div},96$.

Soit en résumé :

Augmentation........................	5 div. 36
Diminution.......	2 96
Différence en plus....	2 div. 40
La théorie donne...................	37
Total................	39 div. 40

Ainsi, en opérant directement sur l'urine, *un centigramme* d'urée donne en moyenne $39^{div},40$ (soit 40 en nombre rond) d'azote. Il en résulte que si on opère sur *un centimètre cube* d'urine, 40 divisions ou 4 centimètres cubes d'azote représentant *un* centigramme d'urée par centimètre cube ou 10 grammes par litre : et par suite chaque centimètre cube d'azote correspond à $2^{gr},50$ d'urée par litre et chaque division de l'appareil à $0^{gr},25$.

Pour un essai clinique, il suffit donc de diviser par 4 le nombre de divisions d'azote obtenues dans la décomposition de un centimètre cube d'urine ; le quotient représente en grammes la quantité d'urée par litre.

Urines sucrées. — On opère comme pour l'urine ordinaire : non seulement la présence du sucre n'entrave pas la décomposition de l'urée, mais nous avons vu que sous son influence elle dégage tout son azote. Avec ces urines, il faudra donc, si l'on suit la marche précédemment indiquée, diminuer le résultat de 8 p. 100, ou bien se servir d'une solution titrée d'urée faite dans l'eau sucrée au lieu d'eau distillée simple. M. Méhu n'indique pas la proportion minimum de sucre. On peut en mettre 25 grammes par 500 grammes de solution.

Urine albumineuse. — La présence de l'albumine n'entrave aucunement le dosage de l'urée ; elle n'offre que l'inconvénient de faire mousser l'urine. Souvent, cette mousse épaisse et persistante rend impossible la lecture du gaz dégagé. On la fait tomber instantanément en introduisant dans l'appareil quelques gouttes d'alcool. M. Méhu vient, dans le même but, de conseiller l'emploi d'une petite boulette de suif, grosse comme une tête d'épingle, que l'on fait pénétrer dans le tube de l'uréomètre. On peut également séparer l'albumine par la chaleur ou bien par l'emploi combiné de la chaleur et du sous-acétate de plomb, qui élimine en même temps les urates.

Si enfin l'urine est chargée de sang, de pus, en un mot ne peut être examinée directement, on la précipite par trois fois son volume d'alcool à 90°, on filtre, on évapore pour chasser l'alcool, et on reprend par l'eau, dans laquelle on dose alors l'*urée*.

Peu de temps après la publication du procédé que je viens de décrire, un très grand nombre de modifications y ont été apportées : elles ne changent en rien ni le principe ni souvent même le mode opératoire. Pour opérer sur un volume plus considérable d'urine, M. Magnier de La Source fait ajouter deux boules à mon tube. M. le Dr Méhu en double le diamètre. Ces modifications ne changent en rien l'exactitude du procédé et ne suppriment pas l'emploi du mercure. L'obligation de se servir de ce métal a effrayé les opérateurs, peu habitués aux manipulations chimiques, et a été le point de départ, tant en France qu'à l'étranger, d'un nombre vraiment considérable d'instruments disposés de

DOSAGE DE L'URÉE

manière à supprimer l'emploi du mercure, mais enlevant tous plus ou moins d'exactitude à la méthode que j'avais fait connaître.

Pour ceux qui ne veulent pas se servir du mercure, j'ai fait modifier mon appareil de façon à opérer sur l'eau.

Il se compose, comme le premier, d'un tube à robinet, mais muni de deux boules, dont l'une B sert de chambre à réaction. Le tube C, destiné à mesurer l'azote dégagé, se renfle en B' et se termine en une pointe effilée d et qui pénètre dans la boule supérieure B. Cette dernière est séparée par un robinet R du tube mesureur A *gradué* et destiné à mesurer l'urine et à verser l'hypobromite. Ces deux liquides se mélangeront dans la boule B, et l'azote provenant de la réaction sera conduit par le tube d dans la boule B' et en refoulera l'eau.

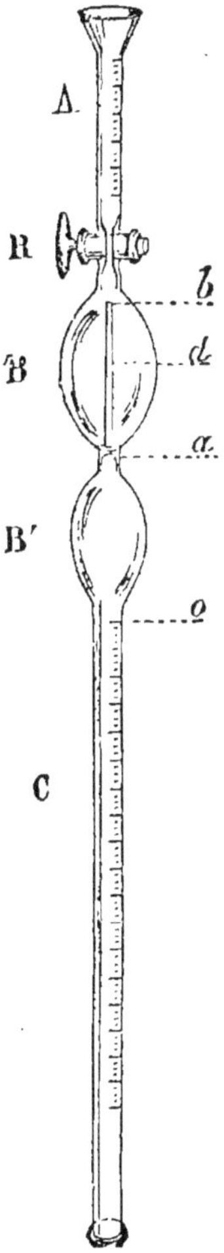

Graduation de l'instrument. — Sur l'étranglement qui sépare les deux boules est marqué un trait de repère a, et la graduation ne commence qu'en un point o placé sur la partie cylindrique, au dessous de la seconde boule. Voici comment on détermine et par suite l'opérateur peut vérifier la place de ce point. Disons d'abord que la boule B' est destinée à recevoir l'air primitivement contenu dans la boule B.

Sa capacité, depuis le commencement o de la graduation jusqu'au trait a, doit être égale à celle de la boule B jusqu'au plan horizontal passant par la pointe b du tube effilé. Pour vérifier l'instrument, on le plonge dans une éprouvette pleine d'eau, le robinet R étant ouvert ; on l'enfonce

Fig. 8.
Uréomètre à eau.

jusqu'à ce que le niveau affleure en *a* ; on ferme alors le robinet et on soulève l'instrument en le tenant bien vertical ; on emplit alors d'eau le tube A et on ouvre lentement le robinet. Cette eau glisse le long des parois internes de la boule B, et, à mesure qu'elle la remplit, l'air chassé déprime l'eau de la boule B'. Lorsque dans la boule B l'eau a atteint l'extrémité du tube *d*, elle s'écoule par son orifice *b* et descend dans la boule inférieure ; dès lors, il ne passe plus d'air et le niveau reste constant en *o*. C'est en ce point qu'après avoir égalisé les niveaux on doit placer le zéro de la graduation.

Mode opératoire. — Le robinet étant ouvert, on plonge l'instrument dans une éprouvette pleine d'eau, jusqu'à ce que le niveau de cette eau affleure en *a*. On ferme le robinet et on soulève l'instrument. On mesure alors dans le tube A, de 1 à 5 centimètres cubes d'urine, suivant la richesse présumée en urée, puis en ouvrant lentement le robinet, on fait pénétrer cette urine dans la boule B. On lave ensuite le tube mesureur avec une solution étendue de soude, puis on fait arriver l'hypobromite. La réaction s'établit aussitôt, et l'eau est vivement refoulée. Le dégagement gazeux étant terminé, on verse de l'eau par le tube A et on la fait arriver dans la boule B jusqu'à ce qu'elle la remplisse et s'écoule par le petit tube *d* et pénètre dans la seconde boule. A ce moment, la graduation est devenue exacte, et tout le gaz accumulé au-dessous de zéro représente l'azote provenant de la réaction.

Avant de faire la lecture, il est indispensable de laisser refroidir l'appareil, car le mélange d'urine et l'hypobromite s'est échauffé pendant la réaction.

Lorsqu'on se sert de l'instrument, il faut bien veiller à ce que la boule supérieure ne renferme pas d'eau ; autrement le volume d'air qu'elle contient serait diminué et par suite le zéro de la graduation ne serait plus exact.

On applique à cet appareil tout ce que nous avons dit du

précédent, et on fait une opération préalable avec une solution titrée d'urée. Pendant la réaction de l'hypobromite sur l'urine, il se produit souvent une mousse abondante ; la capacité de la boule est assez grande pour qu'il ne passe rien dans le tube effilé, et, la réaction terminée, on fait tomber cette mousse par l'addition de quelques gouttes d'alcool.

Si l'urine renferme de l'albumine, il est préférable de la séparer par coagulation avant de doser l'urée, afin d'éviter la trop grande production de mousse.

Appareil de M. Regnard. — Cet appareil se compose d'un tube en U (fig. 9), muni de deux boules séparées par une partie recourbée en dos d'âne A. Dans l'une des boules B on introduit par la branche I, au moyen d'une pipette graduée, 2 centimètres cubes d'urine : l'autre est remplie d'hypobromite de soude que l'on verse par la branche D. La courbure du tube de jonction empêche les liquides de se mélanger tant que l'appareil est maintenu verticalement au moyen du support. Un tube de caoutchouc relie la branche I à une cloche graduée G. Cette cloche plonge dans une éprouvette à pied E dans laquelle on verse assez d'eau pour que l'affleurement ait lieu au niveau du zéro de la graduation. La branche D est fermée par un bouchon en caoutchouc traversé par une tige de verre qui sert de régulateur. On enfonce plus ou moins cette tige, de manière à ramener au zéro le point d'affleurement de l'eau dans l'intérieur de la cloche graduée ; ce point est en effet déplacé, à chaque opération, par suite de la légère compression de l'air produite par l'introduction du bouchon. L'appareil étant bien réglé, on incline le tube de manière à faire arriver l'hypobromite de soude au contact de l'urine. On agite et lorsque la réaction est terminée, on laisse refroidir l'appareil et on procède à la lecture du volume d'azote dégagé, en ayant bien soin d'égaliser les niveaux.

Pour éviter tout calcul à l'opérateur, M. Regnard a dressé des tables basées sur ce point de départ que, à

15 degrés et à la pression normale, 1 centimètre cube d'azote représente $2^{mm},562$ d'urée ; il suffit de multiplier ce nombre par celui des divisions d'azote dégagé, pour obtenir en poids la quantité d'urée contenue dans 2 centimètres cubes d'urine, et en multipliant encore par 500 on passe au litre.

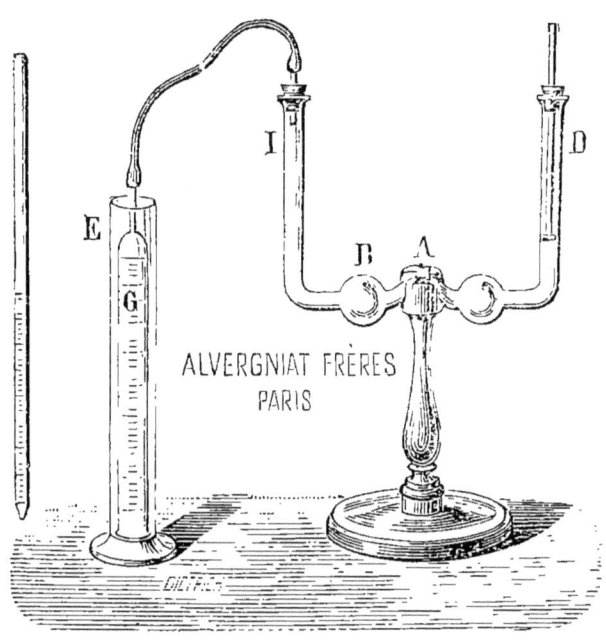

Fig. 9. — Uréomètre de Regnard.

Les tables sont dressées pour les températures de + 5, + 10, + 15, + 20, + 25, et donnent directement le poids d'urée contenu dans un litre d'urine pour un volume d'azote déterminé provenant de la décomposition de 2 centimètres cubes d'urine dans l'appareil.

Le procédé de dosage de l'urée par l'hypobromite de soude présente en clinique un grand avantage : c'est qu'il permet de doser l'urée dans une urine qui est en pleine fermentation ammoniacale et dont l'urée est en partie transformée en carbonate d'ammoniaque. Les sels ammoniacaux sont aussi décomposés par l'hypobromite et l'on retrouve toujours *tout* l'azote, qu'il soit à l'état d'*urée* ou de *sel ammoniacal*. On peut vérifier ce fait en conservant plusieurs semaines de l'urine et en dosant l'urée tous les jours. La quantité d'azote varie peu, même quand la décomposition est déjà assez avancée. Il faut conserver l'urine dans un vase fermé, pour éviter qu'elle ne se concentre par suite de l'évaporation.

Cette décomposition de l'urée en carbonate d'ammoniaque, dont nous avons déjà parlé plusieurs fois, a lieu sous l'influence d'un ferment spécial dont l'action a été étudiée par M. Musculus. Cette fermentation une fois commencée continue jusqu'à transformation complète de l'urée. M. Musculus a basé sur ce fait un procédé de dosage assez original. Il commence par isoler le ferment de la façon suivante. Il prend de l'urine en pleine fermentation ammoniacale et la filtre plusieurs fois sur du papier blanc. Ce papier retient le ferment. On le dessèche à air libre et on le découpe en bandes, comme un papier réactif. Si l'on place ensuite dans une solution d'*urée pure* ou dans l'*urine* une bande de ce papier, il détermine la fermentation ammoniacale de l'urée. On dose volumétriquement le carbonate d'ammoniaque produit, et on en déduit la quantité d'urée.

Nous terminerons en indiquant le moyen de doser l'urée dans tous liquides de l'organisme (liquides d'épanchement, séreux ou autres). Il suffit de les traiter par trois à cinq fois leur volume d'alcool concentré pour en précipiter toutes les matières albuminoïdes. On filtre; on évapore l'alcool, et on reprend par l'eau distillée, qui sépare les matières grasses. On filtre de nouveau et on obtient un liquide aqueux dont on connaît le rapport avec celui de la prise d'essai et dans lequel on dose l'urée.

Dosage de l'urée dans le sang. — Lorsqu'on peut avoir

du sang en grande quantité, on suit le procédé indiqué par Claude Bernard.

Pour les recherches cliniques, je l'ai modifié de la façon suivante, qui permet de n'opérer que sur 25 à 30 grammes de sang :

On commence par se procurer un flacon en verre, à large ouverture et fermant à l'émeri : on en détermine la tare à 1 décigramme près. On se sert de ce flacon pour recevoir directement le sang provenant soit d'une saignée, soit de ventouses scarifiées. On ferme le flacon, et on prend le nouveau poids. En opérant ainsi, on prévient la perte due à l'évaporation et qui serait très sensible, vu la faible prise d'essai. On délaye ensuite le sang dans quatre fois son poids d'alcool à 90°, et on jette sur un filtre ; le liquide ne doit s'écouler que très légèrement teinté en rose. On place ensuite dans un mortier en porcelaine le caillot et le filtre qui le contient, et on le divise avec soin en le triturant avec du sable fin bien lavé. On introduit le mélange dans une petite allonge en verre, et on lessive avec de l'alcool, ou bien on enferme le tout dans un petit nouet de linge, et l'on exprime fortement après chaque addition d'alcool.

Dans les deux cas, les liquides alcooliques sont réunis, évaporés [1] et repris par l'eau. On jette sur un filtre mouillé pour séparer les matières grasses, et on dose l'urée dans l'appareil à mercure.

Variations de l'urée dans l'économie. Physiologie. — Si l'on compare l'urine du même sujet à différentes époques de la journée, ou celle des divers individus, on trouve des quantités d'*urée* très variables. Ce n'est qu'en examinant l'urine des vingt-quatre heures et provenant d'un très grand nombre de sujets différents qu'on arrive à donner une moyenne.

---

[1] On fait avec grand avantage cette évaporation au bain-marie et dans le vide.

La quantité d'urée varie suivant le *régime*, le *plus ou moins d'exercice*, l'*âge*, le *sexe*. La première cause est de beaucoup la plus importante; en effet, l'urée étant le produit ultime de la transformation des substances protéiques, on voit de suite que sa quantité variera suivant la *nature* et la *proportion* des aliments ingérés (alimentation), et aussi suivant les causes qui favorisent son élimination (genre de vie). Nous pouvons dire de suite que toutes les circonstances qui augmentent l'activité des métamorphoses protéiques augmentent également la production d'urée. Il pourra donc arriver que, chez un individu en bonne santé, on observe des variations presque aussi considérables que dans les cas pathologiques. Comme indications générales, augmentent l'urée : le *travail du jour*, l'*activité musculaire*, un *régime animal;* la diminuent, le *repos de la nuit*, l'*indolence*, un *régime végétal*. Mais, dès maintenant, nous pouvons faire une distinction qu'il sera possible de mieux accentuer plus tard : c'est que la *quantité d'urée éliminée* ne dépend pas toujours de la *quantité produite*, et par suite n'est pas forcément d'accord avec elle.

Moyennes normales. — Chez un homme adulte qui suit un régime mixte et prend un exercice modéré, la quantité d'urée éliminée dans les vingt-quatre heures varie de 24 à 30 grammes (moyenne 26^{gr},5); le volume de l'urine pendant le même temps étant de 1,200 à 1,400 grammes, cela fait de 16 à 22 grammes par litre pour l'homme. Pour la femme, la quantité d'urée varie de 16 à 25 grammes pour les vingt-quatre heures (moyenne 21^{gr}); soit de 15 à 19 grammes par litre. D'après M. Bouchard, un adulte éliminerait en moyenne de 19 à 25 grammes d'urée en vingt-quatre heures; au-dessous de ces chiffres il y aurait anazoturie, et au-dessus azoturie. On donne parfois le poids d'urée éliminée par rapport à 1 kilogramme du poids du corps. Dans ce cas, la moyenne varie de 0^{gr},30 à 0^{gr},50.

Chez la femme, la quantité d'urée éliminée dans les

vingt-quatre heures est plus petite que chez l'homme, ainsi que nous l'avons vu.

Chez les enfants, la quantité d'urée est plus grande que chez l'adulte relativement au poids de leur corps. D'après Uhle, un enfant élimine en vingt-quatre heures, par chaque kilogramme de son poids :

De 3 à 6 ans, environ...   1^{gr},00 d'urée.
De 8 à 11 ans, environ...   0   80
De 13 à 16 ans............   0   60 à 0,40.

L'urée apparaît dès les premiers jours de la naissance, du premier au quinzième jour; elle varie de 0^{gr},03 à 0^{gr},40 (Quinquaud). J'ai eu moi-même occasion d'examiner l'urine contenue dans la vessie d'un enfant mort au passage; il y en avait 4 centimètres cubes, contenant 0^{gr},0065 d'urée (service du Dr Lorain, 1871).

Etant donné qu'un sujet, dans les conditions normales de vie et d'exercice, élimine tant d'urée par jour, comment cette urée se répartit-elle dans les vingt-quatre heures? Elle varie non seulement du jour à la nuit, mais encore à chaque instant de la journée, surtout aux heures du repas. J'ai vérifié ce fait sur moi-même en m'astreignant à uriner toutes les heures pendant vingt-quatre heures. Le tableau suivant résume cette observation :

	HEURE	VOLUME de l'urine	DIVISIONS d'azote	QUANTITÉ par litre	QUANTITÉ réelle
	h.	c.c.		gr.	gr.
Déjeuner à 11 heures.	1 1/2	80	48 5	20,53	1,64
	2 1/2	54	50,	21,57	1,17
	3 1/2	72	42	17,94	1,29
	4 1/2	88	40	16,90	1,38
	5 1/2	85	41	17,28	1,62

URÉE

	HEURE	VOLUME de l'urine	DIVISION d'azote	QUANTITÉ par litre	QUANTITÉ réelle
	h.	c.c.		gr.	gr.
Dîner à 6 heures...	6 1/2	40	48	20,53	0,82
	7 1/2	54	51	21,99	1,17
	8 1/2	80	45	19,24	1,53
	9 1/2	45	55	23,50	1,05
Dépôt d'urate.......	10 1/2	52	75	32,05	1,65
Urine claire........	11 1/2	45	78	33,33	1,50
	12 1/2	36	78	33,33	1,20
Coucher...........	2	54	78	33,33	1,80
	4 1/2	75	79	33,75	2,52
	5 1/2	19	80	34,17	0,70
Lever.............	6 1/2	35	77,5	33,11	1,16
	7 1/2	38	62	26,48	1,00
	8 1/2	35	54,5	23,28	0,81
Déjeuner..........	9 1/2	70	45	19,24	1,34
	10 1/2	50	47	20,08	1,00
Déjeuner..........	11 1/2	48	46	19,65	1,94
	12 1/2	34	47	20,08	1,08
		1189	Degré de dilution. 3/5	moyenne : 24,54	28,28

Pour arriver à une conclusion certaine, il faudrait répéter ce genre de déterminations un grand nombre de fois et sur des sujets différents; malheureusement ces observations sont fort pénibles.

Prenons maintenant le même individu et voyons comment varie l'urée suivant les diverses influences.

Régime. — Ainsi que nous l'avons déjà dit, cette cause exerce une action très marquée sur l'excrétion de l'urée. Ainsi, von Franque, en expérimentant sur lui-même, éliminait en vingt-quatre-heures :

Avec une nourriture animale, de... 51 à 92 gr. d'urée.
Avec une nourriture mixte, de..... 36 à 38 gr. d'urée.
Avec une nourriture végétale, de... 24 à 28 gr. d'urée.
Avec une nourriture non azotée..... 16 gr. d'urée.

Cette observation, pour n'en pas citer d'autres, montre donc l'influence toute-puissante de l'alimentation. Nous voyons maintenant pourquoi l'urine d'un *herbivore* qu'on fait jeûner passe au type *carnivore*. Il quitte une alimentation végétale et se trouve soumis à un régime exclusivement animal; son urine devient claire et acide, et la proportion d'urée augmente considérablement.

Ici se pose une question très intéressante et qui, à mon avis, n'est pas encore résolue d'une façon suffisamment nette.

La production de l'urée reconnaît comme cause première l'ingestion des matériaux azotés, qui, après leur absorption, subissent une série de transformations dont le dernier terme est l'urée; mais est-il nécessaire que les produits qui en résultent aient d'abord été fixés par l'économie, assimilés, avant d'être transformés en urée? ou bien cette transformation a-t-elle lieu, dans le torrent circulatoire, avant l'assimilation? En d'autres termes, l'urée provient-elle de la transformation des aliments avant leur absorption, ou est-elle un produit de dénutrition, de combustion des tissus? Dans le premier cas, les aliments, après avoir été transformés, seraient épurés de l'urée et ne renfermeraient plus que des éléments propres à la nutrition et pouvant être fixés directement.

En somme, la question est très complexe. D'après Rabuteau, l'excrétion de l'urée augmente de 25 p. 100 après les repas, et cette augmentation est tellement rapide qu'on ne peut admettre que les aliments aient d'abord été fixés, puis ensuite désassimilés : il suffit qu'ils aient eu le temps d'être soumis aux influences comburantes. Cette manière de voir me semble beaucoup trop exclusive, car il est certain que l'urée se produit dans les cas de dénutrition. Lorsqu'un sujet est soumis à une diète même absolue, il continue à excréter de l'urée, et même la proportion n'en diminue pas beaucoup dans les premiers jours; il faut bien que cette urée soit un produit de désassimilation. Du reste, l'exercice musculaire violent, qui favorise la dénutrition, augmente la production de l'urée. Pour moi l'urée est, avant tout, un produit de désassimilation, et, si cette substance s'élimine en bien plus forte proportion aussitôt après l'ingestion des aliments, c'est qu'il faut considérer l'arrivée dans le torrent circulatoire de tous les matériaux qui proviennent de la digestion comme une cause de dénutrition plus rapide, exactement comme l'exercice musculaire, ou l'ingestion de boissons en grande quantité.

Du reste, les matériaux azotés ne se transforment point si facilement en urée ; aujourd'hui, on est à peine arrivé à produire cette transformation, en faisant bien entendu la part des actions physiologiques qui n'ont point d'équivalents dans nos réactions de laboratoires. Je suis convaincu qu'on obtiendrait plus facilement de l'urée si cette transformation s'effectuait si facilement et si promptement dans l'économie. J'ai répété les expériences de Bechampt et Ritter, mais en me servant de matières azotées qui avaient déjà subi une action physiologique. Au lieu de me servir de gluten, j'ai opéré sur de la fibrine et du tissu musculaire soumis à l'action de la pepsine ; en d'autres termes, sur un produit de digestion artificielle, et je n'ai pas obtenu davantage d'urée qu'en opérant sur le gluten pur ; c'est-à-dire des traces, en oxydant par le permanganate de potasse. Je n'ai rien obtenu en oxydant avec le peroxyde de fer.

Parmi les causes qui augmentent la production de l'urée, citons l'exercice musculaire ; il en serait de même du travail intellectuel, d'après M. Byasson.

L'urée diminue dans l'inanition.

Influence de la boisson. — L'ingestion d'une grande quantité de boisson, en augmentant le volume de l'urine, augmente aussi la proportion d'urée éliminée. Dans tous ces cas, il est bien évident que l'excès d'urée provient d'une désassimilation.

Action des médicaments. — Certains médicaments ont une influence très marquée sur l'élimination de l'urée.

Augmentent la proportion d'urée : les ferrugineux, les chlorures alcalins, les préparations de colchique, de scille, etc.

Diminuent la proportion d'urée : le café, le thé, les alcooliques, les iodures et bromures alcalins, les carbonates alcalins et les sels à acide organique, qui se tranforment en carbonates dans l'économie; les préparations de mercure, de valériane, de digitale. Toutes ces substances sont des médicaments d'épargne.

Pathologie. — Nous reproduirons ici deux observations que nous avons déjà faites : c'est que, en dehors de l'action que peut exercer la maladie sur l'élimination de l'urée, il y a forcément un changement produit par suite de la modification du régime, de la diminution ou même de la suppression de l'exercice musculaire. Ensuite, pour l'interprétation des résultats, il ne faudra pas oublier que la quantité d'urée éliminée ne dépend pas uniquement de la quantité produite. Cette substance peut en effet être entièrement éliminée ou retenue en partie soit dans le sang, soit dans d'autres liquides.

Comme aperçu général, nous pouvons dire qu'une augmentation *persistante* dans la quantité d'urée éliminée indique un accroissement dans l'*absorption* ou l'*élimination* (dénutrition trop rapide), tandis qu'un accroissement *momentané* indique seulement une élimination plus prompte (qui succède parfois à une rétention de l'économie).

La *diminution* de l'urée peut dépendre d'un ralentissement dans les phénomènes de transformation et d'assimilation des substances protéiques, ou bien de sa rétention dans l'économie au fur et à mesure de sa production.

Maladies dans lesquelles on observe une augmentation d'urée. — Dans toutes les maladies aiguës et fébriles (fièvres intermittentes, typhoïde, éruptives, pneumonie, rhumatismes, etc.), il y a d'abord une augmentation dans l'excrétion de l'urée, jusqu'à ce que la maladie soit arrivée à son maximum d'intensité; on l'a vue s'élever jusqu'à 80 grammes dans les vingt-quatre heures. Plus tard, à mesure que la fièvre tombe, la quantité d'urée diminue et descend même au-dessous de la normale; alors le malade prend peu d'aliments. Pendant la convalescence, elle revient peu à peu à la moyenne. Dans la fièvre intermittente, l'urée augmente plusieurs heures avant le frisson et diminue après l'accès. D'après Bouchardat, l'urée augmente considérablement dans certains cas d'ictère intense. Dans le diabète, on observe une augmentation le plus souvent assez forte de l'urée, mais qui provient en grande partie du régime presque exclusivement animal imposé au pa tient.

D'après M. Bouchard:

Chez près de la moitié des diabétiques, avec une ration d'entretien ordinaire, le chiffre de l'urée est normal.

Parmi les diabétiques azoturiques, il en est qui instinctivement augmentent leur ration alimentaire, d'autres gardent leur régime habituel. Chez ces derniers, la consomption s'établit et, chez eux, l'azoturie ne peut être attribuée qu'à une désassimilation exagérée. C'est seulement chez les diabétiques azoturiques et polyphages qu'on pourrait se demander si l'azoturie n'est pas la conséquence de la polyphagie. Or, il a reconnu que chez ces malades le retour au régime commun, tout en diminuant l'urée, n'empêche pas cependant l'élimination de rester excessive. Chez eux, l'azoturie est donc aussi produite par une désassimilation exagérée, et si la consomption ne se produit pas, c'est parce que la polyphagie compense l'azoturie.

L'azoturie n'engendre donc pas toujours la consomption chez les diabétiques; la moitié des diabétiques gras présentent de l'azoturie. Mais l'azoturie exerce une influence sur la consomption, car l'amaigrissement survient chez le tiers des diabétiques azoturiques.

Dans l'azoturie proprement dite, lorsqu'il n'y a pas polyurie, la quantité d'urine éliminée en vingt-quatre heures est au contraire inférieure à la moyenne normale. Dans ce cas, la densité varie de 1,025 à 1,040 et l'addition d'acide azotique dans une telle urine détermine immédiatement un précipité abondant d'azotate d'urée. Ce précipité se rassemble au fond du verre.

Maladies avec diminution d'urée. — On observe une diminution de l'urée dans presque toutes les maladies chroniques; elle tient surtout à la diminution d'activité des métamorphoses organiques. Mais, si pendant le cours de l'affection il survient des poussées aiguës, la quantité d'*urée* augmente à ce moment, pour diminuer ensuite. Cette diminution devient très grande lorsque le terme fatal approche : citons par exemple la phthisie pulmonaire. L'urée diminue encore dans les affections cardiaques, l'emphysème pulmonaire, l'anémie, la cirrhose (Brouardel).

L'urée diminue de moitié dans la période active de l'intoxication saturnine et disparaît presque entièrement dans l'intoxication mercurielle. L'urée diminue dans les urines des hystériques et tombe parfois au-dessous de 5 à 6 grammes par jour; chez les individus obèses, l'urée peut descendre jusqu'à moitié de la moyenne normale (Bouchard).

L'urée diminue et peut disparaître presque entièrement dans l'ictère grave ; l'intoxication par le phosphore et la lithiase biliaire.

Dans ces derniers cas, si la proportion d'urée éliminée est moins considérable, c'est qu'il y a rétention dans l'économie et non excrétion moindre. L'urée, au lieu d'être éliminée par les urines, s'accumule dans le sang. Nous avons, M. le Dr Debove et moi, vérifié ce fait par de nombreuses analyses.

Dans l'*hydropisie*, la proportion d'*urée excrétée* éprouve une diminution considérable, c'est qu'alors elle est retenue dans les liquides épanchés, n'est point expulsée au dehors, et de là une diminution dans les urines ; mais au moment où par l'action d'un diurétique on provoque une abondante excrétion d'urine, l'urée est rejetée en quantité souvent considérable. C'est pour cette raison qu'on a considéré à tort les diurétiques comme augmentant la proportion d'urée ; il y a là une manière erronée d'interpréter un résultat.

J'ai assez souvent eu occasion d'examiner des liquides épanchés ; j'ai trouvé dans une sérosité des bourses $25^{gr},62$ d'urée par litre ; le sang en contenait alors $0^{gr},365$ par litre : à l'état normal, le sang artériel en renferme $0^{gr},18$ à $0^{gr},28$ par litre.

Lorsque l'urée, au lieu d'être éliminée par l'urine, est retenue dans le sang et s'y accumule, on voit survenir des accidents redoutables, dont l'ensemble est désigné sous le nom d'*accidents urémiques*. Il résulte des expériences des docteurs Rabuteau, Gallois, Hirtz que ce n'est pas à l'urée qu'il faut les attribuer. On peut en effet ingérer cette substance à des doses assez considérables et même l'injecter dans les veines sans produire aucun accident. L'état morbide en question, qui, d'après Rabuteau[1], devrait être appelé *urinémie* au lieu d'*urémie*, résulterait de l'accumulation dans le sang de *déchets organiques nuisibles* qui accompagnent l'urée et sont retenus en même temps qu'elle. Dans ces cas, j'ai trouvé jusqu'à $0^{gr},49$ et $0^{gr},60$ d'urée par litre de sang, et même une fois $3^{gr},88$.

L'urée diminue dans le scorbut et le choléra.

1. *Eléments d'urologie.*

CHAPITRE II

DE L'ACIDE URIQUE

$C^{10}H^4Az^4O^6$ ou $C^{10}H^2Az^4O^4 + 2HO = 168$

Carbone............	35,714
Hydrogène........	1,191
Azote..............	33,333
Oxygène..........	19,048
Eau...............	10,714
	100,000

État naturel. — Après l'urée, l'acide urique est l'élément normal le plus important de l'urine. On le rencontre dans l'urine de tous les animaux, même les plus inférieurs. L'urine des oiseaux en contient une grande quantité; celle des serpents est constituée par de l'acide urique presque pur. L'urine de l'homme en contient quelques décigrammes par jour; le sang en renferme également; et la proportion augmente dans la goutte. On le rencontre encore libre ou mélangé d'urate de soude, dans les concrétions articulaires des goutteux et dans les calculs.

Extraction et préparation. — L'acide urique existe surtout dans l'urine à l'état d'urate alcalin; il se dépose spontanément, mis en liberté par les réactions qui s'accomplissent dans l'urine après son refroidissement; il est alors plus ou moins coloré. Pour extraire l'acide urique de l'urine, on la filtre et on l'additionne d'environ 20 centimètres cubes d'acide chlorhydrique par litre. Après un repos de vingt-quatre heures, on trouve l'acide urique précipité au fond du vase et sur les parois. Il est moins coloré que celui qui s'est déposé spontanément dans l'urine, et en cristaux plus petits. Pour le préparer en grande quantité, on fait bouillir des excréments de serpent avec une solution de potasse à 1/20 jusqu'à dissolution. Après avoir décanté ou filtré sur de l'amiante, on précipite par un excès d'acide chlorhydrique. L'acide urique est redissous dans la potasse et précipité de nouveau.

On l'obtient pur en répétant plusieurs fois l'opération. On peut également l'obtenir dans un très grand état de pureté en le dissolvant dans l'acide sulfurique concentré et en étendant peu à peu d'eau ; l'acide urique se précipite alors en cristaux d'une grande blancheur.

Propriétés. — Préparé comme il vient d'être dit, l'acide urique est constitué par des écailles légères, douces au toucher, qui, examinées au microscope, se présentent sous forme de tables lisses rhomboïdales. On y rencontre aussi des lames hexagonales et des prismes à quatre pans. Il y a du reste peu de substances susceptibles de présenter des formes cristallines plus variées que l'acide urique. Cet acide n'a ni saveur ni odeur ; il ne rougit pas le tournesol. Il est très peu soluble dans l'eau, car il exige, pour se dissoudre, 18 à 19 000 fois son poids d'eau froide et 14 à 1 500 d'eau bouillante. Il est insoluble dans l'alcool et dans l'éther. Il se dissout facilement dans une solution de phosphate de soude (p. 45) ; mais alors il y a action chimique : il enlève au sel de soude une partie de sa base, le convertit en *phosphate acide* et se change lui-même en *urate de soude*.

Il est entièrement précipité de ses dissolutions par l'acétate de plomb. Dissous dans un alcali caustique, il agit comme réducteur sur la liqueur de Fehling [1].

---

[1] Cette action est peu nette.

Si l'on traite une partie d'acide urique par quatre parties d'acide azotique concentré, il y a dissolution avec effervescence, et tout le liquide se prend en masse. L'acide urique s'est dédoublé en *alloxane* et *urée*. Cette dernière se trouve décomposée, au fur et à mesure de sa formation, par l'acide azoteux ; de là l'effervescence due au dégagement de l'acide carbonique et de l'azote :

$$C^{10}H^4Az^4O^6 + 2\,O + H^2O^2 = C^8H^2Az^2O^8 + C^2H^4Az^2O^2$$
$$\text{Acide urique.} \qquad\qquad\qquad \text{Alloxane.} \qquad \text{Urée.}$$

L'alloxane qui prend naissance dans ces conditions est un corps tout à fait remarquable par les nombreuses transformations qu'il peut éprouver. Sous l'influence des vapeurs ammoniacales, elle donne lieu à une magnifique coloration rouge pourpre due à la formation de l'*iso-alloxanate d'ammoniaque* et qui sert à caractériser l'acide urique. Par l'action de la potasse caustique, cette coloration vire au bleu pourpre. On est habitué à désigner cette réaction sous le nom de réaction de la *murexide;* cette dénomination est impropre ; sous le bénéfice de cette observation, nous nous conformerons à l'usage.

L'acide urique est bibasique et forme avec les bases des sels neutres et des sels acides ; les premiers sont généralement plus solubles. Ils peuvent être décomposés par l'acide carbonique ; cette particularité rend compte de la présence des urates acides et de leur dépôt dans l'urine. Tous les urates donnent la réaction de la *murexide*. De même que l'acide urique, les urates acides sont sans action sur le tournesol ; les plus connus sont les suivants :

Urate acide de soude, $C^{10}H^3Az^4NaO^6$. — C'est lui qu'on rencontre le plus fréquemment et qui constitue le dépôt rougeâtre ou rosé qui se forme par refroidissement dans la plupart des urines et qui se redissout par une légère élévation de température. L'urate acide de soude est en effet soluble dans environ 1 200 parties d'eau froide et seulement dans 125 parties d'eau bouillante.

L'urate acide de soude se présente sous forme de dépôts granuleux qui apparaissent parfaitement sphériques à un fort grossissement et réunis le plus souvent en agglomérations plus ou moins volumineuses (fig. 10).

Ce sel donne avec l'acide azotique et l'ammoniaque la

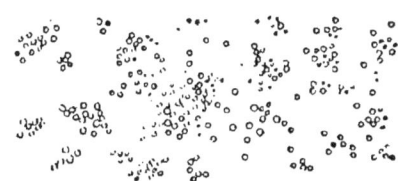

Fig. 10. — Urate de soude.

réaction de la *murexide* et à la calcination laisse un résidu alcalin de carbonate de soude.

Urate acide de potasse, $C^{10}H^3Az^4KO^6$. — Cet urate est presque toujours mélangé à celui de soude; il est plus soluble dans l'eau. En effet, 1 gramme exige pour se dissoudre environ 800 parties d'eau à 15° et 75 bouillante. A la calcination, il laisse un résidu de carbonate de potasse.

Urate acide d'ammoniaque. $C^{10}H^3Az^4AzH^4O^6$. — On le rencontre habituellement dans les sédiments de l'urine devenue ammoniacale. Cet urate est très peu soluble : 1/1600 seulement. Il ne laisse pas de résidu à l'incinération, et, pour le distinguer de l'acide urique, il est nécessaire de dégager l'ammoniaque, ce que l'on fait en le chauffant avec un peu de lessive de soude. Il se présente sous forme de sphères plus ou moins volumineuses et hérissées de pointes parfois assez longues (fig. 11). Ces boules sont souvent réunies deux ensemble par une sorte de pédoncule, ce qui leur donne la forme d'haltères.

Les *urates de chaux* et de *magnésie* se rencontrent beaucoup plus rarement dans l'urine; on les trouve surtout dans les calculs. A la calcination, ils laissent un résidu de carbonate de chaux ou de magnésie qui n'est pas alcalin [1], mais fait effervescence avec les acides et donne en solution les réactions des sels de *chaux* ou de *magnésie*. (Voir à ces mots.)

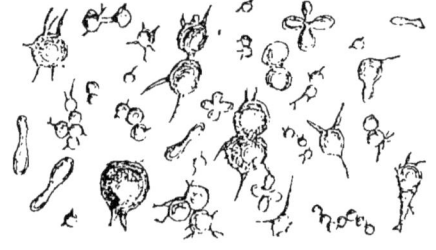

Fig. 11. — Urate d'ammoniaque.

Citons enfin l'*urate acide de lithine*. — C'est le plus soluble de tous les urates : il se dissout dans 116 fois son poids d'eau à 39° et dans 367 fois d'eau à 20°. C'est pour cette raison qu'on prescrit les sels de lithine toutes les fois qu'il est nécessaire de favoriser l'élimination d'acide urique.

Recherche de l'acide urique. — Bien que l'acide urique n'existe qu'en petite quantité dans l'urine, sa recherche est très facile. Le plus souvent, le simple examen à l'œil nu suffit pour reconnaître l'acide urique, et l'examen microscopique est toujours caractéristique. De tous les sédiments, il n'en est aucun qui possède, comme l'acide urique, la propriété de fixer la matière colorante de l'urine, surtout lorsqu'il s'est déposé spontanément. Il est alors en cristaux assez volumineux pour qu'on en distingue parfois la forme à l'œil nu ; ces cristaux sont teintés de jaune, jaune rouge, jaune orangé, rouge vif, et leur couleur tranche sur les autres sédiments auxquels ils sont mélangés.

[1] A moins qu'on ait très fortement calciné.

. Bien qu'extrêmement nombreuses, les formes cristallines de l'acide urique sont très nettes.

Dans les urines normales et lorsque l'acide urique s'est

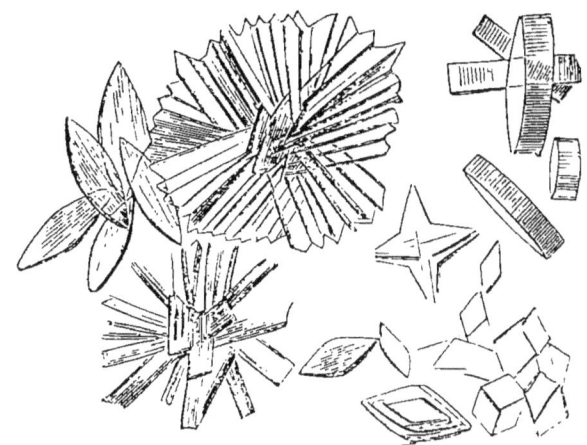

Fig. 12. — Acide urique.

déposé spontanément, les formes les plus fréquentes sont le prisme rectangulaire et le losange avec modification et

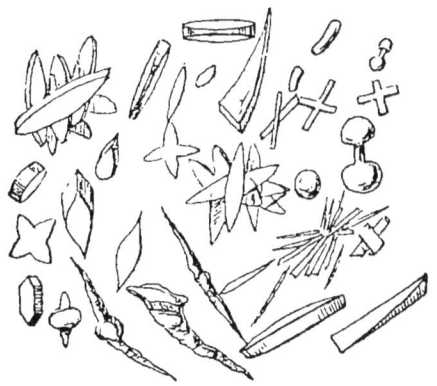

Fig. 13. — Acide urique.

arêtes arrondies (fig. 12). La forme du losange à bords curvilignes est la plus fréquente ; c'est celle qu'affecte l'acide urique précipité par un acide.

On rencontre souvent la forme fer de lance ou en ogive, les cristaux se réunissent fréquemment par leur base, de façon à former une étoile ou une rosace à branches irrégulières. Tous ces cristaux sont transparents et se colorent des plus vives couleurs si on les examine à la lumière polarisée.

Dans les urines très chargées de pigments biliaires, l'acide urique est fortement coloré et affecte les formes les plus bizarres, *poignard, baïonnette, dent canine* (fig. 13).

M. Méhu signale la forme de *clou* ou d'*épine* que l'on rencontre dans les urines légèrement sanguinolentes et purulentes, comme symptomatiques de la présence d'un calcul ou de gravier urique dans les reins.

L'examen microscopique doit toujours être contrôlé par l'examen chimique; ce dernier est toujours très simple et très concluant. Si l'on n'opère pas sur du sédiment, on évapore à siccité une certaine quantité d'urine, après en avoir séparé l'albumine s'il y en a. Le résidu est alors traité par l'alcool pour enlever l'urée et les autres substances solubles dans ce véhicule. Puis on lave avec l'acide chlorhydrique étendu pour séparer les sels, et l'acide urique reste seul.

Dans une petite capsule de porcelaine, on place soit un peu de sédiment, soit un peu de résidu obtenu comme il vient d'être dit, puis on l'humecte avec une goutte d'acide azotique, on chauffe modérément pour volatiliser l'excès d'acide. Le résidu doit être rougeâtre. Si alors on l'humecte avec une ou deux gouttes d'ammoniaque étendue (1 gramme d'ammoniaque pour 9 grammes d'eau), ou même si on l'expose aux vapeurs ammoniacales, on obtient immédiatement la belle *coloration pourpre* de la *murexide*, qui passe au *bleu pourpre* par l'addition de potasse caustique.

M. Magnier de la Source a indiqué un autre moyen de produire cette réaction. La transformation par l'acide azotique n'a lieu que si l'on élève la température vers 240°;

mais, si l'on a trop chauffé, la coloration par l'ammoniaque ne se produit plus; d'un autre côté, si l'on n'a pas assez chauffé, la coloration n'apparaît pas davantage. En présence de ces inconvénients, M. Magnier préfère oxyder l'acide urique par l'eau bromée, qui effectue la transformation sans le concours d'une température élevée.

Le résidu dans lequel on recherche l'acide urique est arrosé avec quelques gouttes d'eau bromée; on évapore au bain-marie, et il reste sur les parois de la capsule un enduit rouge brique qui, traité par l'ammoniaque, donne la coloration *pourpre*, et par la potasse la coloration *bleue* caractéristique. Il ne faut pas employer le brome en excès; l'auteur indique 5 à 6 gouttes de brome pour 100 centimètres cubes d'eau.

Recherche d'une petite quantité d'acide urique. — Parfois, on ne dispose que d'une très petite quantité du liquide dans lequel on doit rechercher l'acide.

Voici par exemple comment Garrod conseille d'opérer, lorsqu'il s'agit de la sérosité d'un vésicatoire (goutte) :

On place dans un verre de montre 2 à 3 grammes du liquide avec 2 à 3 gouttes d'acide acétique cristallisable, puis on y baigne un fil de lin de 3 à 4 centimètres de long, et on laisse reposer 24 heures en lieu frais. L'acide urique, pour peu qu'il y en ait, se dépose sur le fil, et l'examen microscopique devient possible.

Dosage de l'acide urique. — Nous ne possédons encore qu'un seul procédé de dosage de l'acide urique suffisamment exact.

On commence par ajouter à l'urine quelques gouttes d'acide acétique, puis on la filtre avec soin pour séparer tous les corps en suspension dont le poids viendrait s'ajouter à celui de l'acide urique. On en mesure ensuite 200 à 300 centimètres cubes, et on la place dans un verre à précipiter à fond rond, puis on y ajoute 2 centimètres cubes d'acide chlorhydrique pour 100; on mélange bien, et on laisse reposer pendant vingt-quatre heures dans un endroit bien frais et tranquille. Au bout de ce temps, tout l'acide urique est précipité en cristaux plus ou moins volumineux rassemblés au fond du vase ou adhérents aux parois. Il ne reste plus qu'à le peser.

Pour cela, on commence par préparer avec du papier Berzélius un petit filtre sans plis, qu'on dessèche à l'étuve à 100°. On le place alors entre deux verres de montre maintenus par une pince, et on en prend la tare; cela fait, on le place sur un petit entonnoir à *très longue tige*, et on y verse successivement toute l'urine et le dépôt d'acide urique; on lave ensuite le vase avec un peu d'eau distillée, et, au moyen d'une tige de verre garnie d'une bague de caoutchouc, on détache avec soin tous les cristaux adhérents; on jette cette eau sur le filtre, et on commence ainsi le lavage du précipité d'acide urique; on continue jusqu'à ce que l'eau de lavage ne soit plus acide. On le lave ensuite avec de l'alcool pour le débarrasser des matières colorantes qu'il a entraînées avec lui et de l'acide hippurique qui aurait pu se précipiter en même temps. Il ne reste plus qu'à dessécher à l'étuve et à peser entre les deux verres de montre.

L'acide urique n'est pas rigoureusement insoluble, ni dans l'eau pure, ni dans l'urine chargée d'acide chlorhydrique. Cette dernière cause d'erreur est en partie compensée, parce que l'acide urique en se précipitant entraîne toujours de la matière colorante, qu'on ne peut enlever entièrement; cependant on en tient compte en ajoutant au poids trouvé $0^{gr},0045$ d'acide urique par chaque 100 centimètres cubes d'eau de lavage et d'urine [1].

---

[1] *Dosage volumétrique de l'acide urique.* — En 1871, j'avais indiqué un procédé de dosage volumétrique différentiel de l'*urée* de l'acide *urique* et de la *créatine*. Ce procédé est décrit en détail dans la notice sur *l'uréomètre à mercure* et *dans ma thèse* (ana-

Précautions diverses. — Si l'urine est très pauvre en acide urique, il faut la concentrer et la réduire par exemple au cinquième de son volume, ayant d'y ajouter l'acide chlorhydrique.

Si l'urine est *albumineuse*, on ne peut employer l'acide chlorhydrique, qui précipiterait l'albumine en même temps que l'acide urique. On se sert alors d'acide *phosphorique trihydraté* ou d'*acide acétique* cristallisable : on les emploie en proportion plus considérable, 4 à 5 p. 100. On peut aussi coaguler l'albumine par la chaleur : il faut faire cette opération sur la prise d'essai, afin d'avoir des rapports exacts. On mesure 250 à 300 centimètres cubes d'urine filtrée, on porte à l'ébullition, et on jette sur un tout petit filtre le liquide bouillant, pour en séparer l'albumine, puis on ajoute l'acide chlorhydrique, et l'on termine comme il a été dit.

La plupart du temps, l'urine renferme de l'acide urique qui s'est précipité et qui serait perdu pour le dosage si l'on filtrait l'urine comme nous avons indiqué.

Deux cas peuvent se présenter :

1° Si l'on veut doser tout l'acide urique en bloc, il faut faire chauffer la *totalité* de l'urine, de manière à redis-

---

lyse de l'urine normale et pathologique, 1875). Il consiste à faire avec la même urine trois dosages d'azote successifs :

Le premier avec l'urine pure ;

Le second avec l'urine privée d'acide urique par le sous-acétate de plomb ;

Le troisième avec l'urine débarrassée de créatine par le chlorure de zinc.

Ce procédé avait été repris en 1875 par le Dr Magnier de la Source pour l'acide urique seulement.

Il ne m'a pas paru d'une exactitude suffisante pour être conservé dans la pratique. En théorie il est exact, mais les causes d'erreurs sont telles qu'elles le rendent impraticable. J'insiste sur ce fait, car le même procédé vient d'être présenté *comme nouveau* et *comme exact*.

soudre tout le dépôt (souvent même, il est nécessaire d'y ajouter quelques gouttes de lessive de soude, ou de dissoudre à part le sédiment d'acide urique et de mélanger le tout). Quand l'urine est devenue limpide, on la filtre, et on prélève la prise d'essai. Si l'urine est albumineuse, l'albumine se coagule, mais l'acide urique reste en solution.

Si l'on ne peut employer toute l'urine pour cette recherche, on la place dans un grand vase, et on agite vivement, de façon à mettre le dépôt d'acide urique en suspension et à le répartir également dans toute la masse, puis on prélève 3 à 400 grammes de liquide en versant rapidement dans un autre vase.

2° On peut doser séparément l'acide urique déposé, et celui qui est en solution dans l'urine à l'état d'urate alcalin.

Pour cela, après avoir mesuré la totalité de l'urine, on la filtre sur un petit filtre sans plis, à filtration rapide. On sépare ainsi tout l'acide urique déposé, mais il est mélangé sur le filtre avec toutes les matières étrangères qui étaient en suspension dans l'urine; on ne peut donc le peser. On le lave à l'eau froide, puis on le détache du filtre et on le dissout avec quantité suffisante de potasse caustique; on filtre et on précipite par l'acide chlorhydrique, on termine le dosage comme plus haut. On obtient ainsi le poids d'acide urique libre contenu dans l'urine.

On prend ensuite une quantité suffisante de l'urine filtrée et on y dose l'acide urique comme nous avons indiqué.

Extraction de l'acide urique des calculs et des sédiments. — On suit la marche que nous avons indiquée au commencement de ce chapitre (page 89). On dissout dans la potasse la matière finement pulvérisée, et après filtration on précipite par l'acide chlorhydrique. On dissout de nouveau dans la potasse, et on précipite par l'acide jusqu'à ce que le produit obtenu soit suffisamment pur. Au lieu de précipiter la solution dans la potasse, par l'acide chlorhydrique, M. Méhu conseille de la faire traverser par un courant d'acide carbonique qui carbonate l'alcali libre, et en même temps l'acide urique se dépose à l'état d'urate de potasse; les matières grasses restent en solution à la faveur du carbonate alcalin. Le dépôt d'urate de potasse est ensuite recueilli, lavé avec soin et décomposé par l'acide chlorhydrique.

Physiologie. — De même que l'urée, l'acide urique provient de la transformation des matériaux azotés; mais ce n'est pas un produit ultime de combustion, car, introduit dans l'économie, il est encore comburé et donne naissance à de l'urée. La proportion d'acide urique éliminée dans les vingt-quatre heures est toujours très faible, comparée à cette dernière substance.

Dans la précédente édition, j'avais donné comme valeur de ce rapport 1/30; il résulte de mes moyennes que ce chiffre est trop élevé. J'adopte aujourd'hui 1/40. (Pour l'homme, le rapport est de 1/44°,5; pour la femme, il est égal à 1/36,5.)

La quantité moyenne d'acide urique éliminé dans les vingt-quatre heures est de 0^{gr},40 à 0^{gr},60, c'est à peu près le centième des matériaux solides. Ces chiffres n'ont rien de bien fixe, puisque la quantité d'acide urique varie comme celle de l'urée sous l'influence du régime. Elle s'abaisse avec un régime végétal et peut s'élever jusqu'à 1^{gr},40 et plus dans les vingt-quatre heures si le régime est très azoté.

La majeure partie de l'acide est contenue dans l'urine à l'état d'urate alcalin; mais le plus souvent même, à l'état normal, elle contient de l'acide urique libre qui a été mis en liberté soit après l'émission (fermentation acide), soit dans la vessie.

Dans toutes les évaluations d'acide urique, il est encore plus nécessaire que pour l'urée d'opérer sur l'urine des vingt-quatre heures, et cela à cause de la faible solubilité de l'acide urique.

La proportion de ce corps restant normale, il suffit que l'urine devienne un peu rare pour qu'il y ait un dépôt assez abondant d'acide urique.

Influence des médicaments sur la production d'acide urique. — Cette question est très peu connue. On sait seulement que le sulfate de quinine en diminue la production ; l'ingestion des bicarbonates et carbonates alcalins et surtout celui de lithine fait disparaître assez rapidement les sédiments d'acide urique ; mais il y a là une question de solubilité, les urates alcalins et notamment celui de lithine étant plus solubles que l'acide urique.

Pathologie. — Lorsqu'à la simple inspection d'une urine on constate un dépôt, même assez abondant, d'acide urique, ou d'urates, il ne faut pas en conclure immédiatement qu'il y a production anormale de cette substance. Il suffit qu'une urine normale soit un peu pauvre en eau pour qu'elle forme un dépôt d'acide urique très peu de temps après l'émission ; et même une urine déposera toujours de l'acide urique lorsqu'elle éprouvera la fermentation acide. Le dépôt d'acide urique peut avoir lieu dans les conditions suivantes :

1° Après l'émission : les urates alcalins que renferme l'urine sont beaucoup plus solubles à chaud qu'à froid ; au moment de l'émission, l'urine possédant la température du corps, ils restent en solution (à moins que leur quantité soit considérable) ; puis, très rapidement, si l'urine est pauvre en eau, ils se précipitent, et l'acide urique est mis en liberté quand la fermentation acide s'établit ;

2° Il peut même arriver que cette mise en liberté de l'acide urique s'effectue dans la vessie, si par hasard l'urine y séjourne et s'y concentre, ce qui est très rare, mais surtout si une urine *fortement acide* est sécrétée et se mélange dans les voies urinaires avec une autre urine *faiblement acide* et riche en *urates neutres ;* dans ce cas, il se fait des urates *acides*, moins solubles que les *neutres*, et par suite un dépôt.

Il résulte de tout ce qui précède que, pour savoir s'il y a augmentation d'acide urique, il faut de toute nécessité doser la quantité de cet acide éliminée dans les vingt-quatre heures.

Lorsqu'un individu est dans un état habituel de bonne santé, un excès d'acide urique réel, mais passager, s'observe après un exercice musculaire exagéré, une grande fatigue, un excès de travail, un changement subit de régime. Si cet excès persiste, il faut surveiller ; c'est peut-être une menace de gravelle urique. De même que l'urée, l'acide urique augmente dans les maladies fébriles, fièvres éruptives, pneumonie. Dans les affections franchement inflammatoires, l'apparition d'un excès d'acide urique peut être considérée comme l'avant-coureur d'une crise, et très souvent indique une amélioration, par exemple dans le cas d'un accès de goutte ou de rhumatisme arrivé à son summum.

Dans le cas de la fièvre typhoïde, l'apparition d'un dépôt d'acide urique et d'urates indique la période critique de la maladie.

On remarque aussi un excès d'acide urique, mais non accompagné d'un excès d'urée, dans toutes les affections où l'hématose se fait mal, et dépendant soit d'une altération dans la composition du sang, soit de troubles respiratoires ou circulatoires (emphysème pulmonaire, affections cardiaques).

On observe assez souvent un excès d'acide urique chez les individus obèses, et dans les cas de diabète ; mais cet excès provient en grande partie du régime et de l'alimentation.

La quantité d'acide urique diminue de moitié dans la période active de l'intoxication saturnine (Bouchard).

Acide hippurique $C^{18}H^8AzO^5,HO$.

État naturel. — On rencontre principalement l'acide hippurique dans l'urine des herbivores. Il existe à l'état normal dans l'urine de l'homme, mais en faible quantité : $0^{gr},60$ à $0^{gr},70$ dans les vingt-quatre heures.

Propriétés. — L'acide hippurique est solide, incolore, inodore, d'une saveur amère; il cristallise facilement en longs prismes rhomboédriques (fig. 14). Il rougit le papier

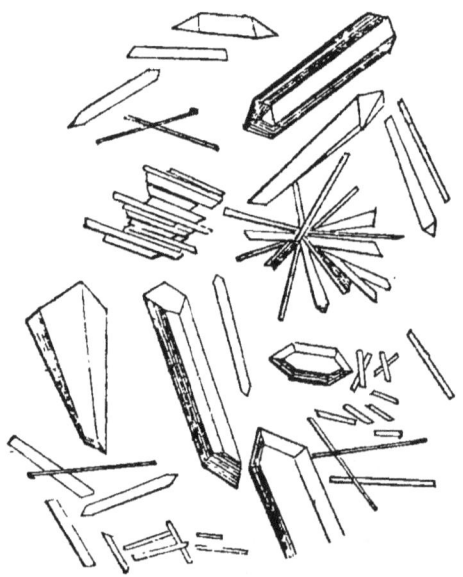

Fig. 14. — Acide hippurique.

de tournesol; il est soluble dans 600 parties d'eau froide et une moindre quantité d'eau bouillante; il est soluble dans l'alcool et peu soluble dans l'éther froid.

Comme l'acide urique, il se dissout dans le phosphate de soude, et, ses solutions aqueuses étant acides, il doit contribuer pour sa part à la réaction de l'urine.

Si l'on chauffe avec précaution de l'acide hippurique dans un tube de verre, il fond et par refroidissement se prend en une masse cristalline. Chauffé plus fortement, vers 250° environ, il se décompose en *acide benzoïque*, qui se sublime, en benzoate d'ammoniaque et en un liquide rouge, oléagineux, dont l'odeur rappelle celle du mélilot ou de la fève tonka. Ce mode de décomposition est caractéristique. Si on le chauffe brusquement au rouge, il donne de l'acide cyanhydrique et un résidu de charbon.

Bouilli avec un acide énergique, il absorbe 2 molécules d'eau et se dédouble en acide benzoïque et glycocolle (V. Dessaignes) :

$$C^{18}H^8AzO^5,HO + 2HO = C^{14}H^6O^4 + C^4H^5AzO^4$$
Acide hippurique.   Acide benzoïque.   Glycocolle.

J'indique cette décomposition, parce qu'elle a également lieu sous l'influence des ferments; c'est ce qui explique pourquoi l'on ne peut trouver d'acide hippurique que dans l'urine fraîche; dans une urine en fermentation ou en putréfaction, il n'existe plus que de l'acide benzoïque. On sait du reste que l'on prépare industriellement cet acide en laissant putréfier l'urine des herbivores.

Si l'on traite à l'ébullition de l'acide hippurique par de l'acide azotique concentré, et qu'après avoir desséché le résidu on le chauffe, il se dégage une odeur caractéristique de nitro-benzine (essence d'amandes amères). L'acide *benzoïque* et l'acide *cinnamique* donnent à peu près la même réaction.

Extraction. — Le procédé classique consiste à concentrer au bain-marie de l'urine fraîche de cheval, jusqu'au huitième de son volume; on y verse ensuite de l'acide chlorhydrique, et par repos l'acide hippurique se sépare en longues aiguilles. Il est préférable de saturer l'urine fraîche avec un lait de chaux qui transforme l'acide hippurique en sel de chaux : on filtre, on évapore l'urine en consistance sirupeuse, et l'on décompose par l'acide chlorhydrique. M. Cazeneuve conseille de filtrer l'urine (1 litre) de l'évaporer au dixième de son volume, soit à 100 grammes, et de la mélanger alors avec 200 grammes de plâtre et 20 grammes d'alun; on dessèche au bain-marie. L'alun, dont la réaction est acide, décompose les carbonates et met en liberté l'acide hippurique. Le mélange est ensuite placé dans un appareil à déplacement (digesteur) et épuisé par l'éther bouillant. On obtient du premier jet des cristaux souvent d'une grande blancheur.

Recherche et dosage de l'urine humaine. — Il faut, d'après Meissner, auteur de ce procédé, opérer au moins sur un kilogramme d'urine fraîche. On y verse de l'eau de baryte concentrée tant qu'il se forme un précipité; on filtre, et dans le liquide filtré on ajoute goutte à goutte de l'acide sulfurique dilué, de façon à ne laisser que des traces de baryte. Il faut bien veiller à ne pas mettre un excès d'acide sulfurique.

On filtre de nouveau, et on neutralise exactement avec de l'acide chlorhydrique; on évapore alors au bain-marie en consistance de sirop épais que l'on verse encore chaud dans un flacon à large ouverture fermant à l'émeri et contenant 200 centimètres cubes d'*alcool absolu*. Les *succinates* et le *chlorure de sodium* se précipitent, et les *hippurates* restent en solution.

Après agitation et repos prolongé, on filtre, et on évapore l'alcool au bain-marie; le résidu est de nouveau placé dans le flacon à large ouverture et cette fois traité par l'acide chlorhydrique en présence d'environ 125 grammes d'éther sulfurique légèrement alcoolisé. Par agitation, l'acide hippurique mis en liberté se dissout dans l'éther, qui l'abandonne par évaporation.

Ainsi obtenu, l'acide hippurique est coloré; pour le purifier, on le fait bouillir avec un lait de chaux, et on le transforme ainsi en *hippurate de chaux*, qui reste en solution; on décolore par le noir animal, on filtre, on fait concentrer, et on décompose par l'acide chlorhydrique.

On peut également appliquer le procédé de M. Cazeneuve.

De toutes manières, il ne reste plus qu'à peser l'acide cristallisé, après l'avoir desséché. On caractérise l'acide hippurique par sa forme cristalline et par les réactions que nous avons indiquées plus haut.

Physiologie. — L'acide hippurique se trouve dans l'urine normale en faible quantité, $0^{gr},60$ à $0^{gr},70$ dans les vingt-quatre heures. Les variations de cet acide dépendent surtout de l'alimentation. Il augmente en effet dans de très fortes proportions après l'ingestion des prunes, des mûres, des baies de myrtille; il augmente de même après l'absorption de l'acide benzoïque. En effet, d'un côté, l'acide hippurique se dédouble en produisant de l'acide benzoïque, et ce dernier se transforme à son tour dans l'économie et est éliminé à l'état d'acide hippurique. Donc, toutes les substances qui contiennent de l'acide benzoïque tout formé ou des produits qui, dans l'économie, peuvent donner naissance à cet acide, augmentent la proportion d'acide hippurique dans l'urine.

On ne connait encore rien de la pathologie de l'acide hippurique. Comme il est relativement très soluble, il est excessivement rare d'en rencontrer dans les sédiments, et, lorsqu'on le trouve dans l'urine, il faut tout d'abord s'enquérir de l'alimentation du malade. On a dit qu'il augmentait dans le diabète et la chorée.

Acide benzoïque $C^{14}H^6O^4$.

Ce n'est pas à proprement parler un produit normal de l'urine; mais on le rencontre dans les urines normales en putréfaction. Il provient alors de l'acide hippurique. On le distingue facilement de ce dernier acide, parce qu'il n'est pas azoté (il ne dégage pas d'ammoniaque lorsqu'on le soumet à l'action de la chaleur en présence de la potasse caustique); il se sublime facilement sans se décomposer et est *très soluble dans l'éther*.

Pour le retirer de l'urine, on concentre ce liquide en consistance d'extrait, que l'on épuise par l'alcool. On évapore cet alcool, et on traite par l'acide chlorhydrique le résidu aqueux de cette opération ; l'acide benzoïque se sépare.

S'il n'existe qu'en petite quantité, on peut évaporer à siccité après avoir ajouté l'acide chlorhydrique et traiter par l'éther. On dissout ainsi l'acide benzoïque, et on l'obtient par évaporation.

Acide succinique $C^8H^6O^8$.

Extraction et recherche. — On prend la masse cristalline qui dans la recherche de l'acide hippurique a été précipitée par l'alcool absolu ; on la dissout dans l'eau, et on la traite par l'acide chlorhydrique en présence de l'éther. Cet éther est ensuite distillé et laisse un résidu brut d'acide succinique. On le purifie en le dissolvant dans l'eau bouillante et en ajoutant goutte à goutte de l'acide azotique, jusqu'à ce que le mélange ne présente plus qu'une légère teinte jaune. L'acide azotique détruit toutes les impuretés, sans attaquer *l'acide succinique*.

Propriétés et caractères. — L'acide succinique cristallise en tables hexagonales ; il est inaltérable à l'air, inodore et incolore.

Il est soluble dans l'eau (100 parties en dissolvent $5^{gr},14$ vers 15°), beaucoup plus dans l'eau chaude (à 100° 100 grammes d'eau dissolvent 120 d'acide), peu soluble dans l'alcool et encore moins dans l'éther. La solution aqueuse (exactement neutralisée par un alcali) donne avec le perchlorure de fer un précipité rougeâtre, insoluble dans les acides minéraux.

Acide phénique. Syn. Phénol $C^{12}H^6O^2$.

On connaît assez les caractères de l'acide phénique pour qu'il nous soit permis de ne pas les énumérer. A l'état de pureté, il se présente sous la forme de cristaux blancs, solubles dans 18 fois leur poids d'eau, très solubles dans l'alcool, l'éther. Les principales réactions qui permettent de le caractériser sont les suivantes :

Il donne avec le perchlorure de fer une coloration violette qui passe assez rapidement au brun sale : cette coloration est détruite par l'addition d'un acide minéral. Le perchlorure de fer doit être employé en solution étendue.

Sous l'action de l'acide azotique concentré et à chaud, l'acide phénique se transforme en acide picrique. Il donne lieu à une coloration bleue, par l'action successive des hypochlorites alcalins et de l'ammoniaque (Berthelot).

Lorsque l'on verse de l'eau bromée dans une solution aqueuse d'acide phénique, il se forme, après un certain temps, un précipité jaunâtre de *tribromophénol*.

On peut isoler l'acide phénique de ce précipité, en le soumettant à chaud à l'action de l'amalgame de sodium, puis à celle de l'acide sulfurique.

Le réactif de Millon colore à chaud l'acide phénique en rouge. Enfin l'acide phénique est nettement caractérisé par son odeur.

Le phénol n'existe qu'en très petite quantité dans l'urine normale de l'homme ; nous avons vu (page 9) que Stœdeler avait pu l'en isoler. Il est accompagné d'acide *Taurilique*, *Damalurique*, *Damolique*. Il est plus abondant dans l'urine des Herbivores. *Munk* a pu retirer de l'urine de cheval près d'un gramme d'acide phénique par litre, tandis que, d'après lui, l'urine de l'homme n'en contient pas plus d'un dixième de milligramme. D'autres auteurs disent cependant que la quantité d'acide phénique éliminée par un adulte peut atteindre 5 centigrammes en vingt-quatre heures.

L'acide phénique passe assez facilement dans l'urine, lorsqu'il est ingéré ou même employé à l'extérieur, pour lotions ou pansements. L'urine présente alors, au moment de l'émission ou quelque temps après, une coloration brune verdâtre, plus ou moins foncée. Dans les cas d'empoisonnement par l'acide phénique, l'urine est parfois presque noire.

Rarement la recherche de l'acide phénique peut être faite directement dans l'urine : la coloration produite par le perchlorure de fer n'est pas suffisamment nette, et il faut être certain de l'absence de l'acide salicylique qui donne une réaction analogue. La précipitation par l'eau bromée réussit mieux; mais il faut que l'urine renferme une certaine quantité de phénol. Il est préférable d'isoler l'acide phénique par distillation.

On place dans une cornue de verre 250 à 500 centimètres cubes d'urine, avec un peu d'acide tartrique, ou mieux d'acide phosphorique, d'après M. Méhu, et l'on soumet à la distillation, de manière à recueillir environ un tiers du liquide. Ce liquide est ensuite agité avec de l'éther qui s'empare de l'acide phénique, et l'abandonne par évaporation : le résidu ainsi obtenu est caractérisé par son odeur et on le soumet ensuite à l'action des réactifs indiqués plus haut.

Hydroquinone $C^6H^6O^2$. Isomère de la Pyrocatéchine et de la Résorcine.

L'hydroquinone n'existe pas normalement dans l'urine, c'est un produit de la transformation de l'acide phénique éliminé par l'urine. L'hydroquinone une fois formée absorbe peu à peu l'oxygène et se transforme en produits bruns. C'est à cette transformation que les urines qui contiennent de l'acide phénique doivent leur couleur. Cette transformation est beaucoup plus rapide lorsque la réaction de l'urine est alcaline.

Pyrocatéchine — Oxyphénol $C^6H^6O^2$.

Cette substance n'existe qu'en très petite quantité dans

l'urine normale de l'homme : elle est au contraire, d'après Baumann, un des éléments constituants de l'urine de cheval.

On trouve la pyrocatéchine dans les produits de la distillation sèche des cachous, de la gomme et de divers tannins.

La pyrocatéchine cristallise en prismes rectangulaires, très solubles dans l'eau et dans l'alcool. L'éther ne la dissout qu'en très petite quantité. Sa solution aqueuse dans les alcalis et carbonates alcalins exposée à l'air devient verte, puis brune, puis noire. La pyrocatéchine réduit facilement les sels d'or et d'argent. Elle donne avec le perchlorure de fer une coloration vert foncé, que l'ammoniaque, la potasse et l'eau de baryte font virer au rouge foncé. On se sert de cette réaction pour caractériser la pyrocatéchine.

Pour isoler la pyrocatéchine on agite avec de l'éther l'urine préalablement acidifiée par de l'acide acétique, il faut employer une assez grande quantité d'éther qu'on recueille ensuite par distillation. Le résidu de cette opération est une masse brune et visqueuse que l'on dissout dans l'eau : la solution ainsi obtenue est fortement acide, on la neutralise avec du *carbonate d'ammoniaque* et on y ajoute de l'*acétate de plomb* tant qu'il se forme en précipité. Ce précipité est séparé puis mis en suspension dans l'eau et décomposé par un courant d'hydrogène sulfuré. On sépare par filtration le sulfure de plomb et la solution, neutralisée avec du carbonate de baryte est agitée avec de l'éther. Cet éther dissout la pyrocatéchine et l'abandonne par évaporation : on la caractérise ainsi que nous l'avons indiqué.

Il faut parfois abandonner l'urine à elle-même, jusqu'à ce qu'elle commence à se putréfier et à acquérir une coloration brune avant de procéder à l'extraction de la pyrocatéchine.

J. Müller et Ebstein conseillent de traiter par l'alcool absolu le résidu de l'évaporation de 200 à 250 centimètres cubes d'urine. L'alcool est ensuite évaporé, et le résidu qu'il abandonne repris par l'éther. La solution éthérée est elle-même évaporée, et son résidu repris par l'eau.

On obtient ainsi une solution aqueuse dans laquelle on caractérise la pyrocatéchine au moyen du perchlorure de fer.

Dans toutes ces opérations, il faut toujours employer l'éther en assez grande quantité, la pyrocatéchine étant, ainsi que nous l'avons dit, très peu soluble dans ce dissolvant.

La pyrocatéchine apparaît surtout dans l'urine après l'absorption de l'acide phénique : et c'est à sa présence, ainsi qu'à celle de l'hydroquinone, qu'il faut attribuer la coloration brune que prennent ces urines au contact de l'air.

La pyrocatéchine a quelques points de ressemblance avec l'*alcaptone*. (Voir ce mot.)

CHAPITRE III

CRÉATINE ET CRÉATININE

Ces deux substances dérivent facilement l'une de l'autre et se rencontrent simultanément dans l'urine. Nous allons d'abord étudier leurs caractères et propriétés.

Créatine $C^8H^9Az^3O^4$.

La créatine existe normalement, en faible quantité (2 p. 1000), dans le suc des muscles lisses et striés; ceux du poulet en contiennent 3 p. 1000.

La créatine a été découverte par Chevreul et étudiée par Liebig. Verdeil et Marcet l'ont signalée dans le sang. L'urine ne contiendrait pas normalement de *créatine;* celle qu'on y trouve proviendrait d'une transformation de la *créatinine*.

On ne connaît pas le rôle physiologique de la créatine. Bien qu'elle existe dans le suc des muscles et qu'elle soit très riche en azote, ce n'est point un aliment; car elle se transforme trop facilement en produits excrémentitiels (urée, créatinine, sarkosine).

Préparation. — On hache et on pile de la viande, et, après l'avoir délayée dans une fois et demie son volume d'alcool à 90°, on chauffe le tout au bain-marie dans un vase fermé. On exprime. On peut recommencer une seconde fois le même traitement avec une nouvelle quantité d'alcool. Ces liquides alcooliques sont ensuite réunis et passés à travers un linge très fin, et fortement exprimés, puis on retire l'alcool par distillation.

Le résidu de cette distillation est ensuite étendu d'eau et traité par un léger excès de sous-acétate de plomb; le précipité qui se forme alors est séparé par filtration et rejeté. On enlève l'excès de plomb par un courant d'hydrogène sulfuré, et, après avoir filtré une seconde fois pour séparer le sulfure de plomb, on évapore au bain-

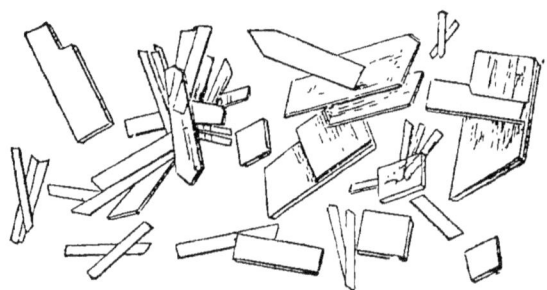

Fig. 15. — Créatine.

marie en consistance de sirop. On laisse alors reposer dans un lieu frais, et il se forme des cristaux de *créatine*. On les purifie en les dissolvant dans l'eau bouillante en présence du noir animal, filtrant, faisant cristalliser.

Propriétés. — La créatine cristallise en prismes clinorhombiques incolores, très brillants et souvent assez volumineux (fig. 15). Elle est soluble dans 75 parties d'eau froide et dans beaucoup moins d'eau bouillante. Lorsqu'elle cristallise lentement, les cristaux s'allongent en aiguilles et se groupent en éventail. La solution de créatine dans l'eau est neutre et insipide. La créatine est difficilement soluble dans l'alcool, qui en dissout 1/94 de son poids; elle est insoluble dans l'éther.

Par une ébullition prolongée avec l'eau, elle se transforme partiellement en *créatinine;* cette transformation a lieu très rapidement en présence des acides concentrés, et résulte de la perte de deux molécules d'eau :

$$C^8H^9Az^3O^4 - 2HO = C^8H^7Az^3O^2.$$
Créatine.   Créatinine.

La créatine, bouillie avec les alcalis caustiques et l'eau, se transforme en *sarkosine* et en *urée;* cette dernière est en très grande partie décomposée à son tour en carbonate d'ammoniaque.

Les acides minéraux étendus dissolvent la créatine sans la décomposer, et M. V. Dessaignes a ainsi obtenu des sels cristallisables. Elle réduit à l'ébullition les sels de mercure; il se dépose alors du mercure métallique; il se dégage de l'acide carbonique, et il se forme une nouvelle base, la méthyluramine $C^4H^7Az^3$.

Le chlorure de zinc donne, avec la créatine en solution concentrée, un précipité cristallin de chlorure double de zinc et de créatine $C^8H^9Az^3O^4, ZnCl$, qui sert à l'extraction et au dosage de cette substance.

M. Engel a vu que, si l'on verse goutte à goutte dans une solution de créatine additionnée d'un excès de potasse une solution de sublimé corrosif, il se forme un précipité blanc tant qu'il y a de la créatine; puis, quand toute celle-ci est précipitée, il se forme un précipité jaune d'oxyde de mercure; il a basé sur ces réactions un procédé de dosage.

Créatinine $C^8H^7Az^3O^2$.

La créatinine est la base animale la plus forte; elle a été découverte par Liebig dans l'urine, en traitant par le chlorure de zinc ce liquide concentré; il se forme alors deux chlorures doubles, l'un de zinc et de créatine, l'autre de zinc et de créatinine. Liebig crut d'abord que ces deux substances existaient dans l'urine; mais il est admis aujourd'hui qu'il n'en est rien ; la *créatinine* existe seule tout d'abord dans l'urine ; mais elle se transforme peu à peu en *créatine*, en absorbant deux molécules d'eau. Nous reviendrons plus tard sur ce point.

Préparation. — Au lieu d'extraire la créatinine de l'urine, on se la procure en transformant la créatine. Pour cela, on chauffe pendant environ une heure au bain-marie la créatine avec de l'acide chlorhydrique concentré ; on évapore de manière à chasser autant que possible tout

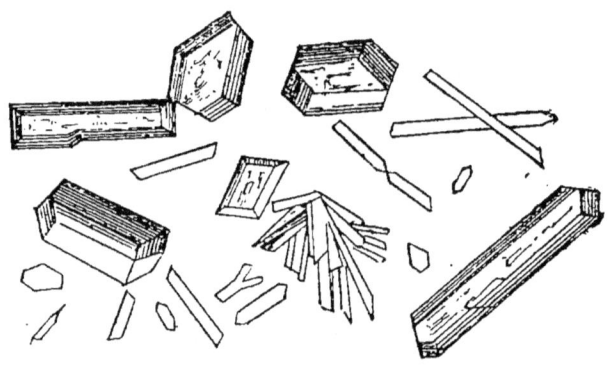

Fig. 16. — Créatinine.

l'acide libre. On obtient ainsi du *chlorhydrate de créatinine*, que l'on fait cristalliser. On dissout ensuite ces cristaux dans environ trente fois leur poids d'eau, et on les décompose à l'ébullition par de l'oxyde de plomb précipité et hydraté. Il se fait du chlorure de plomb, et la créatinine est mise en liberté. On ajoute alors une nouvelle quantité d'oxyde de plomb, de manière à transformer le chlorure en oxychlorure tout à fait insoluble, et l'on continue l'ébullition. Puis on filtre ; le liquide filtré est décoloré par le noir, qui retient en même temps les dernières traces de plomb.

On filtre de nouveau, et en concentrant suffisamment on obtient des cristaux de *créatinine*.

Propriétés. — La créatinine cristallise facilement en prismes incolores, brillants, clinorhombiques (fig. 16); sa saveur est caustique; c'est une base énergique qui ramène au bleu le tournesol rouge et déplace l'ammoniaque. Elle se dissout dans 11,5 parties d'eau froide et dans 100 parties d'alcool, et une plus faible quantité d'alcool absolu bouillant. Elle forme avec les acides des sels bien définis, cristallisables, solubles dans l'eau et dans l'alcool. L'azotate d'argent et le bichlorure de mercure la précipitent. Par l'action du bioxyde de mercure, elle donne les mêmes produits que la créatine. Enfin, en solution concentrée, elle donne avec le chlorure de zinc un précipité cristallin de chlorure double. Elle est différenciée de la créatine par sa solubilité dans l'eau, sa réaction alcaline et son énergie comme base, puisqu'elle déplace l'ammoniaque de ses sels.

M. Th. Weyl fait connaître une nouvelle réaction de la créatinine. Voici en quoi elle consiste :

Dans une solution très étendue de *chlorhydrate de créatinine*, on ajoute quelques gouttes d'une solution très étendue de nitro-prussiate de soude, puis goutte à goutte une autre solution de soude caustique très diluée ; le mélange se colore lentement et prend une belle teinte rouge rubis ; cette coloration est fugace et passe bientôt au jaune paille.

La créatine ne donne pas cette réaction ; mais si on la fait bouillir avec de l'acide sulfurique concentré, elle se transforme en créatinine, et dès lors se colore en rouge.

On peut obtenir ces réactions en opérant directement sur l'urine ; les autres substances que renferme ce liquide n'exercent aucune influence fâcheuse.

Il résulte de ce qui précède que la *créatine* et la *créatinine* sont deux substances qui peuvent facilement se transformer l'une dans l'autre, par addition ou soustraction de deux molécules d'eau. Dans ces conditions, il est assez difficile de savoir si le corps qu'on extrait est bien celui qui existait primitivement, ou s'il n'a pas pris naissance pendant les manipulations chimiques ; ainsi la *créatine* se transforme partiellement en *créatinine* lorsqu'on chauffe longtemps sa solution aqueuse; or, comme pour l'isoler il faut chauffer l'urine et la concentrer, on ne sait trop comment interpréter les résultats. Voici ce qu'on admet :

La *créatine* existe dans le suc des muscles ; elle arrive dans le sang et est soumise aux mêmes influences physiologiques que ce liquide. Elle est alors transformée en *créatinine* et éliminée sous cette forme par l'urine. Ce liquide ne contient donc normalement que de la *créatinine;* mais, pour diverses causes, cette dernière se transforme en *créatine*, dont la proportion peut même arriver à dépasser celle de la *créatinine*. Il en résulte qu'en opérant sur l'urine on obtient une proportion variable de ces deux corps.

On peut facilement mettre cette transformation en évidence au moyen du réactif de M. Weyl. Avec de l'urine fraîche on obtient facilement la coloration rouge rubis par l'action successive du nitro-prussiate de soude et de la soude caustique. A mesure que l'urine devient ancienne, on observe cette coloration de moins en moins nette, et elle disparaît après une vingtaine de jours; presque toute la *créatinine* s'est transformée en *créatine*. Si à ce moment on fait bouillir cette urine, en y ajoutant un peu d'acide sulfurique, on constate qu'après refroidissement elle donne de nouveau la coloration rouge : c'est qu'en effet, sous l'influence de l'ébullition et de l'acide, la *créatine* est repassée à l'état de *créatinine*.

Recherche et dosage dans l'urine. — On prend 300 à 400 centimètres cubes d'urine fraîche, on la neutralise avec un lait de chaux, puis on ajoute une quantité suffisante de chlorure de calcium pour précipiter les phosphates et les sulfates. On sépare par le filtre, et on évapore rapidement le liquide en consistance sirupeuse. On le place alors dans un flacon avec cinq à six fois son volume d'alcool à 95°, et, après avoir agité, on laisse reposer; quand l'alcool est bien éclairci, on le décante et on jette le magma sur un filtre pour retirer l'alcool qui le baigne. Ces liquides alcooliques sont concentrés, et, quand ils sont réduits à un volume de 50 centimètres cubes, on les mélange avec une solution concentrée de *chlorure de zinc;* on agite fortement, et on laisse reposer deux ou trois jours en lieu frais.

Il se forme un dépôt cristallin composé de chlorure de zinc et de créatine et de chlorure de zinc et de créatinine. On le jette sur un petit filtre sans plis, et on le lave à l'alcool. On pèse ce précipité après l'avoir desséché à l'étuve à eau bouillante. Il représente 60,5 p. 100 de créatinine. On suppose ainsi que tout est à l'état de *créatinine;* mais il n'en est rien, ainsi que je l'ai dit. Si on veut séparer les deux substances, on décompose le précipité mixte par l'oxyde de plomb hydraté, on filtre bouillant; on traite le liquide par le noir animal, on filtre de nouveau et on évapore à siccité au bain-marie. Le résidu est formé de *créatine* et de *créatinine*. On le traite par l'eau froide qui dissout bien plus facilement la *créatinine* et laisse la majeure partie de la *créatine* indissoute. Ce mode de séparation n'est pas d'une rigueur absolue.

D'après Neubauer, un adulte en bonne santé élimine par jour 0,60 à 1,20 de *créatinine*, en exprimant en créatinine le poids des chlorures doubles probablement, mais l'auteur cité n'en dit rien.

La créatinine augmente dans l'urine à la suite d'un régime fortement azoté, et par conséquent aussi dans les maladies fébriles lorsque le malade est soumis à la diète.

C'est à peu près les seules données que l'on possède sur les variations de cette substance.

Xanthine $C^{10}H^4Az^4O^4$.

Cette substance, que l'on nomme parfois *acide ureux*, existe dans l'urine normale, mais en proportion extrêmement petite; elle est assez répandue dans tout l'organisme. Scherer l'a trouvée dans la *rate*, le *pancréas*, le *cerveau*, etc. On la rencontre également en assez forte quantité dans certains calculs urinaires, qui servent du reste à son extraction.

Extraction. — On traite ces calculs par l'ammoniaque étendue de 9 parties d'eau; on filtre et on abandonne à l'évaporation spontanée; il se forme alors un précipité abondant. Ce précipité est recueilli sur un filtre, lavé avec de l'eau contenant un peu d'ammoniaque, puis redissous dans l'eau chaude ammoniacale et finalement précipité par l'acide acétique. On renouvelle plusieurs fois cette dissolution dans l'ammoniaque et cette précipitation par l'acide acétique.

L'extraction de la xanthine des tissus et de l'urine normale est sans intérêt pour nous, car ce n'est point une opération clinique : il faut opérer sur 2 à 300 kilogrammes d'urine.

Propriétés. — La xanthine est une poudre blanchâtre; amorphe, qui prend par le frottement une consistance et un aspect cireux. Elle est très peu soluble dans l'eau froide, 1/14000, et seulement dans 1,200 parties d'eau bouillante; cette dissolution, en se refroidissant, abandonne la xanthine sous forme de flocons blancs. Précipitée de sa dissolution ammoniacale par l'acide acétique, elle se présente sous forme d'une poudre blanche composée de grains et sphères microscopiques.

Elle est insoluble dans l'alcool et l'éther; elle est soluble dans les solutions alcalines, d'où les acides la précipitent; elle est aussi soluble dans les acides, d'où les alcalis la précipitent à leur tour. Elle donne avec l'acide chlorhydrique un sel cristallisable.

Le sublimé corrosif donne un précipité blanc dans les solutions aqueuses de xanthine, même très étendues.

Lorsqu'elles sont diluées à 1/30000, il se produit encore un louche très apparent ; l'acétate de cuivre donne à chaud un précipité jaune ; l'azotate d'argent, également un précipité jaune. Ce précipité se dissout à chaud ; et, par un refroidissement rapide, il apparaît de nouveau, s'agrège et montre au microscope un enchevêtrement d'aiguilles cristallines.

L'acide azotique dissout à chaud la xanthine sans dégagement de gaz ; en évaporant, il reste un résidu jaunâtre que la potasse colore en *jaune rouge* à froid et en *rouge violet* à chaud ; l'ammoniaque ne le colore pas en pourpre.

Hoppe-Seyler recommande la réaction suivante : On délaye un peu de chlorure de chaux dans de la lessive de soude, et on place à la surface du mélange des fragments de xanthine. Ils s'entourent d'un cercle vert foncé qui devient ensuite brun et disparaît.

La xanthine n'a d'importance pour nous que parce qu'elle constitue quelques calculs très rares ; mais nous en avons parlé ici parce que, à proprement parler, c'est un élément normal de l'urine.

COMPOSÉS AMMONIACAUX

On admet généralement aujourd'hui que l'urine normale renferme une petite proportion de composés ammoniacaux : $0^{gr},90$ par vingt-quatre heures ; mais la majeure partie de l'ammoniaque que l'on rencontre étant de provenance anormale, nous renvoyons le lecteur aux composés ammoniacaux de provenance anormale. (Voir livre IIIe.)

DOSAGE DE L'AZOTE TOTAL

Tous les éléments normaux que nous venons de passer en revue, sauf l'acide benzoïque et l'acide succinique, sont azotés. Il est parfois utile de connaître la quantité d'azote contenue dans tous ces éléments mis en bloc.

Nous dirons de suite que l'azote de l'urée forme à lui seul environ les 19/20.

Le procédé de dosage est basé sur ce fait que tous les corps azotés (sauf les azotates et azotites) dégagent leur azote sous forme d'ammoniaque lorsqu'on les traite à chaud par la chaux sodée. L'ammoniaque est conduite dans une solution d'acide sulfurique titré, puis dosée volumétriquement [1].

On place dans un mortier de fer ou de porcelaine chauffé environ 10 grammes de plâtre pur, bien desséché et pulvérisé, et on le mélange entièrement avec $0^{gr},50$ d'acide oxalique sec, puis on arrose le tout avec 5 centimètres cubes d'urine, et on mélange avec une baguette en verre. Le plâtre s'hydrate en absorbant l'eau de l'urine, et bientôt le mélange est sec. On prépare alors un tube de verre peu fusible, long de 30 à 40 centimètres environ; on ajuste à l'extrémité ouverte un bon bouchon de liège qui reçoit un tube à trois boules, dit tube de Will, lequel contiendra 10 centimètres cubes d'acide sulfurique titré. Cela fait, on place au fond de ce tube, sur une longueur de 2 centimètres environ, de l'oxalate de chaux sec, et autant de chaux sodée par-dessus. On ajoute alors au

---

[1] M. Gautier rejette l'emploi de cette méthode dite de Will et Warentrap pour le dosage de l'azote urinaire total : il la considère comme absolument inexacte même en lui faisant subir les modifications proposées par Voit ou Seegen; il conseille de recourir à la méthode de Dumas ou à celle de Kjeldahl.

mélange de plâtre et d'urine deux fois son poids environ de chaux sodée; on triture, de façon à bien mélanger[1]; puis on introduit ce mélange dans le tube; on finit de remplir avec de la chaux sodée en petits morceaux; on place enfin une boulette d'amiante, puis on ajuste le tube de Will. Le tube est ensuite placé horizontalement sur une petite grille à gaz, et l'on chauffe d'abord la partie voisine du bouchon, de façon à porter peu à peu le tube au rouge sombre. On continue ensuite à chauffer, en ouvrant successivement les robinets; lorsqu'on est arrivé à la partie qui contient le mélange de chaux sodée et d'urine, l'azote se dégage sous forme d'ammoniaque et va saturer l'acide titré. Lorsque toute cette partie du tube a été chauffée au rouge sombre et qu'il ne se dégage plus de gaz, l'opération est terminée. On chauffe alors la dernière portion du tube qui contient l'oxalate de chaux; il se décompose en donnant de l'*oxyde de carbone* et de l'*acide carbonique*; le premier gaz se décompose au contact de l'hydrate de soude en donnant de l'acide carbonique et de l'hydrogène; tout l'acide carbonique est retenu par la soude, et finalement le tube est balayé par un courant d'hydrogène qui entraine toute l'ammoniaque. Il ne reste plus qu'à retirer l'acide sulfurique du tube de Will et à en prendre le titre pour connaitre la proportion qui a été saturée par l'ammoniaque, et par suite la quantité d'ammoniaque et d'azote qu'elle représente.

D'après M. Peligot, on prépare l'acide sulfurique titré avec:

Acide sulfurique monohydraté........ 61^{gr},25
Eau distillée............. Q. S. pour 1000 c.c.

Dans ces conditions, les 10 centimètres cubes d'acide

---

[1] La chaux sodée est obtenue en calcinant 2 parties de chaux arrosée avec une dissolution de 1 partie de soude caustique. La chaux sodée offre sur la soude l'avantage d'être infusible et de ne pas attaquer le verre.

qu'on place dans le tube de Will représentent $0^{gr},6125$ d'acide sulfurique monohydraté et correspondent à $0^{gr},2125$ d'ammoniaque, et par suite à $0^{gr},175$ d'azote.

La solution de soude qui sert à neutraliser l'acide est faite à un titre quelconque, mais toujours très faible ; on détermine combien il faut en employer de centimètres cubes pour saturer les 10 centimètres cubes de solution titrée d'acide sulfurique, et de temps à autre il est bon de vérifier son titre.

On exprime l'azote total en poids par rapport au litre et à l'urine de vingt-quatre heures.

Voici du reste un exemple d'analyse :

On opère sur 5 centimètres cubes d'urine.

10 centimètres cubes d'acide sulfurique titré ont été introduits dans le tube de Will.

La solution de soude est titrée de la manière suivante :

24 centimètres cubes sont nécessaires pour saturer 10 centimètres d'acide sulfurique titré.

Après l'opération, les 10 centimètres cubes d'acide n'exigent plus que 11 centimètres cube de soude ; l'ammoniaque a donc saturé une quantité d'acide correspondant à $24-11=13$ centimètres cubes de soude. Quelle est cette quantité ?

On pose :

24 cent. cubes correspondent à....... 10 cent. cubes.
13 cent. cubes correspondent à....... x

d'où

$$x = \frac{130}{24} = 5 \text{ c.c. } 4.$$

Ainsi l'ammoniaque provenant de 5 centimètres cubes d'urine a saturé $5^{cc},4$ d'acide sulfurique titré :

10 c. c. de cet acide............. = $0^{gr},175$ d'azote
5 c. c. 4 de cet acide........... = 0, 0945 —
5 cent. d'urine contiennent........ 0, 0945 —
1000 gr. d'urine contiennent.......... 18, 90 —

Si le volume de l'urine est de 1,250 cent. cubes on aura :

1 litre contient.................. 18gr,9 d'azote total.
1250 c. c. contiennent .... 23gr,62 —

A défaut de grille à gaz, on peut opérer dans un petit matras à col droit et assez large pour recevoir un bouchon que traversent deux tubes de verre, l'un en communication avec le tube de Will, et l'autre terminé par une pointe effilée et fermée à la lampe. On place dans ce matras le mélange d'urine, de plâtre et de chaux sodée, puis on le place dans un bain-marie en cuivre contenant du sable ; on fait arriver le sable jusqu'à la hauteur de la chaux sodée, et on chauffe jusqu'à ce qu'il ne se dégage plus d'ammoniaque. On brise alors la pointe effilée du tube et on met l'extrémité libre du tube de Will en communication avec un aspirateur, de manière à balayer toute l'ammoniaque.

MM. Pflucher et Bohland conseillent de doser l'azote total de l'urine en faisant agir sur ce liquide un mélange d'acide sulfurique anglais et d'acide de Nordhausen. Les composés azotés sont transformés en ammoniaque, laquelle est fixée à l'état de sulfate.

On place dans un matras 10 centimètres cubes d'acide sulfurique anglais, 10 centimètres cubes d'acide de Nordhausen et 5 centimètres cubes d'urine. On chauffe le tout avec précaution ; ce mélange noircit d'abord, puis s'éclaircit ; on continue à chauffer jusqu'à ce qu'il soit devenu jaunâtre ; la réaction est alors terminée. On laisse refroidir, on étend d'eau, puis on fait bouillir avec de la soude caustique, de manière à dégager l'ammoniaque, que l'on recueille dans une solution d'acide sulfurique titrée.

Ce procédé donne de bons résultats.

Méthode de Kjeldahl. — Cette méthode consiste à décomposer les matériaux azotés de l'urine par un mélange d'*acide sulfurique* et d'*acide phosphorique anhydre.*

On dissout 20 grammes d'acide phosphorique anhydre dans 100 grammes d'acide sulfurique ordinaire : On verse dans un petit ballon 20 centimètres cubes de ce mélange et 5 centimètres cubes d'urine; on chauffe au bain de sable et on maintient à l'ébullition jusqu'à ce que le liquide soit devenu clair et limpide : il faut environ une demi-heure. Après refroidissement on étend d'eau; on ajoute, *avec précaution* de la soude caustique, puis une petite quantité de limaille de zinc. On fait alors bouillir et on recueille l'ammoniaque dans une solution d'acide sulfurique titré.

CHAPITRE IV

ÉLÉMENTS MINÉRAUX

Acides.

Chlore.................... Cl = 35,5
Chlorure de sodium........ NaCl = 58,5

Le chlore, à l'état de chlorure de sodium, existe dans tous les liquides de l'économie, et l'urine normale en contient une forte proportion ; ce sel forme en moyenne les deux tiers du résidu minéral de l'urine.

Propriétés. — Le chlorure de sodium (vulgairement sel marin) est blanc, incolore, inodore, soluble dans l'eau froide (36 p. 100) et dans l'eau bouillante (40 p. 100), peu soluble dans l'alcool (seulement 2 p. 100) ; sa saveur est spéciale et légèrement amère. Il cristallise facilement en cubes qui se réunissent en trémies.

Il est caractérisé par les réactions suivantes : il donne avec l'azotate d'argent un précipité blanc de chlorure d'argent, caillebotė, noircissant à la lumière, insoluble dans l'acide azotique et soluble dans l'ammoniaque. L'alcool saturé de chlorure de sodium brûle avec la flamme jaune caractéristique des sels de soude.

Si l'on chauffe brusquement du sel marin, il décrépite par suite du départ de l'eau et est projeté au loin ; si on le chauffe avec précaution, il se volatilise entièrement lorsque la température est suffisamment élevée. Un bec de

Bunzen donne une chaleur suffisante; c'est pourquoi il faut se servir d'une lampe à alcool pour obtenir la proportion des éléments minéraux dans une urine.

Dosage. — On dose le chlorure de sodium en le précipitant à l'état de chlorure d'argent; on peut opérer par pesée ou par liqueurs titrées.

1° PAR PESÉE. — Ce procédé est le plus exact, et il offre l'avantage qu'on peut opérer sur le résidu de l'incinération de l'urine qui a servi à obtenir le poids des éléments minéraux. Dans une petite capsule de platine chauffée au bain-marie, ou placée sur une toile métallique reposant elle-même sur un haut trépied qui l'élève de 15 à 20 centimètres au-dessus d'un bec de Bunzen, on place 10 centimètres cubes d'urine, et on évapore avec précaution. Vers la fin de l'opération, on ajoute 2 à 3 grammes de nitrate de potasse (qu'on a bien vérifié être exempt de chlorures), et on continue à évaporer jusqu'à siccité; on chauffe ensuite directement la capsule avec une lampe à alcool, de façon à faire déflagrer le résidu; on détruit ainsi toute trace de matière organique, et la capsule doit contenir un liquide parfaitement limpide qui par refroidissement se prend en une plaque blanche. On dissout dans l'eau aiguisée d'acide azotique; cette dissolution a lieu avec effervescence (pendant la calcination, il s'est formé du carbonate de potasse). On chauffe pour favoriser la dissolution, et on filtre sur un vase à précipité; on lave le filtre avec de l'eau aiguisée d'acide azotique et qui a d'abord servi à laver la capsule. On précipite alors par un *excès* d'azotate d'argent, et on agite avec un tube de verre. Au bout de quelques instants, le précipité de chlorure d'argent est rassemblé, et la liqueur surnageante doit être limpide. On jette alors sur un petit filtre Berzélius, on lave le vase avec un peu d'eau distillée pour entraîner les dernières parcelles de chlorure d'argent : on les détache au besoin avec une baguette de verre garnie d'une bague de caoutchouc ou une barbe de plume, puis on jette sur le filtre, et on lave le précipité jusqu'à ce que l'eau de lavage ne contienne plus d'azotate d'argent : on le reconnaît en recevant dans une solution de sel marin une ou deux gouttes du liquide qui s'écoule de l'entonnoir.

On place alors le filtre et son contenu dans l'étuve à eau bouillante. Quand il est bien sec on détache le précipité, on le reçoit sur une feuille de papier noir glacé, et on le couvre avec un entonnoir renversé. Puis on bouchonne le filtre et on l'incinère dans une petite capsule de porcelaine dont on a pris la tare. Pendant cette opération, une partie du chlorure d'argent est réduit par le charbon provenant de la combustion du filtre ; on laisse refroidir, on arrose avec une ou deux gouttes d'acide azotique, et on chauffe de nouveau ; on transforme ainsi en azotate tout l'argent réduit ; après refroidissement on ajoute 3 à 4 gouttes d'acide chlorhydrique, et on chauffe encore pour l'évaporer ; tout l'argent est alors passé à l'état de chlorure ; on ajoute enfin le précipité de chlorure conservé à part, et on chauffe jusqu'à ce que le chlorure d'argent éprouve la fusion ignée.

On laisse refroidir et on pèse de nouveau la capsule. L'augmentation de poids indique la quantité de chlorure d'argent, et ce poids multiplié par 0,2472 donne le poids du chlore. Pour avoir celui du chlorure de sodium, on le multiplie par 0,4074.

En opérant ainsi, on suppose que tout le chlore est contenu dans l'urine à l'état de chlorure de sodium ; cela n'est pas exact ; il y a du chlorure de potassium, mais en quantité très faible, et en réalité on peut tout exprimer en chlorure de sodium : c'est également ce que l'on fait dans la méthode par liqueurs titrées.

2° PROCÉDÉ VOLUMÉTRIQUE. — Une solution d'azotate d'argent versée dans une solution de sel marin précipite tout le chlore à l'état de chlorure d'argent insoluble dans l'acide azotique ; d'un autre côté, la même solution de nitrate d'argent versée dans une autre de *chromate neutre de potasse* donne un précipité rouge de *chromate d'argent* soluble dans l'acide azotique. Maintenant, si à une solution de chlorure de sodium on ajoute une petite quantité de chromate jaune de potasse, et qu'on y verse ensuite une dissolution de nitrate d'argent, voici ce qu'on observe : l'action du sel d'argent se porte d'abord sur le chlorure de sodium, et le précipité rouge de chromate d'argent n'apparaît que lorsque tout le sel marin est précipité à l'état de chlorure ; l'apparition de ce précipité indiquera donc la fin de l'opération.

Préparation de la liqueur titrée d'argent :

$$\text{Nitrate d'argent pur et fondu} \ldots \ldots \ldots \quad 29^{gr},075$$
$$\text{Eau distillée} \ldots \ldots \ldots \text{ Q. S. pour faire } 1000 \text{ c.c.}$$

Dans ces conditions, cette solution précipite complètement un volume égal d'une solution à 1/100 de chlorure de sodium pur ; autrement dit, chaque centimètre cube de cette solution correspond à 1 *centigramme* de chlorure de sodium ou à $0^{gr},006065$ de chlore.

Pour faire un dosage exact, il faut d'abord commencer comme nous avons indiqué pour le procédé de dosage par la balance, c'est-à-dire calciner 10 centimètres cubes d'urine avec 2 grammes d'azotate de potasse ; on dissout le résidu dans la quantité la *plus petite possible* d'acide azotique étendu ; car, nous l'avons vu, le résidu est alcalin et il faut opérer la précipitation par le nitrate d'argent dans une liqueur acide. D'autre part, il faut éviter un excès d'*acide azotique*, car alors le chromate d'argent se dissoudrait, ou plutôt ne se précipiterait pas, et rien n'indiquerait la fin de l'opération. On peut alors saturer l'excès d'acide azotique par du carbonate de chaux, dont on laisse l'excès dans la liqueur (car cela n'empêche pas de voir quand apparaît la précipité de chromate d'argent), ou bien on sépare par le filtre.

M. Rabuteau conseille avec raison de se servir d'acide acétique pour dissoudre le résidu de la calcination de l'urine. Le chromate d'argent est en effet insoluble dans cet acide, et dès lors il n'y a aucune précaution à prendre.

Quel que soit le procédé suivi, on place la solution de chlorure dans un vase à précipiter, et on l'additionne de quelques gouttes d'une liqueur de chromate jaune de potasse ; puis on fait tomber la solution titrée de nitrate d'argent au moyen d'une burette chlorométrique, tout en agitant avec soin. L'apparition de la coloration rouge indique que tout le chlore est précipité. On lit alors sur la burette, dont chaque division ou dixième de centimètre cube représente 1 milligramme de chlorure de sodium pour 10 centimètres cubes d'urine, et par conséquent $0^{gr},1$ (1 décigramme) par litre.

On peut à la rigueur opérer directement sur l'urine, pourvu qu'elle ne soit pas *albumineuse;* on étend 10 centimètres cubes d'urine de 2 à 3 fois leur volume d'eau, et on leur ajoute le chromate ; mais les résultats sont bien moins exacts, à cause de la présence des matières organiques et des phosphates qui absorbent une certaine dose de liqueur d'argent. Si l'urine est albumineuse, on y ajoute quelques gouttes d'acide acétique, on coagule l'albumine par la chaleur, et on filtre.

Physiologie et pathologie. — A l'état normal, la quantité de chlorure de sodium rendue chaque jour est excessivement variable ; elle dépend de l'alimentation, c'est-à-dire de l'introduction plus ou moins considérable de sel marin dans l'organisme.

De même que l'acide urique et l'urée, la proportion de chlorures éliminée varie suivant l'activité plus ou moins grande du sujet ; elle augmente avec le volume de l'urine. Le sel marin est éliminé en plus forte proportion après les repas ; en résumé il est assez dificile de fixer une moyenne pour les vingt-quatre heures ; pour ma part, j'adopte 6 à

8 grammes de chlore, correspondant à 10 à 12 grammes de chlorure de sodium.

Dans les cas pathologiques, il faut donc tout d'abord tenir compte du régime : lorsque le patient est à la diète, son urine devient pauvre en chlorures. Sous le bénéfice de cette observation, on trouve une diminution très sensible des chlorures dans les affections fébriles, et en particulier dans la pneumonie; il n'est pas rare alors de rencontrer des urines qui en solution acidulée par l'acide azotique se troublent à peine par l'addition de nitrate d'argent. M. Méhu considère cette absence du chlorure de sodium comme le signe d'une mort prochaine.

Dans les fièvres intermittentes, l'élimination du chlorure de sodium est diminuée, tout en éprouvant une légère augmentation dans la période qui suit un accès.

Dans les maladies chroniques, l'élimination du sel marin suit ordinairement le ralentissement des autres fonctions; il n'y a d'exception que dans les cas de diurèse abondante, diabète et hydropisie.

En résumé, dans les affections aiguës, une diminution dans la quantité de chlorure de sodium indique une aggravation, et une suppression à peu près complète est un pronostic excessivement grave; l'augmentation de cet élément a une signification inverse.

Dans les maladies chroniques, l'évaluation de la quantité de chlorures éliminés donne une idée assez exacte de la manière dont s'effectue l'alimentation.

Acide sulfurique et sulfates. — L'acide sulfurique existe dans l'économie combiné à la potasse et à la soude (et peut-être à la magnésie). On le rencontre donc dans l'urine, et, comme les deux sulfates peuvent exister en proportion presque égale, on exprime tout en acide sulfurique, sans faire de distinction.

Caractères et propriétés. — Les sulfates qui existent dans l'urine sont tous solubles, et nous pouvons les caractériser de la manière suivante :

Ils donnent avec un sel soluble de baryte, *azotate* ou *chlorure*, un précipité blanc, très dense, de *sulfate de baryte*, insoluble dans un excès d'acide chlorhydrique ou azotique.

Ces sulfates sont irréductibles par la chaleur seule ; mais, en présence du charbon et d'un alcali caustique, ils donnent des sulfures que l'on met en évidence par le dégagement d'hydrogène sulfuré auquel ils donnent lieu lorsqu'on les traite par un acide.

L'acide sulfurique libre donne comme les sulfates, un précipité avec les sels de baryte. On l'en différencie d'abord par sa réaction acide, et ensuite, si l'on évapore une liqueur qui contient cet acide après y avoir ajouté une substance organique telle que le *sucre*, l'*amidon*, la *dextrine*, le mélange devient brun lorsqu'il est arrivé à un degré suffisant de concentration, puis noir, par suite de carbonisation exercée par l'acide sulfurique sur la matière organique.

Dosage. — On peut doser l'acide sulfurique de deux manières : par pesée et par liqueurs titrées.

1° *Par pesée.* — On commence par ajouter à l'urine quelques gouttes d'acide chlorhydrique, afin de lui donner une réaction franchement acide, puis on la filtre. On en mesure alors 10 à 25 centimètres cubes dans une capsule ou un verre de Bohême, et on la porte peu à peu à l'ébullition ; au moyen d'un tube effilé, on laisse alors tomber goutte à goutte une solution au dixième de chlorure de baryum, de façon à en mettre un excès, et cela *sans interrompre l'ébullition*. Dans ces conditions, le précipité de sulfate de baryte se rassemble facilement au fond du vase, et au bout d'une demi-heure le liquide surnageant est éclairci. On décante d'abord le liquide clair et on le jette sur un petit filtre Berzélius, puis on délaye le précipité dans l'eau distillée chaude et on le verse à son tour sur le filtre; au moyen d'une pissette (fig. 17), on le lave alors à l'eau distillée bouillante, jusqu'à ce qu'elle s'écoule sans réaction acide et que le précipité soit devenu blanc. On dessèche ensuite à l'étuve le filtre et son contenu. Après dessiccation, on détache le précipité et on le reçoit sur du papier noir glacé; puis dans une petite capsule de platine tarée on brûle d'abord le filtre. Un peu de sulfate de baryte est réduit pendant cette calcination : après refroidissement, on arrose le résidu avec quelques gouttes d'acide azotique, on chauffe au rouge sombre, et ensuite on ajoute une goutte d'acide sulfurique et on chauffe de nouveau; puis on joint le précipité de sulfate de baryte mis en réserve et on chauffe au rouge vif. Si après refroidissement la masse n'est pas suffisamment blanche, on l'arrose avec un peu d'acide azotique, puis ensuite sulfurique, et on calcine de façon à chasser tout l'excès de ce dernier acide. 100 grammes de sulfate de baryte correspondent à $60^{gr},85$ de sulfate de soude desséché et à $74^{gr},76$ de sulfate de potasse. Le poids de sulfate de baryte multiplié par 0,34335 donne la quantité d'acide sulfurique anhydre.

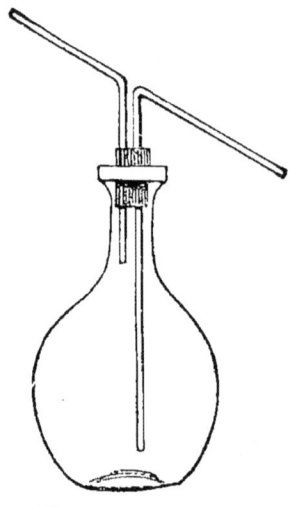

Fig. 17. — Pissette.

2° *Procédé volumétrique.* — Il est moins exact que le précédent, mais peut suffire pour des recherches cliniques. Ce procédé consiste à verser dans un volume déterminé d'urine une solution titrée de chlorure de baryum tant qu'il se produit un précipité; mais il n'y a pas de réaction secondaire pour indiquer la fin de l'opération. Il faut laisser déposer le précipité de sulfate de baryte et s'assurer, au moyen d'une solution de sulfate de potasse ou de soude, qu'on n'a pas employé un excès de chlorure de baryum.

Solution titrée de chlorure de baryum. — On la prépare en dissolvant 37^{gr},5 de chlorure de baryum cristallisé et desséché par compression entre deux feuilles de papier, dans assez d'eau pour obtenir *un litre* de solution. Dans ces conditions, 1 centimètre cube représente 1 centigramme d'acide sulfurique anhydre, et une division de la burette 1 milligramme de cet acide. On se sert comme témoin d'une solution à 1 p. 100 de sulfate de potasse ou de soude.

On filtre l'urine non albumineuse, et on mesure 50 centimètres cubes dans une capsule ou un petit matras qu'on peut chauffer au bain-marie ou à feu nu sur un toile métallique; on y ajoute 2 p. 100 environ d'acide chlorhydrique et l'on chauffe. Au moyen d'une burette chlorométrique, on y verse goutte à goutte la solution titrée de chlorure de baryum. Chaque goutte produit en tombant un précipité de moins en moins abondant; quand on croit approcher de la fin de l'opération, on laisse reposer, et avec une baguette de verre on dépose une goutte de la liqueur sur une plaque de verre dont la face opposée est garnie d'un vernis noir ou de noir de fumée; puis avec une autre baguette on dépose à côté une goutte de la solution de sulfate de potasse, et on les mélange; tant qu'il ne se produit pas de précipité blanc, c'est que l'urine ne contient pas un excès de chlorure de baryum et par conséquent renferme encore des sulfates; on continue alors l'affusion de la liqueur titrée de chlorure de baryum jusqu'à obtention du précipité sur la plaque de verre. Il faut faire deux essais; le premier sert de guide et indique approximativement la quantité de solution titrée de chlorure de baryum qu'il faut verser, pour précipiter tout l'acide sulfurique.

On recommence alors un second essai avec 50 centimètres d'urine, et on verse goutte à goutte la solution barytique quand on est arrivé au volume indiqué par le premier essai. Lorsqu'on obtient avec les gouttes d'essai un précipité suffisamment net de sulfate de baryte, on arrête l'affusion et on note la quantité de chlorure de baryum employée ; on ajoute alors dans le matras 50 centimètres cubes d'urine filtrée ; de cette manière, si l'on a trop ajouté de chlorure de baryum pour le premier essai, cet excès servira pour le deuxième. Dans une opération bien faite, on doit employer en second lieu une quantité de solution exactement double de la première. Le nombre de centimètres cubes employés indique en centigrammes la quantité d'acide contenue dans la prise d'essai, soit, ici, dans 100 centimètres cubes ; il suffit de multiplier ensuite par le volume des vingt-quatre heures, pour obtenir la quantité éliminée pendant ce temps.

Physiologie et pathologie. — Les sulfates que l'on rencontre dans l'urine proviennent de ceux que contiennent les aliments, et aussi de l'oxydation du soufre et des composés sulfurés qu'ils renferment.

Bon nombre de matières, l'albumine, par exemple, renferment une assez forte proportion de soufre.

Vogel, d'après un grand nombre de déterminations, fixe de 1,50 à 2,50 la proportion d'acide sulfurique éliminée dans les vingt-quatre heures par un adulte en bonne santé. Il résulte de mes déterminations, que cette quantité est un peu trop faible et qu'il faudrait prendre comme moyenne inférieure son chiffre le plus élevé, et admettre qu'un adulte en bonne santé élimine en moyenne 3 grammes d'acide sulfurique par jour.

La quantité d'acide sulfurique que l'on trouve dans l'urine des vingt-quatre heures dépend beaucoup de la quantité de sulfates et de soufre contenu dans les aliments. L'élimination des sulfates se fait très rapidement.

On retrouve l'acide sulfurique provenant du sulfate de magnésie ou du soufre, une heure à peine après l'ingestion de ces substances. On constate une augmentation des sulfates après une alimentation animalisée. Les matières protéiques, l'albumine, renferment en effet du soufre : ces matériaux étant en même temps azotés, il y a aussi augmentation de l'urée ; il en résulte que les variations de l'urée et des sulfates se suivent. Les sulfates diminuent dans l'urine sous l'influence d'un régime végétal, exception faite pour les crucifères (*choux*, *radis*, etc.), et toutes les plantes riches en soufre.

On ne possède presque aucune donnée sur la variation des sulfates sous les influences pathologiques. Rabuteau pense qu'ils augmentent comme l'*urée* dans les affections fébriles.

Dosage du soufre total. — Tout le soufre contenu dans l'urine n'existe pas sous forme de sulfates, il y a la cystine qui en renferme : citons aussi la sulfo-urée d'après M. Gautrelet.

Dans certains cas, il peut être intéressant de doser le soufre total. Pour cela, il est nécessaire de faire deux déterminations :

1° On commence par doser l'acide sulfurique par pesée, en suivant la méthode que j'ai indiquée.

2° Puis on dose le soufre total de la manière suivante : Dans une capsule d'argent, on évapore au bain-marie un volume connu d'urine, par exemple 25 centimètres cubes, à laquelle on a ajouté environ 4 grammes d'azotate de potasse ; quand il ne reste plus de liquide, on ajoute 3 à 4 grammes d'hydrate de potasse bien pure et on chauffe avec précaution sur une lampe à alcool, de manière à obtenir la fusion de la masse ; on remue avec un fil d'argent ; si le liquide ne s'éclaircit pas, on projette de petits fragments d'azotate de potasse. L'opération est finie quand le liquide est devenu parfaitement limpide : la matière organique est détruite. On laisse alors refroidir, puis on dissout dans un excès d'acide chlorhydrique et on dose les sulfates par le chlorure de baryum.

La calcination avec l'hydrate et l'azotate de potasse a transformé tout le soufre des composés sulfurés en sulfate ; on obtient donc dans ce second dosage un poids supérieur au premier.

La différence donne la proportion du soufre contenu dans l'urine sous un état autre que celui d'acide sulfurique.

Acide phosphorique et phosphates. — Il n'existe pas dans la nature beaucoup de corps qui jouent un rôle plus considérable que l'acide phosphorique ; on le rencontre dans tous les liquides de l'économie : il forme la base des os à l'état de phosphate de chaux.

Chimie. — Par la combustion vive du phosphore, on obtient l'acide phosphorique anhydre PhO^5, lequel, étant tribasique, peut se combiner à 1, 2, 3 molécules d'eau, pour former :

L'acide métaphosphorique...............	PhO^5, HO
L'acide pyrophosphorique...............	$PhO^5, 2HO$
L'acide phosphorique ordinaire, normal ou trihydraté......................	$PhO^5, 3HO$

Un phosphate normal doit contenir 3 équivalents de base ; cette base peut être remplacée par de l'eau, et l'on obtient alors les sels correspondant aux trois acides que nous venons de nommer.

En prenant comme point de départ l'acide phosphorique anhydre PhO^5, on peut, en le mettant en contact avec l'eau le faire passer à l'état d'acide métaphosphorique PhO^5, HO, qui coagule l'albumine, précipite en blanc le nitrate d'argent, et précipite également le chlorure de baryum. Cet acide, par une courte ébullition avec de l'eau ou un long contact à froid, absorbe un nouvel équivalent d'eau et devient *acide phosphorique* $PhO^5, 2HO$, qui ne précipite pas l'albumine ni le chlorure de baryum, mais précipite encore en *blanc* le nitrate d'argent ; enfin ce dernier acide par une ébullition prolongée avec de l'eau ou un très long contact à froid, absorbe encore un équivalent et devient *acide phosphorique normal* $PhO^5, 3HO$, qui ne coagule plus l'albumine et précipite le nitrate d'argent en *jaune*.

En prenant maintenant ce dernier acide $PhO^5, 3HO$ pour point de départ, on peut lui faire perdre successivement deux équivalents d'eau et lui faire éprouver une régression jusqu'à l'état d'acide métaphosphorique PhO^5, HO. Nous aurons occasion d'appliquer ces transformations, qui se produisent également avec les sels.

L'acide phosphorique existe dans l'urine à l'état de phosphates alcalins (potasse et soude) et de phosphates terreux (chaux et magnésie); ce sont les seuls sels qui nous intéressent.

Phosphate de soude. — Celui qui existe dans l'urine a pour formule $2NaO, HO, PhO^5 + 24HO$; il contient donc comme base 2 équivalents de soude et 1 d'eau ; ce sel est très soluble dans l'eau et offre une réaction alcaline, bien qu'il soit *neutre* au point de vue chimique. A cause de cette réaction, ce sel se comporte souvent comme un alcali libre ; il dissout l'iode, attire l'acide carbonique de l'air et, dans ce cas, peut même arriver à présenter une réaction acide.

Il peut, suivant les conditions, cristalliser avec 3 quantités d'eau différentes, 15, 24 et 26 équivalents. Il perd facilement cette eau et s'effleurit à l'air.

Nous avons vu que l'acide urique lui enlève facilement une partie de sa base et le fait passer à l'état de phosphate acide, tandis qu'il se change lui-même en urate de soude ; ce fait est analogue à celui qui se passe avec l'acide carbonique.

Par l'action de la chaleur rouge, ce sel se change en pyrophosphate de soude.

Le *phosphate de potasse* n'offre pas grand intérêt ; il

existe en petite proportion à côté du phosphate de soude, présente les mêmes réactions et les mêmes propriétés que ce dernier; il s'en différencie par les réactions propres des sels de potasse.

Signalons ici un sel qui n'existe pas dans l'urine normale, mais qui prend naissance toutes les fois que l'urine en se décomposant fournit de l'ammoniaque. Dans l'urine normale, il existe d'abord du *phosphate neutre de soude;* par suite de la présence de l'*acide urique;* ce sel est transformé en *phosphate acide;* puis, lorsqu'il se produit de l'*ammoniaque* ce *phosphate acide* en absorbe et se transforme en *phosphate double de soude et d'ammoniaque* $NaO, AzH^3, HO, PhO^5 + aq$.

Les phosphates neutres de soude et de potasse sont donc les sels primitifs de l'urine normale; le phosphate acide qui s'y trouve prend naissance par suite d'une réaction secondaire qui s'effectue dans l'économie même.

A part ces phosphates, qui sont solubles, on rencontre également dans l'urine des phosphates terreux (chaux et magnésie). Ces phosphates ne sont pas, comme les précédents, des phosphates bibasiques, mais bien des phosphates normaux, à trois équivalents de base; ils sont insolubles et n'existent en dissolution dans l'urine qu'à la faveur de la réaction acide de ce liquide et de l'acide carbonique; aussi sont-ils précipités toutes les fois que la réaction acide de l'urine vient à disparaître soit spontanément (par suite de la décomposition de l'urée), soit lorsqu'on vient à la neutraliser par une addition d'alcali. (Voir à *Acidité de l'urine,* p. 43.)

Phosphate de chaux. — Les deux phosphates de chaux que l'on rencontre dans l'urine, soit à l'état de dissolution soit à l'état de sédiments, sont :

1° Le phosphate tribasique de chaux (des os) $3CaO, PhO^5$;

2° Le phosphate bicalcique ou bibasique $2CaO, HO, PhO^5$.

Le premier est insoluble et se présente sous forme d'une

poudre blanche amorphe ; mais il se dissout avec facilité dans tous les acides, même carbonique, et c'est ce qui explique sa présence dans l'urine normale.

Le *phosphate bicalcique* ou phosphate neutre correspond au phosphate neutre de soude : il est blanc *cristallin* (fig. 18), à peu près insolubles dans l'eau ; mais il se dissout facilement à la faveur des acides, même de l'acide carbonique.

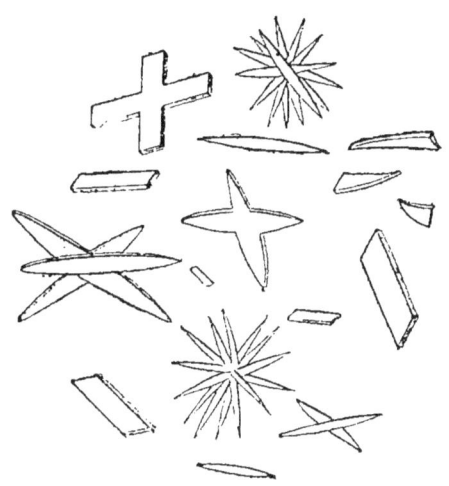

Fig. 18. — Phosphate bicalcique.

On l'obtient artificiellement en précipitant le chlorure de calcium par le phosphate bisodique. On le rencontre dans les urines riches en phosphates et offrant une réaction peu acide ; il suffit alors de chauffer légèrement ces urines pour déterminer le départ de l'acide carbonique et la précipitation de ce phosphate de chaux, qui se ressemble en un dépôt floconneux. On ne peut le confondre avec l'albumine car il rentre en solution si l'on ajoute quelques gouttes d'acide dans l'urine, et du reste il est cristallin.

Phosphate de magnésie. — Il y a trois phosphates de magnésie. Le phosphate tribasique, $3MgO,PhO^5$, est, comme celui de chaux, tout à fait insoluble, et n'est maintenu en dissolution dans l'urine qu'à la faveur des acides. Le phosphate bi-magnésique doit se rencontrer également dans l'urine.

Il existe enfin un autre phosphate que l'on rencontre très fréquemment dans l'urine, mais qui prend naissance par suite de l'altération spontanée de ce liquide : je veux parler du *phosphate ammoniaco-magnésien* ou *phosphate triple*. Il se forme de la même manière et pour la même cause que le *phosphate double de soude* et *d'ammoniaque* ; mais, comme il est tout à fait insoluble, il est bien plus facile de constater sa présence, puisqu'il fait toujours partie des sédiments.

Nous en parlerons du reste avec détails en traitant des sédiments.

Réactions générales et caractères particuliers des phosphates. — L'acide phosphorique contenu dans l'urine existe sous quatre formes différentes :

1° Deux phosphates alcalins (potasse et soude), solubles et non précipitables par les alcalis ;

2° Deux phosphates terreux (chaux et magnésie), insolubles par eux-mêmes, rendus solubles à la faveur des acides et précipitables par les alcalis.

Sous ces quatre formes, l'acide phosphorique possède des réactions propres et caractéristiques qui sont les suivantes : les solutions des phosphates *neutres* ou *alcalins* donnent avec le chlorure de baryum un précipité blanc soluble dans les acides chlorhydrique, azotique et acétique, très peu dans le chlorhydrate d'ammoniaque. Toute solution de phosphate dans laquelle on ajoute du *chlorhydrate d'ammoniaque*, du *sulfate de magnésie* et enfin de l'*ammoniaque* donne un précipité blanc, cristallin et tout à fait caractéristique de *phosphate ammoniaco-magnésien*, soluble dans les acides. Toute solution *neutre* de phosphate ou qui ne contient pas d'autre acide libre que l'acide acétique donne avec le *perchlorure de fer* un précipité blanc jaunâtre gélatineux de phosphate de peroxyde de fer, insoluble dans l'acide acétique et soluble dans les acides minéraux. Si la solution renferme un acide minéral libre, il faut d'abord la neutraliser avec quelques gouttes d'une solution de potasse pure, puis ajouter de l'acide acétique jusqu'à réaction acide. On fait alors la réaction ; mais il faut bien veiller à ne pas verser un excès de perchlorure de fer ; car il se formerait alors une coloration rouge intense d'acétate de peroxyde de fer, lequel dissout un peu le *phosphate de fer* et diminue dès lors la sensibilité de la réaction.

Tout phosphate soluble ou solution de phosphate dans l'acide azotique ou chlorhydrique additionnée d'une quantité suffisante de *molybdate d'ammoniaque* donne une coloration jaune, pour des traces, et un précipité jaune, pour peu que la proportion d'acide phosphorique soit sensible ; il est souvent bon de chauffer, pour hâter la formation du précipité ; la coloration jaune disparaît alors, mais elle revient par refroidissement. Cette réaction est très sensible ; il se forme du *phospho-molybdate d'ammoniaque*. On obtient la solution de molybdate d'ammoniaque en dissolvant 1 gramme de ce sel dans 4 grammes d'ammoniaque et ajoutant ensuite 15 grammes d'acide azotique pur. Cette solution doit être incolore et transparente ; on la sépare par décantation du précipité qui peu à peu s'y forme par un repos de quelques jours. Elle est alors propre pour la recherche de l'acide phosphorique.

Enfin une solution *neutre* de phosphates, ou ne renfermant pas d'autre acide libre que l'*acide acétique*, donne avec l'*azotate d'urane* un précipité jaune, insoluble dans l'acide acétique, soluble dans les acides minéraux. Ce précipité contient de l'ammoniaque si la liqueur renferme cet alcali.

L'acide arsénique donne lieu à un précipité avec le *molybdate d'ammoniaque*, et il existe également un *arsé-*

niate ammoniaco-magnésien et un *arséniate d'urane;* mais comme il n'y a pas d'acide arsénique dans l'urine, nous n'avons pas à nous préoccuper de cette similitude de réactions.

Pour caractériser les diverses bases auxquelles est combiné l'acide phosphorique, c'est-à-dire la *potasse*, la *soude*, la *chaux*, la *magnésie*, nous renvoyons le lecteur à ces mots.

Séparation des phosphates alcalins et des phosphates terreux. — On se souvient que les premiers sont les seuls solubles par eux-mêmes et non précipitables par les alcalis; les seconds ne sont dissous qu'à la faveur de l'acidité de l'urine. Si donc on verse dans une urine assez d'ammoniaque pour la neutraliser, et même on peut ajouter un excès, on précipite le phosphate de magnésie et le phosphate de chaux. Le liquide filtré retient en dissolution les phosphates alcalins ; on peut les caractériser par les réactions que nous venons d'indiquer et mettre en évidence la *potasse* par l'*acide tartrique*, l'*acide picrique* ou le *bichlorure de platine;* la soude n'a que des réactions négatives et colore en jaune la flamme du chalumeau. Le précipité retenu par le filtre est constitué par un mélange de *phosphate de chaux* et de *phosphate de magnésie*. On le redissout dans l'acide acétique et on y caractérise l'*acide phosphorique*, puis la *chaux* et la *magnésie* (voir à ces mots).

Dosage de l'acide phosphorique. — Deux questions peuvent être posées :

1° Dosage de l'acide phosphorique total ;

2° Dosage séparé de l'acide phosphorique combiné aux alcalis (soude et potasse) et aux terres (chaux et magnésie).

Dans ce dernier cas, il suffit de faire deux opérations :

On dose l'acide phosphorique total comme nous allons l'indiquer; puis on sépare les phosphates terreux par l'ammoniaque ; on redissout le précipité dans l'acide acétique.

et on y dose de nouveau l'acide phosphorique : on a donc directement celui qui est combiné aux phosphates terreux et par différence celui qui existait à l'état de phosphates alcalins.

La première précaution à prendre lorsqu'on veut faire un dosage de phosphates est de s'assurer que l'urine offre une réaction très franchement acide. Dans le cas contraire, on y verse de l'acide acétique de manière à maintenir en solution les phosphates terreux précipités, puis on filtre.

Lorsqu'on veut doser l'acide phosphorique dans un sédiment, un calcul, on le pulvérise et on le dissout dans l'acide chlorhydrique. On filtre. Si la liqueur ne doit pas renfermer d'acide minéral libre, on neutralise par l'ammoniaque et on ajoute ensuite de l'acide acétique.

De toute manière, on obtient une solution dans laquelle on peut doser l'acide phosphorique de deux façons : par pesée ou par liqueurs titrées.

Par pesée. — Précipitation à l'état de *phosphate ammoniaco-magnésien.*

On prépare et on conserve pour l'usage une liqueur de sulfate de magnésie ammoniacale d'après la formule suivante :

Chlorhydrate d'ammoniaque.........	30 gr.
Sulfate de magnésie...............	30 —
Eau distillée......................	120 —
Ammoniaque liquide...............	100 —

Dissolvez ; laissez déposer ; puis décantez et conservez dans un flacon bouché à l'émeri.

On verse dans un vase à précipité, qui peut être couvert avec une plaque de verre, 25 à 50 centimètres cubes d'urine filtrée ; on ajoute alors la solution de sulfate de magnésie ammoniacale (environ la moitié du volume de l'urine), puis encore un peu d'ammoniaque, et on agite vivement, en ayant bien soin que l'agitateur ne touche pas les parois du vase ; car alors le phosphate ammoniaco-magnésien adhérerait en cet endroit avec une énergie telle qu'il serait difficile de le détacher. On *couvre* le vase avec une plaque de verre, et on laisse reposer vingt-quatre heures. On décante alors le liquide sur un petit filtre sans plis, puis on y fait tomber le précipité de phosphate ammoniaco-magnésien, qu'au besoin on détache du vase avec une barbe de plume ou un tube de verre garni d'une bague de caoutchouc. On lave le précipité sur le filtre avec de l'eau légèrement ammoniacale, jusqu'à ce qu'une goutte du liquide évaporé ne laisse plus de résidu sur une lame de platine. On fait alors dessécher à l'étuve, on sépare le précipité du filtre que l'on incinère à part. Lorsque les cendres sont devenues blanches, on ajoute le précipité et on chauffe graduellement jusqu'au rouge vif de façon à le convertir en *pyrophosphate de magnésie*. On pèse après refroidissement, et le poids du précipité multiplié par 0,6396 indique la quantité d'*acide phosphorique anhydre* contenue dans la prise d'essai.

L'incinération du phosphate ammoniaco-magnésien est très longue ; on peut l'abréger en ajoutant peu à peu et avec précaution une petite quantité d'azotate d'ammoniaque.

Dosage par liqueurs titrées. — Lorsque, dans une dissolution acétique d'un phosphate, on verse goutte à goutte une solution d'*azotate d'urane*, il se produit un précipité de phosphate d'urane. Ce précipité ne se déposant pas facilement, il faut trouver un moyen de s'assurer si l'on n'a pas versé un excès de solution uranique. Comme témoin, on se sert de *ferrocyanure de potassium*. Ce sel donne avec les solutions d'urane un précipité brun rouge, et avec les solutions étendues une coloration brun rouge caractéristique. Cette réaction est très sensible. D'autre part, le précipité de *phosphate d'urane* est insoluble dans l'acide acétique et soluble dans les acides minéraux. Les acétates alcalins

ACIDE PHOSPHORIQUE ET PHOSPHATES

(potasse et soude) empêchent cette dissolution dans les acides minéraux et même en précipitent ce sel lorsqu'il est dissous. C'est pour cette raison qu'on opérera toujours la précipitation de l'acide phosphorique par l'azotate d'urane dans une liqueur qui contiendra de l'acétate de soude.

Préparation des liqueurs. — *Liqueur normale de phosphate.* — Au lieu de phosphate de soude, on doit, d'après M. Joulie, donner la préférence au *phosphate acide d'ammoniaque* $AzH^4O,2HO,PhO^5$, qui ne contient pas d'eau de cristallisation et peut être desséché à 100° sans altération. On fait la solution au titre suivant :

Phosphate acide d'ammoniaque sec à 100°   3^{gr},240
Eau distillée............... Q. S. pour   1000 c. c.

Cette quantité de sel représente 2 grammes d'acide phosphorique. 50 centimètres cubes de la solution contiennent 0^{gr},1 d'acide phosphorique.

Solution d'acétate de soude (Joulie).

Acétate de soude cristallisé pur.......... 100 gr.
Acide acétique cristallisable............. 50 c. c.
Eau....... .... Q. S. pour faire 1000 c. c.

Il suffit d'employer 5 centimètres cubes de cette solution (contenant 0^{gr},50 d'acétate de soude) pour 50 centimètres cubes d'urine.

Solution d'azotate d'urane. — On prend 40 grammes d'azotate d'urane cristallisé que l'on place dans une carafe jaugée de 1 litre, avec environ 5 ou 600 centimètres cubes d'eau ; après dissolution, on ajoute de l'ammoniaque jusqu'à obtention d'un trouble persistant ; on fait disparaître ce trouble en ajoutant quelques gouttes d'acide acétique, puis on complète le volume d'un litre avec de l'eau distillée. On laisse en repos la solution ainsi obtenue ; au bout de quelques jours, elle se trouble et laisse déposer de faibles quantités de phosphate d'urane (par suite d'impuretés renfermées dans l'azotate). On décante et l'on conserve en flacons bien bouchés.

Solution de ferrocyanure de potassium.

Ferrocyanure de potassium............ 10 gr.
Eau distillée........................ 90 —

Détermination du titre de la solution d'urane. — On mesure, dans une capsule ou un vase de verre pouvant aller sur le feu, 50 centimètres cubes de la solution normale de phosphate ; on y ajoute 5 centimètres cubes de la solution d'acétate de soude, et on porte à l'ébullition. On y verse alors goutte à goutte la solution d'urane au moyen d'une burette divisée en centimètres cubes et dixièmes de centimètre cube. Lorsque le précipité produit devient moins abondant, on dépose une goutte de la liqueur sur une soucoupe de porcelaine et on la touche avec une baguette trempée dans la solution du ferrocyanure de potassium, et cela jusqu'à ce que l'on obtienne nettement la coloration rouge qui indique que l'on a versé un excès de solution d'urane ; on recommence plusieurs fois cet essai, et finalement le nombre de divisions de solution uranique employé représente $0^{gr},10$ d'*acide phosphorique*. Par exemple il a fallu, pour précipiter tout l'acide phosphorique de la prise d'essai, employer 22 centimètres cubes. On pose :

22 centimètres représentent.......... 0,10
 1   —   x

d'où

$x = $ 0,004545

Ainsi chaque centimètre cube de la liqueur représente 4 milligrammes 545 d'acide phosphorique ; on écrit ce titre sur le flacon.

Essai avec l'urine. — On place dans le même vase 50 centimètres cubes d'urine filtrée ; on y ajoute 5 centimètres cubes de la solution d'acétate de soude et on porte à l'ébullition : on y verse alors goutte à goutte la solution titrée d'urane jusqu'à ce qu'une goutte donne la coloration rouge avec le ferrocyanure de potassium. On lit alors le nombre de centimètres cubes de liqueur d'urane qu'il a fallu employer pour obtenir ce résultat, et on le multiplie par le titre de la solution.

Par exemple, s'il a fallu pour 50 centimètres cubes d'urine employer 28 centimètres cubes de solution uranique, on en conclut que ces 50 centimètres cubes d'urine contiennent $0^{gr},004545 \times 28 = 0^{gr},127$ d'acide phosphorique et en passant au litre $2^{gr},54$.

Le procédé est rapide et présente une exactitude bien suffisante pour les essais cliniques. — On peut du reste le rendre tout aussi exact que la méthode par pesée en opérant de la manière suivante :

On précipite d'abord l'acide phosphorique de l'urine à l'état de phosphate ammoniaco-magnésien (p. 143); puis ce précipité est, après lavage, dissous dans une quantité strictement nécessaire d'acide azotique. Pour enlever l'excès de cet acide qu'on aurait pu ajouter, on verse un peu d'ammoniaque et on dissout le précipité formé par addition d'acide acétique. On filtre, puis l'on dose directement l'acide phosphorique au moyen de la liqueur d'urane.

Physiologie et pathologie. — La quantité d'acide phosphorique *total* éliminé dans les vingt-quatre heures par un adulte dans les conditions de vie et de régime normal est pour l'homme de $2^{gr},50$ par litre soit $3^{gr},20$ pour vingt-quatre heures ; pour la femme de $2^{gr},30$ par litre soit de $2^{gr},60$ par vingt-quatre heures. Cet acide phosphorique est éliminé à l'état de phosphates *alcalins* (potasse et soude) et *terreux* (chaux et magnésie). La proportion des premiers est d'environ 78 par 100 du poids total (un peu plus des deux tiers).

Le proportion de *phosphate de soude* est très supérieure à

celle du *phosphate de potasse*. Les phosphates *terreux* sont représentés par deux tiers de *phosphate de magnésie* et un tiers de *phosphate de chaux*.

Il résulte de la moyenne d'un nombre considérable d'analyses faites par nous, qu'à l'état normal le rapport de l'acide phosphorique à l'urée est constant et égal à *un huitième*. Ce rapport a été également signalé par M. *Tanret* et plus récemment par M. *Bretet*. Mais ils lui donnaient une valeur un peu plus faible : *un dixième*. Il est tellement constant que je n'hésite pas à conclure à la phosphaturie toutes les fois qu'il devient plus élevé, quelle que soit d'ailleurs la quantité d'acide phosphorique éliminée.

A l'état normal, un individu élimine par exemple 26 grammes d'urée et $3^{gr},20$ d'acide phosphorique, en vingt-quatre heures ; si je trouve 15 grammes d'urée et $2^{gr},65$ d'acide phosphorique, je conclus que le rapport normal n'existe plus, et qu'il existe de la phosphaturie relative, bien que la quantité absolue ($2^{gr},65$) soit inférieure à la moyenne normale.

Lorsqu'au contraire, je trouve par exemple 37 grammes d'urée et $4^{gr},62$ d'acide phosphorique, il y a tout à la fois azoturie et phosphaturie d'une manière *absolue*, mais pas de *phosphaturie relative*.

La proportion d'acide phosphorique augmente dans l'urine après l'ingestion des phosphates et des substances qui en renferment ; elle devient moins abondante pendant l'abstinence, mais ne disparaît jamais complètement. Assez souvent, on observe pendant longtemps une élimination exagérée de phosphates accompagnée d'un ensemble de symptômes qui ont été étudiés avec soin par le Dr Tessier dans une thèse remarquable à laquelle nous empruntons ce qui suit, et désignés sous le nom de *diabète phosphatique, phosphaturie*. Cet état morbide est accompagné de troubles fonctionnels du système nerveux, d'accidents pulmonaires.

Le Dr Tessier considère le diabète phosphatique comme symptomatique de la tuberculose, ou l'indice d'un diabète sucré latent ; dans tous les cas, il indique toujours un trouble profond de la nutrition générale.

M. le professeur Bouchard a signalé les rapports qui existent entre l'ostéomalacie, la phosphaturie et le diabète sucré.

La phosphaturie a des rapports très importants avec les affections chirurgicales. M. le professeur Verneuil a recueilli des observations fort intéressantes sur ce sujet ; elle retarderait la consolidation du cal dans les fractures et joue un rôle dans la production de la cataracte.

L'élimination des phosphates est plus active dans la phtisie pulmonaire, la pseudo-chlorose, les affections du système nerveux et le rhumatisme chronique ; elle diminue dans la chlorose vraie et habituellement dans le cours des maladies aiguës (Tessier, *loc. cit.*).

La quantité d'acide phosphorique éliminée diminue de moitié dans la période active de l'intoxication saturnine ; on observe de même, sauf dans des cas exceptionnels, une diminution chez les individus atteints d'obésité.

Le diabète phosphatique ou phosphaturie est parfois lié au diabète sucré : voici les conclusions de M. le professeur Bouchard sur ce sujet :

1° Dans le plus grand nombre des cas de diabète sucré et en particulier dans les cas de diabète modéré, à glycosurie ou à azoturie peu intenses, les phosphates s'éliminent à dose normale, et même à dose un peu inférieure à la normale ;

2° L'augmentation de la glycosurie peut s'accompagner d'une augmentation parallèle des phosphates ;

3° Quand la désassimilation augmente chez les diabétiques, quand elle s'élève au-dessus de la normale, cette désassimilation se fait aux dépens des tissus qui fournissent l'urée, et aux dépens de ceux qui fournissent l'acide phosphorique, de sorte que l'azoturie s'accompagne de phosphaturie, et que la phosphaturie s'accompagne d'azoturie ;

4° Ce parallélisme entre l'élimination de l'urée et celle des phosphates n'existe que pour les cas dans lesquels l'élimination est supérieure à la normale, il n'existe pas lorsque la désassimilation est entravée. On peut observer l'anazoturie avec le chiffre normal des phosphates, et l'hypophosphaturie avec la dose normale d'urée ;

5° Il semble que la phosphaturie soit loin d'être la règle dans le diabète sucré ; on l'observe seulement vingt-sept fois sur cent. Cette proportion oblige cependant à se demander si certains accidents, qui se développent au cours du diabète sucré, ne peuvent pas être causés secondairement par cette phosphaturie.

Nous avons vu plus haut que la proportion des phosphates *terreux* était égale au tiers environ de celle des phosphates *alcalins*. Dans un travail récent, MM. *Gilles de la Tourette* et *Cathelineau* ont annoncé que dans le paroxysme hystérique, ce rapport était détruit et même *inversé* c'est-à-dire que la proportion des phosphates *terreux* pouvait devenir égale et même supérieure à celle des phosphates *alcalins*. Les conclusions de leur travail sont que, dans la maladie précitée, *la nutrition est singulièrement modifiée* et qu'on peut poser les règles suivantes :

1° Le résidu fixe de l'urine est diminué ainsi que la proportion de l'urée et celle des phosphates ;

2° Le rapport des phosphates *terreux* aux phosphates *alcalins* qui est normalement égal à 1/3 est accru, peut devenir égal à 1/2 et même 1/1, il y a *inversion*.

Dans un travail postérieur, le Dr Voulgre confirme les résultats annoncés par MM. Gilles de la Tourette et Cathelineau, mais ne leur accorde pas la même importance et ne les considère pas comme pathognomoniques de l'attaque d'hystérie *convulsive* ou *non*.

MM. Feré et Herbert arrivent à formuler des conclusions

analogues et disent que si l'inversion des phosphates constitue un symptôme intéressant, elle n'est pas propre à certaines manifestations hystériques, et qu'elle n'est pas exclusive de l'épilepsie, dans toutes les formes de laquelle on peut la rencontrer.

Acide silicique ou silice. — La silice n'existe qu'en proportion excessivement faible dans l'urine ; elle est introduite dans l'économie surtout par une alimentation végétale. Il ne faut pas oublier que la silice n'est pas entièrement insoluble dans l'eau et même qu'elle se dissout assez facilement en présence des alcalis. La quantité éliminée dans les vingt-quatre heures varie de 2 à 30 centigrammes.

Pour constater la présence de la silice dans l'urine, il faut opérer sur une assez grande quantité, au moins un litre de ce liquide. On l'évapore à siccité, puis on incinère le résidu. On traite par l'acide chlorhydrique les cendres obtenues, on évapore à siccité et on chauffe ensuite vers 150 degrés pour rendre la *silice insoluble*. Après refroidissement, on traite par l'eau distillée, qui dissout tout sauf la silice, on décante et on fait dessécher. On peut purifier la silice ainsi obtenue en la faisant fondre avec du carbonate de soude pur ; on dissout dans de l'acide chlorhydrique, on évapore à siccité, et on chauffe à 150°. La silice, d'abord mise en liberté par l'acide, devient insoluble ; on traite alors par l'eau, et elle reste indissoute ; on dessèche et l'on pèse.

Acide azotique. — On trouve dans l'urine des traces d'azotates provenant de l'alimentation ; ces azotates passent à l'état d'azotites, lorsque l'urine entre en putréfaction. Leur recherche n'a aucune espèce d'importance au point de vue clinique.

Pour constater leur présence, il suffit d'ajouter un peu de potasse à l'urine et de l'évaporer à siccité. On calcine ensuite, et le résidu, chauffé avec de l'acide sulfurique, dégage (en présence des chlorures de l'urine) des vapeurs nitreuses qui colorent en bleu le papier ioduré amidonné.

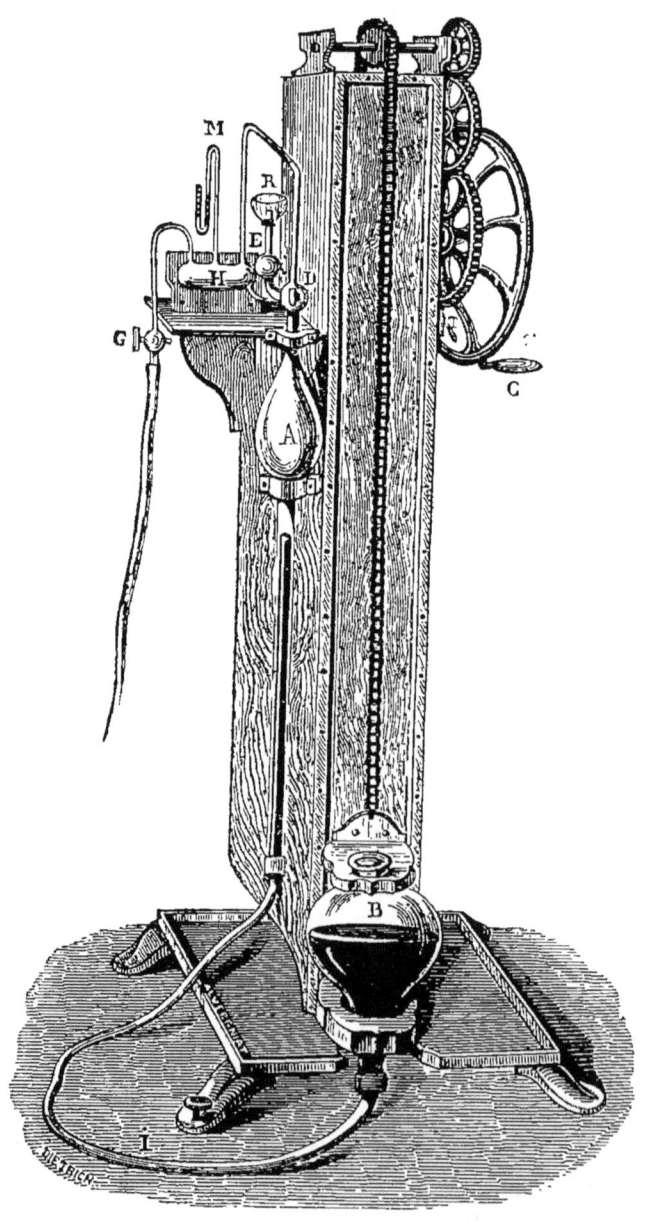

Fig. 19. — Machine pneumatique à mercure.

Gaz de l'urine. — L'urine renferme toujours des gaz en dissolution. Les 4/5 de ces gaz sont constitués par de l'acide carbonique, le 1/6 par de l'oxygène, et le reste par de l'azote.

Le plus important de ces gaz est l'acide carbonique, parce que c'est lui qui maintient en partie les phosphates terreux en dissolution dans l'urine ; nous avons vu que le départ de ce gaz amène la précipitation de ces phosphates.

Pour extraire et doser l'acide carbonique de l'urine, on enferme dans un ballon un volume connu d'urine, par exemple 500 centimètres cubes, et on met en communication avec une machine pneumatique à mercure au moyen de laquelle on peut faire le vide (fig. 19) ; on interpose sur le trajet un tube à boules qui contient de l'eau de baryte.

Tout l'acide carbonique est retenu et précipité à l'état de carbonate de baryte ; on recueille ce dernier, et après lavage et dessiccation on le pèse. Son poids, multiplié par 0,22325, donne celui de l'acide carbonique contenu dans la prise d'essai.

Au lieu de machine pneumatique, on peut faire usage de la trompe ; et le ballon qui renferme l'urine est plongé dans un bain-marie dont on élève progressivement la température jusqu'à ce que l'urine commence à entrer en ébullition.

Bases. — Les bases que l'on rencontre dans l'urine, et avec lesquelles sont combinés les acides minéraux et organiques dont nous avons parlé, sont les suivantes : *chaux, magnésie, potasse, soude, fer,* et *ammoniaque* qui peut être considérée comme existant normalement dans l'urine, en faible proportion.

Les plus importants de ces corps sont la *chaux* et la *magnésie*. Ils existent presque en totalité à l'état de *phosphates*, mais, dans certains cas, on les rencontre à l'état de *sulfates, urates* et même *oxalates* (anormal) ; il devient alors nécessaire de doser ces sels séparément. On détermine la chaux totale, puis d'un côté l'acide phosphorique et de l'autre l'acide oxalique; on partage ensuite proportionnellement aux équivalents.

Les caractères particuliers des sels de magnésie et de chaux qui nous intéressent sont les suivants :

Sels de chaux. — Sont solubles : l'*acétate*, l'*azotate* le *chlorure*; insolubles : le *sulfate*, l'*oxalate* et le *phosphate*.

Les *carbonates alcalins* et *alcalis* précipitent la chaux de ses dissolutions salines.

L'*acide sulfurique* et les *sulfates* donnent, dans les solutions *concentrées* de sels de chaux, un précipité blanc de *sulfate de chaux* soluble dans les acides et dans une grande quantité d'eau.

Enfin, et cette réaction est caractéristique, l'*oxalate d'ammoniaque* donne, avec les solutions même très étendues de sels de chaux, un précipité blanc d'*oxalate de chaux* insoluble dans l'acide acétique et oxalique, fort soluble dans les acides minéraux. Il faut donc, toutes les fois que l'on veut faire usage de ce réactif, s'assurer que la liqueur ne contient aucun acide minéral libre, et, dans ce cas, saturer avec de l'ammoniaque, puis ajouter un léger excès d'acide acétique.

Sels de magnésie. — Sont solubles : les *acétate, azotate, chlorure, sulfate;* insolubles : *phosphate* et *oxalate* dans certaines conditions.

La *potasse*, la *soude* et leurs carbonates précipitent en blanc les sels de magnésie.

L'*ammoniaque* ne précipite pas complètement les solutions neutres et ne précipite pas les solutions acides; il se fait un sel double, sauf dans le cas où la liqueur contient de l'acide phosphorique; il se fait alors du *phosphate ammoniaco-magnésien*.

Le carbonate d'ammoniaque ne précipite pas à froid les sels de magnésie; à chaud, la précipitation est incomplète.

La présence du chlorhydrate d'ammoniaque l'empêche entièrement. Le phosphate neutre de soude donne un précipité gélatineux de phosphate de magnésie ; en présence des sels ammoniacaux, ce précipité est cristallin, mais c'est alors du *phosphate ammoniaco-magnésien*, soluble dans les acides et insoluble dans l'ammoniaque; aussi la précipitation s'opère mieux en présence d'un excès de cette base.

L'acide *oxalique* ne précipite pas les sels de magnésie, mais l'*oxalate d'ammoniaque* les précipite en blanc ; toutefois, cette précipitation est empêchée par le *chlorhydrate d'ammoniaque*.

Pour doser la chaux et la magnésie dans l'urine, on se conforme à la marche suivante :

Dosage de la chaux. — 1° *Par pesée.* — On mesure dans un vase à précipiter 100 centimètres cubes d'urine filtrée; puis, dans le but d'enlever les acides minéraux libres qui pourraient exister dans la liqueur et empêcher la précipitation complète, on ajoute goutte à goutte de l'ammoniaque, jusqu'à ce que les phosphates commencent à se précipiter. On verse alors de l'acide acétique, de manière à redissoudre ce précipité et à donner au liquide une réaction franchement acide. Dans cette urine, qui ne contient pas alors d'autre acide libre que l'acide acétique, on ajoute une solution d'*oxalate d'ammoniaque* en excès, on agite, et on laisse reposer huit à dix heures. Toute la chaux se trouve alors déposée à l'état d'*oxalate insoluble*, et la magnésie est resté en dissolution. On passe alors sur un petit filtre Berzélius, et même on peut commencer par décanter, Une fois le précipité d'oxalate de chaux réuni sur le filtre, on le lave avec un peu d'eau chaude pour entraîner l'eau mère ; la dernière goutte ne doit plus laisser de résidu à l'évaporation.

Tout le liquide filtré contient la magnésie; on le conserve, pour le faire servir ensuite au dosage de cette substance. Le précipité d'oxalate de chaux est desséché à l'étuve, puis on le sépare du filtre et on incinère ce dernier à part, dans une capsule de platine tarée; on y ajoute ensuite le précipité et on calcine de nouveau.

L'oxalate de chaux est décomposé par la chaleur et se transforme d'abord en *carbonate de chaux*, puis en *chaux caustique;* la chaleur n'étant pas suffisante pour déterminer *complètement* cette dernière transformation, il est préférable de peser à l'état de *carbonate*.

Pour cela, on arrose le résidu, après refroidissement, avec une solution saturée de *carbonate d'ammoniaque*, on évapore très lentement à siccité et en veillant bien à ce qu'il n'y ait pas de projection, puis on chauffe au rouge sombre sur la lampe à alcool. Il est prudent de recommencer une seconde fois ce traitement par le carbonate d'ammoniaque, afin que toute la chaux soit entièrement carbonatée. L'excès de carbonate d'ammoniaque disparaît par la chaleur, et l'on pèse le carbonate de chaux; son poids multiplié par $0^{gr},56$ donne celui de la chaux caustique.

Correction. — Lorsque la magnésie est assez abondante, l'oxalate de chaux en se précipitant en entraîne toujours un peu. Pour l'en priver, après l'avoir isolé par le filtre, on le redissout dans l'eau aiguisée d'acide chlorhydrique; on sursature avec un léger excès d'ammoniaque, et l'on redissout par l'acide acétique le précipité formé.

On précipite alors une seconde fois par l'oxalate d'ammoniaque. Ce nouveau dépôt d'oxalate de chaux est débarrassé de magnésie, et celle-ci reste dans la liqueur. — On calcine alors le précipité et on termine comme nous venons d'indiquer [1].

---

[1] Consignons ici une observation qui s'applique au dosage de toutes les substances minérales. Lorsque l'on veut obtenir un dosage à l'abri de tout reproche, il est préférable d'opérer sur le

Procédé volumétrique. — Lorsque, après avoir calciné le précipité d'oxalate de chaux, on a le résidu mixte de carbonate de chaux et de chaux caustique, on peut déterminer volumétriquement la quantité de chaux qu'il renferme.

Pour cela, il suffit de le dissoudre dans un poids connu d'acide azotique et de déterminer volumétriquement la quantité de cet acide qui a été saturée par la chaux.

Deux solutions sont nécessaires : une liqueur titrée d'acide azotique et une autre de soude caustique.

Solution titrée d'acide azotique. — On la prépare de telle manière que *un centimètre cube* représente environ *un* centigramme de chaux; la burette étant divisée en dixièmes de centimètre cube, on obtient donc le milligramme.

Je donne la préférence à *l'acide azotique quadrihydraté* $AzO^5,4HO$, pour cette raison qu'on l'obtient facilement à un degré de concentration *fixe;* on en pèse $32^{gr},14$ et on l'étend avec quantité d'eau suffisante pour faire un litre. Dans ces conditions, 1 centimètre cube doit être saturé par *un centigramme de chaux*, si toutefois l'acide est bien au degré de concentration voulu, il est donc nécessaire de s'en assurer.

Pour cela, on dissout 18,92 de carbonate de soude pur, préalablement calciné, dans assez d'eau pour faire un volume d'un litre; cette quantité est équivalente à 10 grammes de chaux caustique, et dès lors chaque centimètre cube correspond à *un centigramme de chaux*.

On place alors dans un matras 10 centimètres cubes de cette solution de soude (correspondant à $0^{gr},10$ de chaux),

---

résidu de la calcination de l'urine au lieu de prendre l'urine elle-même, en un mot de détruire toute matière organique, ainsi que nous l'avons conseillé pour le dosage des chlorures. Mais, pour des dosages *cliniques*, cette précaution est inutile.

et on la chauffe de façon à la porter à une légère ébullition ; on colore en bleu par l'addition de quelques gouttes de teinture de tournesol, puis on verse peu à peu la solution à titrer d'acide azotique ; on opère ainsi à l'ébullition pour déterminer le départ immédiat de l'acide carbonique, qui autrement ferait passer la couleur bleue du tournesol au rouge vineux et empêcherait de bien saisir la fin de la réaction. On cesse l'affusion d'acide azotique au moment où l'on a obtenu la coloration pelure d'oignon. On note la quantité de centimètres cubes d'acide azotique employé pour obtenir ce résultat, et cette quantité représente 10 centigrammes de chaux. On exprime ensuite le titre par rapport au centimètre cube et l'on inscrit ce titre sur le flacon.

Par exemple, 10 centimètres cubes de la solution titrée de carbonate de soude ont exigé $11^{cc},2$ d'acide azotique. Ces 10 centimètres cubes représentant 0,10 de chaux, on pose :

$11^{c.c.},2$ d'AzO^5 correspondent à...... 0,10 de CaO
$1 =$ 0,00893

Cette première opération nous apprend que 1 centimètre cube de l'acide azotique dilué correspond à $0^{gr},00893$ de chaux, et par conséquent 10 centimètres cubes à $0^{gr},0893$.

Il est encore nécessaire de préparer une solution très étendue de soude caustique qui servira à déterminer la quantité d'acide azotique saturée par le carbonate de chaux provenant de la calcination de l'oxalate. La solution de carbonate de soude dont nous avons fait usage pour titrer l'acide azotique pourrait à la rigueur servir ; mais il est bien plus commode d'en faire une autre de soude caustique, et cela parce qu'on peut opérer à froid, que l'alcali n'est pas carbonaté, et que l'on n'aura pas à tenir compte du dégagement d'acide carbonique.

Cette solution est assez étendue; je la prépare de la manière suivante :

Soude caustique à l'alcool.... 14gr,28
Eau distillée................ Q. S. pour faire un litre.

On détermine le titre exact de cette solution au moyen de l'acide azotique titré; pour cela, on place dans un vase à précipiter 10 centimètres cubes de cet acide, on le rougit avec quelques gouttes de teinture de tournesol, et on y verse la solution de soude, jusqu'à ce que la couleur soit ramenée au bleu.

S'il a fallu pour cela employer 12 centimètres cubes ou 120 divisions, on note ce chiffre, et l'on sait dès lors que $1^{cc},20$ ou 12 divisions correspondent à 1 centimètre cube de l'acide azotique titré, et, par suite, à 0gr,00803 de chaux.

Application à l'urine. — Après avoir précipité l'urine par l'oxalate d'ammoniaque, comme nous l'avons indiqué plus haut (p. 155), recueilli, lavé et calciné le précipité, qui est alors un mélange de *chaux caustique* et *carbonatée*, on le fait tomber dans un petit ballon contenant 10 centimètres cubes d'acide azotique titré; la dissolution a lieu avec effervescence, on chauffe pour déterminer le départ de l'acide carbonique. Si la quantité d'acide azotique n'est pas suffisante, on en ajoute encore 10 centimètres cubes. La dissolution s'effectue; la chaux n'a pas saturé tout l'acide azotique; il faut déterminer ce qui reste d'acide libre. Pour cela, on commence par colorer la liqueur avec quelques gouttes de teinture de tournesol, puis on verse de la liqueur titrée de soude caustique, jusqu'à ce que la coloration soit ramenée au bleu; on lit le nombre de divisions employées, et l'opération est terminée. Il ne reste plus qu'à calculer les résultats.

Supposons qu'on ait dissous dans 10 centimètres cubes d'acide azotique titré le précipité de chaux provenant de la précipitation de 50 centimètres cubes d'urine, et qu'il ait fallu employer 56 divisions de liqueur de soude pour ramener le mélange au bleu. On est du reste averti que l'on approche du point de saturation, parce que la chaux est précipitée par la soude dès que celle-ci se trouve en excès.

Nous savons que les 10 centimètres cubes d'acide azotique exigent 120 divisions de liqueur de soude pour être neutralisés; la chaux provenant des 50 centimètres d'urine a donc saturé une quantité d'acide azotique correspondant à 120—56 ou 64 divisions.

Il ne reste plus qu'à poser la proportion suivante :

12 div. de soude correspondent à. 0,00893 de chaux.
64............................... x

d'où

$x =$ 0,0476
et en passant au litre............ 0,952

Dosage de la magnésie. — 1° *Par pesée.* — Les eaux mères d'où l'on a séparé l'oxalate de chaux, et les eaux de lavage du précipité renferment toute la magnésie ; on y réunit les eaux mères provenant de la seconde précipitation de l'oxalate de chaux (s'il était magnésifère) et l'on en sépare toute la magnésie à l'état de *phosphate ammoniaco-magnésien*. Pour cela, on ajoute au liquide du *chlorhydrate d'ammoniaque*, du *phosphate de soude*, et enfin un excès d'*ammoniaque*.

Le précipité de phosphate ammoniaco-magnésien est séparé par le filtre et traité comme nous avons indiqué au dosage de l'acide phosphorique (voir p. 143); son poids, multiplié par $0^{gr},3604$, donne celui de la magnésie.

2° *Procédé volumétrique.* — Au lieu de peser le phosphate ammoniaco-magnésien à l'état de pyrophosphate de magnésie, on peut le dissoudre dans l'acide acétique et y doser l'acide phosphorique volumétriquement au moyen de la solution d'acétate d'urane (voir p. 147). Le phosphate ammoniaco-magnésien est un sel bien défini. La quantité d'acide phosphorique indiquée par le dosage volumétrique est multipliée par 0,563. On a ainsi la proportion de magnésie ; on obtiendrait celle du phosphate de magnésie tribasique en multipliant par $1^{gr},845$.

Physiologie et pathologie. — La *chaux* et la *magnésie* étant presque en totalité éliminées en combinaison avec l'acide phosphorique, leurs variations sont liées à celles de ce corps. Il résulte de mes déterminations personnelles que la quantité de ces substances, éliminées en vingt-quatre heures par un adulte en bonne santé, est la suivante :

Chaux.................... $0^{gr},35$ à $0^{gr},45$
Magnésie............... 0 50 à 0 60

Potasse et soude. — Ces bases existent principalement à l'état de *phosphates* et de *chlorures*.

On peut, comme pour la *chaux* et la *magnésie*, les doser dans la même prise d'essai. On commence par préparer une liqueur alcaline de chlorure de baryum en mélangeant 1 volume d'une solution saturée de chlorure de baryum avec 2 volumes d'une solution de baryte caustique également saturée. Ce mélange est conservé dans un flacon bien bouché.

On prend 50 centimètres cubes d'urine filtrée ; on évapore à siccité et on calcine le résidu avec précaution, pour obtenir des cendres blanches. On dissout ensuite le résidu dans l'eau distillée bouillante, en ajoutant quantité suffisante d'acide chlorhydrique : on verse dans ce liquide de la solution de *chlorure de baryum alcaline*, tant qu'il se forme un précipité. On jette sur un filtre aussi petit que possible, et l'on sépare ainsi les *phosphates* et *sulfates* ter-

reux. On lave avec soin ce précipité pour entraîner tous les sels solubles. Dans la liqueur filtrée, on ajoute alors de l'*ammoniaque*, puis du *carbonate d'ammoniaque* : il se produit un nouveau précipité que l'on sépare par le filtre et qu'on lave avec soin. La liqueur filtrée ne renferme plus que des *chlorures de potassium et de sodium*, plus l'excès des *sels ammoniacaux*. — On l'évapore avec précaution et au bain-marie dans une capsule tarée, de manière à éviter toute projection ; on chauffe ensuite au rouge sombre pour volatiliser les sels ammoniacaux ; il faut pour cette opération se servir de la lampe à alcool, afin d'éviter la volatilisation des chlorures. En pesant la capsule après refroidissement, on a le poids des *chlorures de potassium et de sodium;* on les dose en bloc.

Pour les séparer, on dissout le résidu dans l'eau distillée bouillante et on sépare la potasse par le *bichlorure de platine*.

On favorise la précipitation du *chlorure double de platine et de potassium* en étendant le liquide de son volume d'alcool à 90°. Après vingt-quatre heures de repos, le précipité est bien déposé ; on le recueille sur un petit filtre préalablement desséché à 100° et taré. On le lave à l'eau alcoolisée, puis on le dessèche à 100° et on le pèse. Ces pesées doivent être faites entre deux verres de montre. Le poids du précipité de *chlorure double de platine et de potassium* multiplié par 0,3054 donne celui du *chlorure de potassium;* par différence on obtient celui du *chlorure de sodium*.

Pour obtenir la quantité de potasse et de soude, il suffit de multiplier par 0,6317 le poids du chlorure de potassium, et par 0,5302 celui du chlorure de sodium.

Fer. — Le fer qui existe dans tous les liquides de l'économie, se rencontre également dans l'urine, mais en quantité très faible, de 2 à 4 milligrammes dans les vingt-quatre heures. Il est donc impossible de suivre cliniquement ses variations. Voici comment on peut facilement en constater la présence :

On incinère 100 à 200 centimètres cubes d'urine ; on traite les cendres par l'eau aiguisée d'acide chlorhydrique, et on filtre. On caractérise alors le fer par les deux réactions suivantes :

1° Dans une partie de la liqueur, on ajoute quelques gouttes d'acide azotique et on fait bouillir ; cette opération a pour but de peroxyder le fer ; si l'on vient alors à y ajouter une petite quantité de *solution de sulfocyanure de potassium*, il se développe une coloration rouge sang caractéristique ;

2° Dans une autre partie de la liqueur, on ajoute un peu de prussiate jaune de potasse ; il se fait alors un dépôt de bleu de Prusse ou tout au moins une coloration bleue. Il est bon comme pour l'essai précédent, d'ajouter auparavant quelques gouttes d'acide azotique pour peroxyder le fer.

Si l'on voulait doser le fer, il faudrait opérer sur environ un litre d'urine, suivre la marche que nous venons d'indiquer, et doser volumétriquement au moyen d'une solution titrée de permanganate de potasse d'après le procédé de Marguerite. Ce dosage a peu d'importance et n'est point d'une application facile en clinique ; nous renvoyons le lecteur aux traités spéciaux.

Nous avons passé en revue tous les principaux éléments de nature organique ou minérale que l'on rencontre dans l'urine normale. Nous terminerons par un tableau résumant la composition de cette urine par litre et par vingt-quatre heures, en faisant remarquer que, chez la femme, le volume de l'urine des vingt-quatre heures étant inférieur à celui qu'on observe chez l'homme (10 à 1,100 au lieu de 1,200 à 1,400 centimètres cubes), il est nécessaire pour cette urine, de diminuer un peu les chiffres.

COMPOSITION MOYENNE DE L'URINE NORMALE

CARACTÈRES GÉNÉRAUX

Volume des 24 heures	Homme.	1,200 à 1,400 c.c.
	Femme.	1,000 à 1,100 —
Couleur....................		Jaune citrin ou ambré.
Aspect.....................		Transparent.
Dépôt......................		Nul ou floconn., peu abondant.
Odeur......................		*Sui generis*.
Consistance................		Fluide (souvent mousse avec facilité).
Réaction...................		Franchement acide. (2 gram. d'acide oxalique pour l'urine des 24 heures.)
Densité....................		1,022

TOTALITÉ DES ÉLÉMENTS DISSOUS

	Par litre.	Par 24 heures.
Eléments organiques............	25 à 28 gr.	30 à 35 gr.
Eléments minéraux.............	12 à 15 —	16 à 21 —
Total des substances fixes..	37 à 43 —	46 à 56 —

Eléments organiques.

		Par litre	Par 24 heures
Urée...............	Homme.	22 gr.	26 gr. 50
	Femme.	19 —	21
Acide urique..................		0,40 à 0,50	0,50 à 0,60

Rapport de l'acide urique à l'urée = 1/40°

Acide hippurique...............	0,40 à 0,60 gr.	0,60 à 0,90 gr.
Créatine et créatinine..........	0,60	1,00 —
Xanthine.....................	0,04	0,06 —
Matières extractives et colorantes		
Urobiline....................	3,00	4,00 —

Eléments minéraux.

		Par litre	Par 24 heures	
Acide phosphorique..	Homme.	2,50	3,20	gr.
	Femme.	2,30	2,60	—
Phosphates alcalins, potasse et soude (bibasiques).......	Homme.	3,889	5,00	—
	Femme.	3,577	4,044	—

Phosphates terreux chaux et magnésie (tribasiques).......	Homme. 1,667	2,133	gr.
	Femme. 1,533	1,733	—

Rapport de l'Acide phosphorique à l'urée = 1/8e.

Chlorures (potassium et sodium).	6,60 à 8,00	10,00 à 12	gr.
Acide sulfurique...............	2,00	3,00	—
Chaux.......................	0,30	0,45	—
Magnésie....	0,40	0,60	—
Sels ammoniacaux.............	0,70	0,90	—
Fer.........	0,003	0,004	—

Eléments gazeux.

Acide carbonique..............	15 c. c.	21 c. c.
Azote........................	2 —	10 —
Oxygène..	1 —	1,5 —

Dans l'urine normale l'examen microscopique montre presque toujours de très rares leucocytes et quelques cellules épithéliales provenant de la vessie ou du vagin.

LIVRE TROISIÈME

ÉLÉMENTS ANORMAUX

Les éléments anormaux que l'on rencontre dans l'urine sont de trois sortes : éléments de nature organique ; éléments de nature minérale ; éléments organisés.

Ces derniers constituent surtout les sédiments ; nous les étudierons ensuite.

1° Eléments organiques.

Albumine vraie ou sérine, acétone, acides biliaires, leucomaïnes, acide homogentisinique, acide oxalique, acide oxybutyrique, alcaptone, cholestérine, cystine, globuline, glycose, hémoglobine, indiglaucine, indigotine, indirubine, inosite, leucine, indol, mélanine, mucine, peptone, pigments biliaires, ptomaïnes, pyine, scatol, urines chyleuses, grasses, huileuses, laiteuses, urobiline.

2° Eléments minéraux.

Acide sulfhydrique et sulfures, composés ammoniacaux.

3° Eléments organisés.

Bacilles, bactéries, cellules épithéliales diverses, champignons, cylindres urinaires, ferments, fibrine, hématies, leucocytes, mucus, parasites divers, sarcine, spermatozoïdes, substances accidentelles.

I. — ÉLÉMENTS DE NATURE ORGANIQUE

CHAPITRE PREMIER

ALBUMINE

Il existe dans tous les liquides et humeurs de l'économie, ainsi que dans le suc des muscles, des matières azotées dont la composition centésimale est très complexe et ayant de nombreux caractères communs. On les désigne sous le nom de *matières albuminoïdes.*

La formule de l'albumine n'est pas fixée ; elle répond à la composition centésimale suivante :

Carbone..........................	53
Hydrogène........................	7
Azote.........................	15,50
Oxygène.........................	23
Soufre..........................	1,50
	100,00

L'albumine renferme en outre du phosphore, environ 0,40 pour 1000, mais non comme principe constituant.

Les diverses matières albuminoïdes, quelles que soient du reste les nuances qui les différencient, offrent toutes les caractères suivants, qu'on peut constater sur l'albumine extraite de l'urine.

Comme elles sont azotées, elles dégagent, lorsqu'on les incinère, une odeur de corne brûlée caractéristique. Pour constater d'une façon plus précise la présence de l'azote, il suffit de chauffer dans un tube un peu d'albumine avec une pastille de potasse caustique : il se dégage de l'ammoniaque, qui ramène au bleu le papier rouge de tournesol et donne des fumées blanches avec l'acide chlorhydrique.

On met en évidence la présence du *soufre* en faisant bouillir un peu d'albumine avec une solution de soude caustique; il se forme du sulfure de sodium, et le liquide précipite en noir par l'addition d'un sel de plomb. On peut encore calciner un peu d'albumine avec de la potasse et de l'azotate de potasse dans un creuset de porcelaine ou d'argent; il se fait du *sulfate*, qu'on caractérise par le chlorure de baryum. Les caractères dont nous allons maintenant parler s'appliquent plus particulièrement à l'albumine du sérum, et par suite à celle que l'on rencontre dans l'urine.

Cette albumine, en solution dans l'eau, agit sur la lumière polarisée et dévie à gauche de — 56.

Cette solution est coagulable par la chaleur; vers 72°, la séparation de l'albumine est complète. Cette coagulation s'effectue en liqueur neutre : bien plus facilement encore en liqueur acide, la température à laquelle elle a lieu est alors abaissée. Elle est, au contraire, incomplète en liqueur alcaline et peut même ne plus avoir lieu.

L'alcool précipite l'albumine de ses solutions aqueuses, et suivant la nature de l'albumine, le précipité se redissout dans l'eau en totalité ou en partie.

Les acides dont les noms suivent coagulent l'albumine sans se combiner avec elle : *phénique, picrique, azotique, sulfurique, tannique;* ne la coagulent pas les acides *acétique* et *phosphorique trihydraté.*

Le sulfate de magnésie ne précipite pas l'albumine de l'œuf en solution neutre ou alcaline, ou en présence de l'acide phosphorique; mais la précipitation a lieu lorsque la liqueur est acidulée avec l'acide acétique.

L'acide chlorhydrique concentré, et mieux additionné d'un peu d'acide sulfurique, dissout en partie l'*albumine* et se colore en *violet*.

Les alcalis caustiques dissolvent l'*albumine*, et l'acide acétique sépare une matière spéciale, la *protéine*.

L'azotate de mercure, contenant des vapeurs nitreuses et obtenu en dissolvant 1 partie de mercure dans 2 parties d'acide azotique et étendant de 4 parties d'eau, constitue un réactif très sensible qui coagule l'albumine et donne une coloration rouge intense si l'on élève la température vers 60 à 100 degrés. Bon nombre de sels métalliques coagulent l'albumine en se combinant avec elle : citons l'*alun*, le *bichlorure de mercure*, l'*acétate de plomb*; il se forme un *albuminate*. Il arrive assez souvent que l'albumine est d'abord coagulée, puis le précipité d'albuminate est soluble dans un excès de sel. Tel est le cas qui se présente avec le *sublimé corrosif*, le *perchlorure de fer neutre*, les sels de *cuivre*, de *zinc*, de *cadmium*. Avec les *sels d'argent* et de *plomb*, le coagulum est insoluble dans un excès de ces sels. L'acide azotique concentré attaque et jaunit les matières albuminoïdes. A chaud, l'action est très énergique, et il se produit de l'*acide xanthoprotéique*, corps amorphe, jaune orangé, soluble dans les alcalis; c'est grâce à la formation de ce corps que l'acide azotique colore l'épiderme en jaune.

Telles sont les propriétés générales des matières albuminoïdes et en particulier de l'albumine du sérum et de celle qu'on trouve dans l'urine. Nous reviendrons plus tard sur quelques points particuliers.

Cette albumine est désignée sous le nom de *serine*; mais ce n'est pas la seule que l'on rencontre dans l'économie, il y a encore la *globuline* et les *peptones* dont nous indiquerons plus loin les caractères spécifiques.

Les deux principaux types d'albumine sont ceux de l'albumine de l'*œuf* et du *sérum*.

Pour avoir de l'albumine pure, on bat du blanc d'œuf avec des verges, de façon à rompre le faisceau qui englobe l'albumine ; on étend d'eau et l'on filtre sur un papier blanc peu serré. La solution qui en résulte est assez limpide ; en l'évaporant au bain-marie, à une température ne dépassant pas 40 degrés, on obtient l'albumine brute. Cette albumine renferme environ 6,5 p. 100 de sels minéraux. On peut la priver de ces sels en la soumettant à la dialyse. D'après M. Wurtz, on obtient de l'albumine pure de la manière suivante : On précipite par l'acétate basique de plomb une solution aqueuse d'albumine ; le précipité est lavé à l'eau distillée, puis mis en suspension dans une nouvelle quantité d'eau que l'on fait traverser par un courant d'acide carbonique. Il se précipite du carbonate de plomb, et l'albumine, mise en liberté, se dissout dans l'eau. On filtre, puis on ajoute dans le liquide quelques gouttes d'une solution d'hydrogène sulfuré, pour enlever les dernières traces de plomb ; on chauffe avec précaution vers 60 degrés pour déterminer un commencement de coagulation de l'albumine qui englobe le sulfure de plomb et clarifie ainsi le liquide. On filtre une seconde fois, puis alors on évapore à une température inférieure à 40 *degrés*. On obtient ainsi de l'albumine pure et soluble dans l'eau.

On peut considérer l'albumine comme un sel de soude dans lequel l'élément organique joue le rôle d'acide. Les combinaisons d'albumine avec les sels métalliques sont des *albuminates*. L'albumine de l'œuf serait de l'*albuminate de soude* ; la *caséine*, de l'*albuminate de potasse*.

L'albumine qui passe dans l'urine est identique à celle du *sérum*. Cette dernière renferme deux éléments distincts : la *sérine* et la *fibrine dissoute* (hydropisine). On peut séparer cette dernière (que l'on rencontre aussi dans les liquides de pleurésie, d'ascite) au moyen du *sulfate de magnésie* ; c'est du reste le seul caractère qui la différencie de la *sérine*. On fait bien rarement la séparation de ces deux éléments *sérine* et *hydropisine*, on les dose en bloc sous le nom d'*albumine*, et c'est toujours ce que l'on fait pour l'urine. Ce liquide renferme en effet les deux éléments de l'albumine du sérum : *sérine* et *fibrine dissoute* ; mais on ne peut constater la présence de cette dernière que dans les urines très albumineuses : elle se sépare et forme un précipité lorsqu'on les sature de sulfate de magnésie.

Les procédés de recherche et de dosage de l'albumine dans l'urine étant tous basés sur la coagulation de cette substance par la *chaleur* ou les *acides*, nous allons entrer dans quelques détails sur ce sujet.

Coagulation de l'albumine par la chaleur. — Si l'on chauffe une dissolution neutre d'albumine, elle commence à se troubler vers 62° ; de 72 à 75, la coagulation est complète. Le coagulum ainsi produit est insoluble dans l'eau et dans l'acide azotique, à la condition qu'on n'emploie pas cet acide en trop grande quantité. Le point de coagulation par la chaleur est abaissé ou élevé par certaines substances, *acides*, *sels*, *alcalis*. Par exemple, le sulfate de magnésie et celui de soude sont sans action sur l'*albumine* ; cependant, lorsqu'on sature avec ces sels une dissolution d'albumine, on abaisse son point de coagulation vers 50° ; on utilise cette propriété pour rechercher des traces d'albumine.

Si la solution d'albumine, au lieu d'être *neutre* est *alcaline*, le point de coagulation est élevé, et cela d'autant plus que la proportion d'alcali est plus considérable ; il arrive souvent qu'une partie de l'albumine, et parfois la totalité ne se coagule pas. Lorsqu'on recherche l'albumine par la chaleur, il faut donc avant tout s'assurer de la réaction du liquide, le neutraliser, ou mieux le rendre acide, avant de le soumettre à l'action de la chaleur. Il n'est point nécessaire d'employer pour cela un acide qui coagule l'*albumine*. On donne la préférence à l'*acide acétique*.

Cet acide ne précipite pas l'albumine ; il peut même, s'il est concentré et employé en quantité suffisante, redissoudre l'albumine coagulée par la chaleur. Il ne faut pas perdre de vue cette propriété et, par suite, ne *jamais acidifier que légèrement l'urine dans laquelle on recherche l'albumine par la chaleur;* le sulfate de soude, dont nous venons de signaler une propriété, précipite l'albumine de sa solution acétique si elle a été faite à chaud ; aussi le procédé le plus sensible et qui permet de déceler des traces d'albumine consiste à saturer l'urine de sulfate de soude, à l'acidifier par l'acide acétique, filtrer, puis chauffer dans un tube à essai. Pour peu que l'urine renferme d'albumine. Elle se troublera.

Coagulation de l'albumine par l'acide azotique. — De tous les acides minéraux, le plus employé pour la recherche de l'albumine est l'acide azotique. Il la coagule sans se combiner avec elle. Si l'on se sert pour cette opération d'acide azotique étendu et qu'on le verse goutte à goutte, on observe d'abord un léger trouble qui disparait dès qu'on agite de manière à répartir l'acide azotique dans la totalité de l'urine. Le trouble ne devient persistant qu'alors que la proportion d'acide azotique ajoutée est assez considérable. On expliquait d'abord ce fait par l'action qu'aurait exercée l'acide azotique sur les phosphates ; cet acide aurait d'abord mis en liberté une quantité proportionnelle d'acide phosphorique, lequel aurait agi comme dissolvant sur l'albumine. D'après M. Méhu, cette explication n'est pas entièrement valable, car l'acide azotique se comporte de même avec une solution d'albumine dans l'eau pure, et la précipitation ne devient complète que si la quantité d'acide est assez considérable. L'acide azotique, comme l'alcool, précipite l'albumine sans contracter de combinaison avec elle, et ce n'est que dans un milieu suffisamment riche en acide que l'albumine devient entièrement insoluble.

L'acide phénique précipite également l'albumine sans se combiner avec elle : le coagulum est soluble en partie dans l'eau, mais insoluble dans l'eau saturée d'acide phénique. Le prussiate jaune de potasse et l'acide picrique précipitent l'albumine en présence de l'acide acétique.

L'iodure double de potassium et de mercure précipite également l'albumine. M. Tanret, qui a fait de cette réaction la base d'un procédé de dosage de l'albumine, indique la formule suivante :

>   Iodure de potassium.................. 3^{gr},32
>   Bichlorure de mercure............... 1   35
>   Acide acétique....................... 20^{cc}, »
>   Eau distillée......... Q. S. pour faire 64^{cc}, »

Ce réactif donne également un précipité avec l'urine d'un individu qui a absorbé des alcaloïdes ; dans ce dernier cas, le précipité disparaît par l'élévation de température et est également soluble dans l'alcool.

Recherche de l'albumine dans l'urine. — Pour déceler l'albumine dans l'urine, il suffit d'appliquer les réactions que nous venons d'indiquer : coagulation par la *chaleur*, par l'*acide nitrique*, par l'*acide phénique*, par le *cyanure jaune de potassium en solution acétique* et par l'*iodure double de mercure et de potassium*. L'*albumine* est exclusivement un produit anormal ; mais sa présence dans l'urine peut tenir à cinq groupes de causes différentes.

1er *Groupe :* MALADIES DU SANG, *maladies infectieuses* et fébriles telles que la pneumonie, la scarlatine, la variole, etc... et *maladies constitutionnelles*, telles que l'anémie et la leucémie.

2e *Groupe :* EMPOISONNEMENT par le phosphore, l'arsenic, le mercure et le plomb.

3e *Groupe :* TROUBLES CIRCULATOIRES, maladies du cœur, des poumons et des plèvres.

4e *Groupe :* MALADIES PAR LÉSIONS RÉNALES.

5e *Groupe :* EXTRAVASION DE SANG OU DE PUS dans un point quelconque de l'appareil génito-urinaire.

ALBUMINE 175

La quantité absolue d'albumine contenue dans l'urine n'est jamais très considérable ; très souvent, elle est inférieure à 1 gramme par litre : 4 à 5 grammes constituent une forte proportion ; on en rencontre parfois jusqu'à 18 et 30 grammes par litre. L'urine albumineuse mousse toujours par l'agitation beaucoup plus qu'une urine normale, même lorsque la réaction est acide, et à plus forte raison lorsqu'elle est alcaline.

Lorsqu'une urine est albumineuse, elle donne une mousse très épaisse et très persistante lorsqu'on y dose l'urée au moyen de l'hypobromite de soude. On fait aisément tomber cette mousse par l'addition de quelques gouttes d'alcool. Les urines albumineuses sont de couleur pâle, et en général de faible densité lorsqu'elles proviennent d'un sujet atteint d'une maladie de Bright chronique ; mais elles peuvent être tout aussi colorées qu'une urine normale, et même plus si elles renferment du sang.

Recherche de l'albumine par la chaleur. — Les urines albumineuses éprouvent facilement la fermentation ammoniacale, soit en dehors de la vessie, soit même dans ce réservoir. Il en résulte qu'il faut toujours s'assurer de la réaction, avant de procéder à la recherche de l'albumine par la chaleur. Si l'urine est acide, on peut la chauffer directement, et s'il se produit un léger trouble, on ajoute une ou deux gouttes d'acide acétique : le précipité disparait s'il est dû à des phosphates ou carbonates terreux qui se sont déposés par suite du départ de l'acide carbonique sous l'action de la chaleur. Il persiste s'il est formé par de l'albumine et souvent s'accentue, surtout si l'on continue à chauffer quelques instants. Si l'urine est neutre et à plus forte raison si elle est alcaline, on l'acidifie légèrement avec de l'acide acétique, et on filtre. Il suffit alors de la chauffer dans un tube à essai pour obtenir un coagulum, pour peu que la proportion d'albumine soit notable.

Si l'on n'avait pas pris la précaution d'ajouter de l'acide

acétique, le coagulum apparaîtrait quand même au bout de quelques instants d'ébullition, car le carbonate d'ammoniaque serait volatilisé, et l'albumine se précipite au fur et à mesure.

Si le trouble produit par la chaleur seule n'est pas très net et qu'on soupçonne cependant la présence de traces d'albumine (indiquée par les leucocytes), on doit, après avoir ajouté l'acide acétique, saturer de sulfate de soude, filtrer, puis chauffer ; si, dans ces conditions, il ne se produit pas de louche, on peut être certain de l'absence de l'albumine.

Pour soumettre l'urine à l'action de la chaleur, on en remplit aux trois quarts un tube en verre, et l'on chauffe seulement la partie supérieure. Le liquide reste donc transparent dans le bas et sert de contrôle ; en regardant sur un fond noir, le moindre louche devient apparent.

Coagulation de l'albumine par l'acide azotique. — En opérant avec l'acide azotique, on élimine les causes d'erreur provenant de l'*alcalinité de l'urine* et de la *précipitation des phosphates*.

On commence par vérifier la réaction de l'urine ; si elle est alcaline, on y verse de l'acide acétique et on filtre ; si elle est acide, on se contente de la filtrer. On place alors cette urine dans un verre à pied et on y fait tomber goutte à goutte de l'acide azotique ordinaire ; s'il y a de l'albumine, les premières gouttes produisent un précipité qui disparaît par l'agitation, puis ce précipité devient permanent si on continue à ajouter l'acide ; il ne faut pas en ajouter plus du *dixième* du volume de l'urine. Le précipité produit par l'acide azotique ne doit pas disparaître lorsque l'on fait chauffer l'urine (il serait alors formé par de l'acide urique).

On peut encore employer un autre moyen pour faire agir l'acide azotique sur l'urine.

On place cet acide dans un verre à pied, puis, au moyen

d'un tube effilé, on fait arriver lentement l'urine à la surface ; elle surnage, à cause de sa densité plus faible, et il se forme une couche blanche d'albumine coagulée à la surface de séparation. L'épaisseur de cette couche va en augmentant à mesure que les liquides se diffusent l'un dans l'autre.

L'emploi de l'acide azotique est sujet à deux causes d'erreur, si l'urine est très riche soit en *urée*, soit en *acide urique*. Dans un cas, l'*acide urique* se précipite, et dans l'autre, il se fait de l'*azotate d'urée*. Le précipité formé par l'acide urique peut seul donner lieu à une certaine confusion, car, tout d'abord, il est amorphe, et pour des yeux inexpérimentés peut ressembler à un précipité d'albumine. On l'en distingue avec facilité parce qu'il suffit de chauffer légèrement pour le faire disparaitre, et de plus, en opérant sur une nouvelle portion d'urine, on produit encore ce précipité par l'addition d'acides qui ne coagulent pas d'albumine, par exemple l'*acide phosphorique normal* et l'*acide acétique*.

Le précipité d'*azotate d'urée*, produit par l'addition d'acide azotique dans une urine très riche en urée, ne peut réellement pas être confondu avec un coagulum d'albumine, car il est de suite cristallin ; le plus souvent, les cristaux atteignent quelques millimètres et jusqu'à 1 centimètre de longueur ; de plus, il est toujours accompagné du dégagement de quelques bulles gazeuses provenant de la décomposition de l'urée par l'acide azoteux. Cet acide prend naissance par l'action de l'acide azotique sur les chlorures de l'urine.

Il arrive enfin que l'urine des individus soumis à un traitement au copahu ou à la térébenthine se trouble par l'addition d'acide azotique. Dans ces conditions, l'urine possède toujours une odeur spéciale qui attire l'attention, et de plus le précipité produit est soluble dans l'alcool. Cependant une telle urine contient presque toujours des traces d'albumine. Le traitement balsamique est le plus souvent prescrit contre les blennorrhées, et, le pus de l'écoulement se mélangeant à l'urine, elle renferme dès lors de l'albumine.

Sous le bénéfice de ces observations, on peut faire la recherche clinique de l'albumine de la manière suivante :

On verse dans un verre à pied environ 50 centimètres cubes d'urine *préalablement filtrée*, puis volume égal d'acide azotique que l'on fait couler lentement le long des parois de verre, de manière à ce qu'il n'y ait pas mélange. Dans ces conditions, il se forme au-dessus de la surface de séparation des liquides un ou deux disques opaques. L'inférieur est dû à l'albumine coagulée, le supérieur à de l'acide urique qui se précipite toutes les fois que l'urine en renferme un excès.

On peut également observer une couche colorée si l'urine renferme de l'urobiline ou des pigments biliaires, parfois même une couche constituée par des cristaux d'azotate d'urée.

Urine purulente, sanguinolente et albumineuse. — Toutes les fois qu'une urine examinée au microscope laisse voir des *leucocytes* ou des *hématies*, on est en droit d'y rencontrer de l'albumine. La proportion en est souvent très minime et difficile à mettre en évidence.

Si les leucocytes sont abondants ; sans que la quantité de pus soit d'ailleurs très considérable, il suffit d'acidifier l'urine avec quelques gouttes d'acide acétique, de filtrer et porter à l'ébullition dans un tube à essai : il se produit un louche plus ou moins net, et, en laissant refroidir le tube verticalement, le coagulum se rassemble et forme au bout de quelques heures un léger dépôt au fond du tube.

Si la quantité d'albumine est très faible, il faut saturer de sulfate de soude après avoir ajouté l'acide acétique. On trouve ainsi fréquemment des traces presque insensibles d'albumine dans l'urine des hommes atteints de blennorrhagie et dans celle des femmes dont les organes génitaux sont le siège d'une inflammation aiguë ou chronique. Toujours cette albumine est accompagnée de leucocytes, dont on constate facilement la présence en laissant reposer l'urine dans un verre conique. Il se forme un dépôt plus ou moins abondant, qu'on examine au microscope. C'est alors de l'albumine qui provient du *pus*, et l'urine donne assez souvent un louche, parfois très faible, avec l'acide acétique. Ce louche est produit par la précipitation de la *pyïne* et de la *mucine* si l'urine en contient.

On rencontre des *hématies*, dans l'urine, seules ou accompagnées de *leucocytes* ; cette urine contient alors un peu de sang et par suite de l'albumine. Toutes les fois qu'on trouve des *hématies*, il faut rechercher la présence de l'albumine. A quantité égale, il y a plus d'albumine pour les hématies que pour les leucocytes ; c'est l'inverse de ce qui a lieu pour la *pyïne* ou *sérine* ; le trouble produit par l'acide acétique est plus considérable avec des leucocytes qu'avec des hématies. On retrouve d'autant plus facilement l'albumine dans l'urine qu'elle est émise depuis plus longtemps et que les hématies ont eu le temps de s'y déformer.

En résumé, l'examen chimique de l'urine et la recherche de traces d'albumine doivent toujours confirmer l'examen microscopique. Le seul trouble produit par l'addition d'acide acétique dans une urine filtrée ne suffit pas pour conclure à la présence de l'albumine ; il faut encore qu'après nouvelle filtration et addition de sulfate de soude, si cela est nécessaire, on obtienne un trouble par la chaleur. Il arrive parfois, en effet, que la destruction des matières épithéliales qui séjournent longtemps dans l'urine, donne des éléments qui sont précipitables par l'acide acétique, bien qu'il n'y ait pas d'*albumine*.

Dosage de l'albumine. — Comme nous l'avons vu au commencement de ce chapitre, l'albumine qui passe dans l'urine est identique à celle du sérum et, comme elle, renferme de la *sérine* et de la *fibrine dissoute*. Le plus souvent, on ne fait pas la séparation de ces deux variétés ; on dose tout en bloc l'albumine coagulable. Pour faire ce dosage, nous n'avons encore qu'un seul procédé exact : la pesée après coagulation. Les procédés approximatifs ne manquent pas ; mais il faut les rejeter d'une façon absolue.

Avant de peser l'albumine, il faut la coaguler. On peut avoir recours soit à l'action de la chaleur, soit à la solution phéniquée du Dr Méhu. Suivant les cas, chaque procédé offre ses avantages. Parfois, il est préférable de coaguler l'albumine en ajoutant à l'urine quatre à cinq fois son volume d'alcool à 90°.

Dosage par la chaleur. — On commence par verser dans l'urine assez d'acide acétique pour lui donner une réaction acide, puis on la filtre sur un papier blanc *serré*[1]. Cette filtration est parfois assez longue ; mais elle doit être faite avec soin. Puis, suivant la richesse de l'urine en albumine, on en mesure de 25 à 100 centimètres cubes, de façon que cette quantité représente de 0^{gr},20 à 0^{gr},30 d'albumine sèche. On est alors dans les meilleures conditions pour le lavage et la dessiccation du précipité.

On place cette urine dans une capsule en porcelaine ou en tôle émaillée noire, ou bien encore dans un verre de Bohême, puis on chauffe de façon à porter peu à peu à l'ébullition ; on agite constamment, pour diviser le coagulum et éviter qu'il n'adhère aux parois de la capsule. Ce coagulum doit nager dans un milieu transparent et limpide ; on entretient l'ébullition un quart de minute environ, puis on jette sur un filtre préparé le liquide bouillant ; la filtration doit s'opérer rapidement et le liquide s'écouler tout à fait limpide ; on lave la capsule avec de l'eau distillée,

---

[1] L'augmentation de volume, produite par l'addition de cet acide, est tout à fait négligeable.

on en détache les dernières parcelles de précipité et on jette le tout sur le filtre ; puis on porte de l'eau à l'ébullition, et avec un tube de verre effilé on projette cette eau bouillante sur le précipité d'albumine ; on dirige le jet de manière à lui faire faire le tour du filtre et à en séparer la couche d'albumine ; on met ainsi sur le filtre même le précipité en suspension dans l'eau bouillante, et on continue à laver jusqu'à ce qu'il soit devenu parfaitement blanc. Parfois le lavage à l'eau est insuffisant, pour l'obtenir tel ; on le lave alors à l'alcool chaud.

De toute façon, il ne faut faire dessécher l'albumine que lorsqu'elle est devenue aussi blanche que possible.

Pour faire le filtre qui doit recueillir le précipité, il y a deux manières d'opérer.

On peut découper deux filtres d'égale grandeur dans la même feuille de papier ; cette précaution ne suffit pas : il faut s'assurer qu'ils sont exactement du même poids ; puis on les place l'un sur l'autre et on les plie en quatre, de façon à constituer un filtre double, dont l'un servira de tare à l'autre. De plus, en admettant que le papier ne soit pas entièrement lavé, les deux filtres, étant soumis aux mêmes lavages, se dépouilleront également.

Ou bien encore on découpe un seul filtre dans une feuille de papier et on le dessèche à l'étuve à eau bouillante ; puis on le place entre deux verres de montre maintenus par une pince, et l'on prend la tare de ce petit appareil. Une fois l'albumine recueillie sur le filtre, on le dessèche ; puis on l'enferme entre les verres de montre, et on prend le nouveau poids : l'augmentation indique évidemment la quantité d'albumine provenant de la prise d'essai.

Quel que soit le genre de filtre adopté, il faut dessécher le précipité d'albumine vers 102° environ, jusqu'à ce que son poids ne varie plus.

Pour dessécher le filtre et le précipité d'albumine, on se

sert avec avantage de l'appareil suivant (fig. 20), auquel j'ai donné le nom de dessiccateur.

Il se compose d'une plaque rectangulaire en cuivre platiné ou nickelé de 4 à 5 millimètres d'épaisseur. Sur un des côtés de cette plaque, se trouve une petite cuvette qui reçoit le réservoir d'un thermomètre coudé et gradué de 60 à 110°. Cette cuvette est remplie de limaille de cuivre, des-

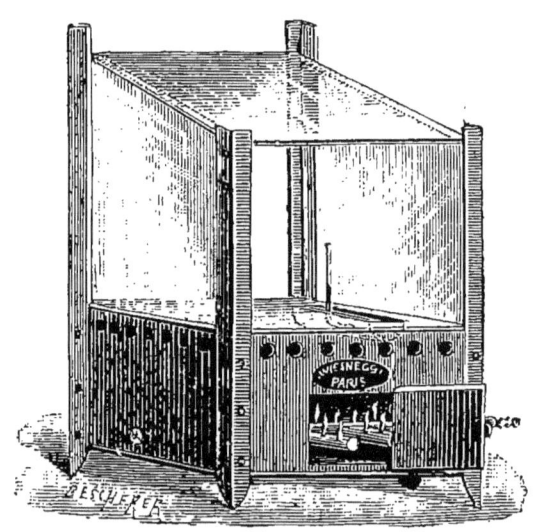

Fig. 20. — Dessiccateur.

tinée à assurer le contact. La disposition de l'appareil est la même que celle du bain de sable de Schlœsing. En quelques minutes, on peut porter la plaque à 100° et la maintenir à cette température soit par la manœuvre du robinet, soit au moyen d'un régulateur spécial. On étale d'abord le filtre et on le pèse après dessiccation, puis quand on a recueilli et bien lavé le précipité d'albumine, (ou d'acide urique), on étale de nouveau le filtre tout humide. Le papier adhère à la plaque et se dessèche très rapidement ; quand il est sec, il se détache de lui-même, et l'on reconnaît que le lavage du précipité a été bien fait, à ce que la plaque reste brillante.

Lorsque l'urine est très colorée et surtout sanguinolente, on doit, pour obtenir un coagulum moins coloré et plus facile à laver, coaguler l'albumine par l'alcool à 90°, environ quatre fois le volume de l'urine préalablement acidifiée et filtrée. On porte le mélange à l'ébullition ; puis le coagulum est versé sur le filtre et lavé à l'eau contenant la moitié de son poids d'alcool.

L'albumine provenant du sang représente environ cinq fois et demi son poids de sang desséché.

Il arrive assez souvent qu'avec certaines urines albumineuses, de réaction nulle ou faiblement acide et dont la densité est inférieure à 1010, il est impossible d'obtenir d'une façon régulière et complète la coagulation de l'albumine : l'urine chauffée sans addition d'acide donne un coagulum parfois abondant, et ce coagulum ne disparaît point par l'addition d'acide acétique ou azotique. Si alors on veut procéder au dosage, qu'on ajoute de l'acide acétique dans cette urine, et qu'on la filtre avant de la chauffer, on n'obtient plus de coagulum ou tout au moins un coagulum insignifiant. Dans ces conditions, j'ajoute à l'urine une petite quantité de sulfate de soude de manière à rendre la densité normale, puis un peu d'acide acétique, et la coagulation se fait facilement. Ou bien on procède au dosage avec l'urine simplement filtrée et l'on ajoute l'acide acétique après que le coagulum s'est formé. On entretient alors l'ébullition pendant quelques instants et la coagulation devient complète.

Avec ces urines, il est toujours bon de faire deux dosages dont l'un sert de contrôle à l'autre.

Coagulation de l'albumine par l'acide phénique. — *Procédé de M. Méhu.* On se sert du mélange suivant :

Acide phénique cristallisé............	10 gr.
Acide acétique du commerce	10 —
Alcool à 90°....................	20 —

La dissolution se fait très bien ; on laisse déposer quelque temps, puis on décante : car il se forme presque toujours un léger dépôt. 10 centimètres cubes de cette solution se dissolvent entièrement, et sans précipité, dans 100 centimètres cubes d'eau ou d'urine non albumineuse.

Pour faire un dosage, on commence par filtrer l'urine préalablement acidifiée et on en mesure 100 centimètres dans un vase à précipiter ; on y ajoute 2 centimètres cubes d'acide azotique et 10 centimètres cubes de solution phéniquée. L'albumine se précipite immédiatement ; on agite bien et on verse sur le filtre. On lave le précipité avec de l'eau bouillante *saturée d'acide phénique*, et on dessèche vers 105°. L'excès d'acide phénique, étant volatil, disparaît avec l'eau.

Si l'urine est très riche en albumine, on fait une prise d'essai de 25 à 50 centimètres cubes ; mais on l'étend d'eau de façon à porter toujours le volume de 100 centimètres cubes [1].

---

[1] Esbach a fait connaître un procédé de dosage d'albumine très employé, et d'une application facile. Il consiste à précipiter l'albumine par l'acide picrique. Le réactif est préparé de la manière suivante :

Acide picrique..............	1 gr.
Acide citrique..............	2 —
Eau distillée........ Q. s. pour	100 cc.

Dans un tube empiriquement gradué et portant le nom d'albuminimètre, on verse de l'urine jusqu'à un trait marqué et on ajoute ensuite du réactif jusqu'à un autre point de repère. L'albumine est précipitée et après agitation on place ce tube verticalement dans un support et on laisse reposer pendant vingt-quatre heures. Au bout de ce temps on évalue sur la graduation la hauteur du précipité, chaque division représente *en grammes* la proportion d'albumine contenue dans un litre d'urine ; la graduation comporte des subdivisions.

Cet appareil ne peut donner *que des rapports* et permet de suivre cliniquement les variations de l'albumine chez un même malade. Mais il ne donne pas la quantité pondérale exacte de l'albumine, l'erreur commise varie de la moitié au double.

Signification. — La présence de l'albumine dans une urine a presque toujours une signification pathologique ; ce qu'il importe surtout, c'est de préciser la provenance de cette albumine : c'est, avant tout, une question d'examen médical ; cependant l'examen chimique facilite le diagnostic dans beaucoup de cas.

Lorsque la présence de l'albumine dans une urine est symptomatique d'une affection chronique des reins, l'urine est ordinairement pâle et de faible densité, et l'on retrouve le plus souvent de l'épithélium et des tubes du rein.

On doit regarder comme presque certaine l'existence d'une affection organique lorsque la présence d'albumine coïncide avec une hydropisie.

On peut ensuite rencontrer l'albumine dans l'urine en dehors de toute affection des reins, puisqu'on en trouve toutes les fois qu'il y a du *sang* ou du *pus* mélangés à l'urine ; dans ces cas, on trouve toujours des *hématies*, des *leucocytes*, souvent les deux à la fois. L'examen microscopique est donc indispensable pour renseigner sur la provenance de l'albumine.

Lorsqu'il y a un nombre considérable d'*hématies* ou de *leucocytes* et peu d'albumine, il est très probable que cette albumine provient du *sang* ou du *pus* mélangés à l'urine. Si l'on rencontre une assez forte proportion d'albumine et des éléments des reins, il y a évidemment lésion de ces organes. S'il y a des leucocytes, l'urine est en même temps purulente, et dans ce cas elle donne après filtration un louche plus ou moins marqué par l'addition d'acide acétique. Très souvent, une urine purulente et albumineuse contient de la *mucine* (voir ce mot) ; elle donne alors un louche et même un précipité par l'acide acétique ; on dit que cette urine contient du *muco-pus*.

Une urine peut contenir tout à la fois du sucre et de l'albumine. La fréquence de l'albuminurie diabétique est de

33 p. 100, d'après M. le professeur Bouchard, auquel nous empruntons les renseignements suivants :

« On peut, dit-il, observer chez le tiers des diabétiques une albuminurie qui n'est pas toujours continue et qui n'a pas tout à fait la gravité pronostique qu'on lui attribuait autrefois.

« L'albuminurie diabétique n'est pas particulièrement liée aux glycosuries intenses : elle est plus fréquente chez les diabétiques à glycosurie modérée. On l'observe dans 48 p. 100 des cas de diabète où l'élimination du sucre ne dépasse pas 50 grammes, et seulement dans 14 p. 100 des cas où cette élimination est supérieure à 50 grammes.

« L'albuminurie diabétique n'est pas non plus en rapport avec l'azoturie, qui est une cause d'aggravation du diabète. D'une part, l'azoturie n'entraîne pas l'albuminurie ; en effet, tandis que pour 100 diabétiques en bloc il y a 33 albuminuriques, pour 100 diabétiques *azoturiques* il y a seulement 21 albuminuriques. D'autre part, l'albuminurie n'entraîne pas l'azoturie : en effet, tandis que pour 100 diabétiques en bloc il y a 45 azoturiques, pour 100 diabétiques *albuminuriques* il y a seulement 27 azoturiques.

« L'albuminurie s'observe donc de préférence chez les diabétiques qui ont peu de sucre ou d'urée. Elle n'est donc pas l'apanage des diabètes qui seraient graves par l'excès de la glycosurie ou de l'azoturie ; mais elle ajoute sa gravité au diabète, ou elle dépend de quelqu'autre circonstance aggravante ; en effet, elle a des relations évidentes avec la phtisie diabétique.

« D'une part, sur 100 diabétiques en bloc il y a 9 phtisiques ; sur 100 diabétiques albuminuriques il y a 18 phtisiques. D'autre part, sur 100 diabétiques en bloc, il y a 33 albuminuriques ; sur 100 diabétiques phtisiques il y aurait 66 albuminuriques.

« Cette albuminurie est due parfois, mais exceptionnellement, à un mal de Bright. Le plus souvent, elle me semble devoir être attribuée à un trouble de la nutrition, à une malformation de l'albumine. Souvent, en effet, le précipité donné par les réactifs ne se *rétracte* pas sous l'influence de la chaleur. Cette albuminurie est souvent passagère ; mais, quand elle a paru une fois, elle se reproduit ensuite facilement.

« On observe assez souvent chez les diabétiques une albuminurie légère avec urines louches, fétides, dégageant fréquemment des gaz au moment de l'émission. Le microscope montre dans ces urines des leucocytes peu abondants, et des bactéries bacillaires libres ou en chaînettes mobiles. C'est une de ces cystites infectieuses où il n'est pas toujours possible de découvrir le mode de pénétration de l'agent infectieux. Cet agent a été fort identifié avec le *Saccharomyces Cerevisiæ* dont il n'a aucun des caractères. Il ne disparait jamais des urines dès qu'il y a été constaté une fois et persiste même quand la glycosurie a disparu depuis longtemps. »

On observe plus fréquemment l'albumine lorsque le diabète est ancien.

Causes d'erreur. — Albumine de provenance insolite. — Lorsqu'une urine renferme une assez forte proportion de *sperme* (voir ce mot), elle devient louche par l'action de la chaleur et par l'addition d'acide acétique ; mais un excès de cet acide fait disparaitre le louche primitivement produit. Du reste, une telle urine est suffisamment caractérisée par la présence des spermatozoïdes.

Dans l'urine des individus atteints de blennorrhée, on trouve, surtout dans l'urine du matin, des leucocytes et des traces d'albumine ; l'analyse chimique signale le fait ; le médecin doit se renseigner en interrogeant le malade.

GLOBULINE ET PEPTONES

L'albumine ou serine, dont nous venons de parler, n'est pas la seule que l'on rencontre dans l'urine, mais c'est l'albumine la plus pathologique, l'albumine brightique par excellence (Jaccoud). A côté d'elle on peut rencontrer un groupe assez nombreux de matières albuminoïdes dites *globulines*, dont la plus commune est la *paraglobuline* que l'on désigne simplement sous le nom de *globuline;* et enfin les *peptones*, que Mialhe avait antérieurement désignées sous le nom d'*albuminose*.

Ces trois types peuvent se rencontrer isolément dans l'urine, ou associés les uns aux autres.

Globulines. — Syn. *caséine du sérum* (Panum); *substance fibrino-plastique* (Schmidt); *paraglobuline* (Kühne); *globuline* (Weyl et Hoppe Seyler).

Berzélius a désigné sous ce nom la matière albuminoïde qui existe dans les globules sanguins. On peut l'extraire très pure du cristallin du bœuf. Les urines contenant de la globuline présentent un certain nombre de caractères communs avec celles qui renferment de la sérine ou albumine ordinaire. Elles se coagulent par la chaleur; mais le liquide reste laiteux, le coagulum produit ne devient bien compact qu'en présence d'une quantité suffisante de sels neutres (chlorure de sodium, sulfate de soude). Il est soluble dans l'acide acétique concentré et les alcalis. Le point de coagulation complète de la sérine est de 72 degrés; celui de la globuline est plus élevé : 80 environ.

La globuline a été isolée dans l'urine la première fois par Lehmann.

La globuline isolée et purifiée est insoluble dans l'eau distillée et les solutions salines saturées; elle se dissout dans les solutions salines dont la teneur varie de 5 à 10 p. 100 : ce qui explique sa solubilité dans l'urine.

Elle est coagulable par l'alcool, par l'acide azotique, par la solution acétique de cyanoferrure de potassium et par le réactif de Tanret (iodure de potassium et de mercure en solution acétique). Il en résulte que si, dans une recherche clinique, on soumet directement l'urine à l'action de ces réactifs, on précipite tout à la fois la sérine et la globuline s'il y en a.

Les caractères différentiels de la globuline et de la sérine sont les suivants :

1° L'ammoniaque et l'acide acétique employés séparément ne précipitent pas la globuline ; mais l'addition successive de ces deux réactifs dans un liquide qui renferme de la globuline en détermine la précipitation. On peut faire agir en premier lieu, soit l'ammoniaque, soit l'acide acétique ; le second réactif est ajouté en quantité suffisante pour neutraliser le premier ;

2° La globuline est précipitée lorsqu'on fait traverser sa solution aqueuse par un courant d'acide carbonique.

Le précipité se redissout si l'on fait ensuite passer un courant d'air suffisamment prolongé.

Une solution concentrée de globuline, très faiblement acide ou alcaline, est précipitée par le chlorure de sodium.

Le sulfate de magnésie précipite la globuline *à froid* (Hammarsten). L'emploi de ce sel a été indiqué également par F. Gannal pour précipiter l'hydropisine ou fibrine dissoute que l'on rencontre dans tout liquide séreux (pleural ou ascitique).

Pour rechercher cliniquement la globuline, on se sert d'une solution saturée de sulfate de magnésie que l'on conserve sur un excès de sel. On mélange l'urine, préalablement filtrée, avec son volume de cette solution et après agitation on laisse en repos pendant vingt-quatre heures dans un endroit frais.

La globuline se rassemble en un coagulum qui flotte dans le liquide, ou vient s'étaler à la surface. Très rarement il se rassemble au fond.

Les conclusions qui se dégagent des divers travaux publiés sur ce sujet, prises isolément, sont souvent contradictoires ; aussi nous avons été amenés, M. Berlioz et moi, à adopter un mode de recherche les conciliant autant que possible. Toutes les fois que l'urine présente une réaction franchement acide, on la mélange directement avec la solution de sulfate de magnésie. Lorsque, au contraire, la réaction est à peine acide et à plus forte raison alcaline, on ajoute à l'urine cinq à six gouttes d'acide acétique ou mieux d'acide phosphorique pour 100 centimètres cubes.

De tout ce qui précède, il résulte que les réactifs ordinaires de l'albumine précipitant également la globuline, il est très important, dans le dosage de la serine par la chaleur, de séparer préablement la globuline : sans cette précaution, on obtiendrait un chiffre trop élevé. Cette séparation présente, au point de vue clinique, une assez grande importance. En effet, dans les affections brightiques, la quantité d'albumine vraie est seule importante. L'erreur peut être plus grave, si l'urine ne renferme que peu ou pas de sérine et une assez forte proportion de globuline dont la signification clinique est tout autre.

Les caractères de l'urine qui renferme soit un mélange de sérine et de globuline, soit de la globuline seule, ne sont pas très tranchés. D'après M. le professeur Jaccoud, lorsqu'on vient à chauffer, la coagulation est plus lente avec la *globuline* qu'avec la *sérine*. De plus, le précipité de globuline, quelque abondant qu'il soit, n'est jamais floconneux au moment de sa formation. Ces caractères n'étant pas très précis, il faut, lorsqu'on les observe, les contrôler toujours par l'examen chimique et la séparation de la globuline. Lorsqu'au lieu de coaguler par la chaleur on fait usage d'acide azotique, le précipité obtenu par la globuline reste mélangé à l'acide et ne vient pas surnager, comme cela a lieu pour la sérine.

Edlefsen a fait connaître le procédé suivant, qui permet de voir rapidement si une urine renferme de la globuline. On étend de quinze à vingt fois son volume d'eau une urine filtrée et parfaitement limpide, puis on y ajoute une goutte d'acide acétique : s'il y a de la globuline, il se produit un trouble et même un précipité.

Séparation et dosage de la globuline et de la sérine. — On a conseillé de doser directement la globuline en la précipitant par l'acide carbonique. On commence par filtrer l'urine de manière à l'obtenir très limpide, ce qui est très long et parfois impossible. On la fait alors traverser par un courant d'acide carbonique. Le précipité est recueilli sur un filtre taré, lavé d'abord avec de l'eau saturée d'acide carbonique (eau de Seltz), puis avec de l'alcool à 90 degrés.

Ce procédé ne réussit pas bien ; la séparation par l'acide carbonique ne me paraît applicable qu'à la recherche et non au dosage de la globuline.

Procédé Hammarsten. — On commence par filtrer l'urine et on en mesure 50 centimètres cubes (ou 100^{cc} s'il n'y a pas de sérine). La réaction doit être acide ; dans le cas contraire, on ajoute quelques gouttes d'acide acétique (ou mieux phosphorique), ainsi que nous l'avons indiqué plus haut ; on mélange alors l'urine avec un volume égal de solution saturée de sulfate de magnésie et on laisse reposer en lieu frais pendant douze ou vingt-quatre heures ; au bout de ce temps, la globuline est séparée en flocons.

On prépare avec du papier Berzélius deux petits filtres de même poids ; on les plie ensemble et on y recueille le précipité de globuline, on laisse égoutter et on lave d'abord avec une solution saturée de sulfate de magnésie, puis avec de l'alcool bouillant acidulé par de l'acide acétique[1]. On termine par un lavage à l'eau distillée bouillante ; on enlève ainsi le sulfate de magnésie qui imprègne les filtres. On pèse après dessiccation.

Je préfère doser la globuline par différence. On com-

---

[1] Ce traitement a pour but de rendre la globuline insoluble dans l'eau de lavage.

mence par doser en bloc la sérine et la globuline; on opère par coagulation ; puis on sépare la globuline par le sulfate de magnésie en opérant comme il vient d'être indiqué. Le liquide filtré ne contient plus que de la sérine, que l'on coagule par la chaleur après avoir ajouté un peu d'acide acétique; le lavage sur le filtre doit être fait avec soin et jusqu'à ce que le liquide ne précipite plus par le chlorure de baryum.

Dans le calcul, on doit tenir compte de la dilution qu'on a fait subir à l'urine par l'addition de la solution du sulfate de magnésie. On obtient ainsi le poids de la sérine : en le retranchant du poids total de la sérine et de la globuline, on obtient ce dernier par différence.

PEPTONES — PEPTONURIE

On désigne sous le nom de *peptones* le produit de la transformation des matières albuminoïdes dans l'acte de la digestion. On peut aussi opérer artificiellement cette transformation au moyen de la *pepsine* ou de la *pancréatine*.

Les albuminoïdes ainsi transformés ne sont plus coagulables par la chaleur, et sont dialysables : Mialhe avait désigné ce produit sous le nom d'*albuminose;* celui de *peptone*, dû à Lehmann, a prévalu.

Grâce aux travaux d'Henninger, l'histoire chimique des peptones est aujourd'hui bien connue. La transformation des albuminoïdes n'a pas lieu directement; la peptonisation consiste en une série d'hydratations successives; il est facile, en préparant des peptones, de suivre toutes les phases de la transformation. La matière albuminoïde commence par se transformer en *syntonine*, dont on peut constater les réactions; elle est précipitable par l'acide azotique; c'est la première phase.

Quelque temps après, le liquide précipite bien encore

par l'acide azotique, mais le coagulum produit se dissout à chaud; la syntonine a fait place à la *propeptone*. Enfin l'acide azotique ne détermine plus de précipité; à ce moment les produits ultimes de la transformation de l'albumine sont tous formés, et ce sont eux qui constituent les *peptones*.

Les matières albuminoïdes étant toujours transformées en peptones pendant la digestion, on rencontre ces dernières dans les liquides de l'économie; dans le chyme, dans le contenu de l'intestin grêle, dans le sang de la veine porte pendant la digestion; l'urine normale n'en renferme pas, elle n'en contient que dans des cas pathologiques.

Propriétés. — La peptone est, comme l'albumine, un corps blanc, amorphe, sans odeur; de saveur très légèrement amère. Elle attire facilement l'humidité, se dissout dans l'eau en toute proportion, ainsi que dans l'acide acétique. Elle est insoluble dans l'alcool concentré, mais soluble dans l'alcool faible et d'autant plus qu'il contient plus d'eau. L'éther et le chloroforme ne la dissolvent pas. Elle est dialysable.

Réactions. — La solution de peptone n'est précipitable ni par la chaleur ni par les acides chlorhydrique, sulfurique, nitrique, acétique et phosphorique ordinaire, seuls ou en présence des sels *neutres* des métaux de la première section.

Le ferrocyanure de potassium en solution acétique ne la précipite pas.

Avec le réactif de Millon, les peptones donnent une coloration rouge comme les albuminoïdes, mais beaucoup plus accentuée.

Avec le sulfate de cuivre et un alcali caustique (soude ou potasse), on obtient une coloration d'un beau rose violacé (réaction du biuret[1] — Piotrowski).

---

[1] Cette réaction est ainsi nommée parce que le bicyanate d'ammoniaque ou biuret donne la même coloration lorsqu'on le soumet à l'action des mêmes réactifs.

La solution de peptone précipite par l'eau chlorée ou bromée, par le réactif de *Bouchardat*[1] (iodure de potassium ioduré) et celui de *Tanret* (solution acétique et iodure double de potassium et de mercure); le précipité se *dissout à chaud*.

L'*acide picrique* donne un précipité jaune; le *tannin* un volumineux précipité blanc. Le *bichlorure de mercure* et l'*azotate mercurique* précipitent également les peptones. Au contraire, le *perchlorure de fer*, le *bichromate de potasse*, l'*alun*, le *sulfate de cuivre*, l'*acétate neutre de plomb* ne les précipitent pas.

Le sous-acétate de plomb ne précipite entièrement la peptone qu'en présence de l'ammoniaque, et le précipité est soluble dans un excès de réactif.

Recherches des peptones dans l'urine. — La peptone ne précipite pas par les réactifs habituels de l'albumine (chaleur et acide azotique); mais elle précipite par le réactif de Tanret dont l'usage se généralise de plus en plus dans les recherches cliniques; le précipité produit par ce réactif se dissout par la chaleur et reparaît par refroidissement; il y a là un moyen très simple de le différencier du précipité dû à l'albumine. Si on commence par verser dans une urine du réactif de Tanret, sans s'être assuré préalablement que cette urine ne renferme ni sérine ni globuline, il faut donc vérifier que ce précipité disparaît sous l'action de la chaleur avant d'en conclure qu'il est dû à de la peptone.

Ce réactif doit être employé avec discernement. Nous ne pouvons mieux faire que de reproduire les lignes suivantes écrites à ce sujet par le professeur Jaccoud (*Clinique médicale*, 1886).

« J'insiste d'autant plus volontiers sur les causes d'erreur du réactif de Tanret qu'il est très usité en France et

---

[1] La précipitation n'a lieu qu'en solution concentrée; en solution étendue elle se fait *très lentement*.

qu'il y a déjà longtemps que j'ai été frappé des inconvénients qu'il présente. Pour dire toute ma pensée, il est trop puissant ou trop délicat; il précipite trop de choses qui ne sont pas de l'albumine vraie ou sérine, et je ne puis m'empêcher de remarquer que c'est depuis la vulgarisation de ce réactif que l'on a si fréquemment trouvé de l'albumine dans l'urine des individus bien portants. Étant donnée la capacité coagulante de ce réactif pour toutes les substances protéiques (sans parler des alcaloïdes), je suis convaincu que la plupart de ces cas d'albuminurie en l'état de santé n'ont en réalité rien de commun avec l'*albuminurie vraie ou sérinurie*. A ce point de vue, l'acide nitrique et la chaleur sont des réactifs bien plus sûrs, car, s'ils exposent à la même erreur quant à la globuline, ils ne permettent aucune confusion avec les peptones. Enlevez la globuline de l'urine par le sulfate de magnésie; traitez le liquide filtré par la chaleur, l'acide nitrique ou la solution acétique de ferrocyanure; si vous avez un précipité, vous êtes certain que c'est de la sérine; c'est-à-dire de l'albumine, au sens ordinaire du mot; il n'y a pas d'erreur possible. Traitez ce même liquide par le réactif de Tanret, le précipité peut être tout aussi bien formé de peptone que de sérine; je crois ce réactif dangereux, par cela seul qu'il est toujours nécessaire d'en contrôler les effets. »

La recherche des peptones dans l'urine est basée sur la coloration rose violacé qu'elles donnent avec le sulfate de cuivre en présence d'un alcali caustique. Cette réaction indiquée primitivement par Piotrowski et Salkowski est, ainsi que nous l'avons dit, connue sous le nom de réaction du *biuret*. Cette réaction ne peut se faire qu'en l'absence de l'albumine ou après séparation préalable.

Le procédé le plus simple pour rechercher la peptone dans l'urine est dû à Salkowski; il consiste à porter à l'ébullition l'urine acidulée par l'acide acétique et saturée de chlorure de sodium. L'albumine se coagule, on la sépare par le filtre, et dans le liquide filtré on caractérise les peptones par la réaction du *biuret*.

Pour que la réaction réussisse bien, il faut que l'urine soit *entièrement débarrassée d'albumine*. Or, on ne réussit pas toujours à coaguler toute l'albumine par une simple ébullition en présence de l'acide acétique. Il faut, si l'on n'emploie pas le sel marin, maintenir l'urine au bain-marie à 100° pendant plusieurs heures ; puis, après séparation du coagulum par filtration, traiter l'urine refroidie par le ferrocyanure de potassium en solution acétique. Si après plusieurs heures le liquide reste limpide, c'est que toute l'albumine a été séparée; dans le cas contraire, on chauffe de nouveau au bain-marie, et après nouvelle filtration on essaye au ferrocyanure. S'il n'y a plus d'albumine et si l'urine est suffisamment incolore, on fait la réaction du biuret.

Hofmeister fait connaitre un procédé de recherche préférable.

On ajoute à l'urine 2 p. 100 d'acétate de soude, puis du perchlorure de fer goutte à goutte, jusqu'à coloration rouge persistante. On porte alors à l'ébullition [1] que l'on maintient jusqu'à ce que tout le fer se précipite à l'état d'acétate basique, entraînant avec lui l'albumine coagulée [2]. L'urine filtrée doit être absolument exempte d'albumine décelable par le ferrocyanure. On peut alors y rechercher directement les peptones de différentes manières.

1° *Par le réactif de Tanret*. Le précipité produit doit disparaître par la chaleur et reparaître par refroidissement. L'opération se fait très bien dans un tube à essai

---

[1] Avant de porter à l'ébullition, on peut neutraliser presque complètement l'urine avec un peu de solution alcaline.

[2] Tout le fer doit être précipité : c'est pour cela que, dans le cas où on aurait ajouté trop de perchlorure de fer, il est préférable de neutraliser la solution, ainsi que nous le disions dans la remarque précédente.

que l'on plonge en partie dans l'eau froide après l'avoir chauffé. Le précipité reparaît seulement dans la partie refroidie [1].

2° On peut aussi caractériser les peptones par le réactif de Millon qui donne lieu à une coloration rouge cerise.

3° Le tannin produit un abondant précipité blanc. Il en est de même avec le bichlorure de mercure et l'eau chlorée.

Toutes ces réactions doivent être contrôlées par celle du

---

[1] La présence des alcaloïdes dans l'urine constitue une cause d'erreur lorsqu'on recherche la peptone par le réactif de Tanret. Ce réactif précipite en effet les alcaloïdes, et le précipité se dissout à chaud comme celui dû aux peptones; ils sont également, tous les deux, solubles dans l'alcool. Pour les différencier, M. le D^r Le Noir conseille l'emploi de l'éther *complètement privé d'alcool*, qui dissout le précipité alcaloïdique et respecte celui dû aux peptones. Nous nous sommes assurés que cette manière d'opérer ne présente pas une exactitude bien grande ; même en employant de l'éther à 66°, le précipité dû aux peptones se dissout presque entièrement ou mieux se rétracte dans l'éther et s'étale en une mince couche résineuse; en tous cas, l'urine s'éclaircit entièrement.

Il en résulte que pour constater d'une manière certaine la présence des peptones par le réactif de Tanret, il faut préalablement s'assurer de l'absence d'un alcaloïde au moyen d'un réactif qui ne précipite pas les peptones. La solution d'iodure de potassium iodurée (réactif de Bouchardat) remplit très bien ce but, on la prépare ainsi :

Iode................................ 2 gr.
Iodure de potassium.......... 4 —
Eau distillée..................... 100 —

On laisse tomber quelques gouttes du réactif dans l'urine filtrée : s'il se produit de suite un précipité, on peut affirmer la présence d'un alcaloïde ; s'il n'y a pas de précipité, l'urine ne renferme pas d'alcaloïdes, mais peut renfermer des peptones; on procède alors à leur recherche avec le réactif de Tanret et sur une nouvelle prise d'essai. En résumé, quand une urine ne *renfermant pas d'albumine* donne un précipité avec le réactif de Tanret et n'en donne pas avec celui de Bouchardat (ou *donne seulement un trouble après un certain temps*), on peut dire qu'elle renferme des peptones.

biuret, surtout lorsqu'il n'existe qu'une minime quantité de peptone dans l'urine.

Pour que cette réaction du biuret soit bien nette, il ne faut pas la faire directement dans l'urine préparée; il est préférable, quand il y a beaucoup de peptone, et indispensable quand il y en a peu, de l'isoler. D'abord, il arrive rarement qu'après le traitement indiqué (ébullition après addition d'acétate de soude et de perchlorure de fer), l'urine soit entièrement décolorée; et, dès lors, la coloration masquerait la réaction.

Pour isoler la peptone, on la précipite en la combinant avec l'acide phosphotungstique.

On prépare la solution précipitante avec :

>   Phosphotungstate de soude......   25 gr.
>   Acide chlorhydrique............   5 —
>   Eau distillée..................   250 —

On ajoute à l'urine, préparée comme il a été dit, un quart de son volume d'acide chlorhydrique; puis on y verse de la solution de phosphotungstate de soude tant qu'il se produit un précipité. Ce précipité est *de suite* recueilli sur un filtre et lavé avec de l'eau contenant de 3 à 5 p. 100 d'acide sulfurique. Cette séparation du précipité doit être faite rapidement, afin que le réactif ne sépare pas de l'urine des matières qui le coloreraient et masqueraient ensuite la réaction. Le précipité recueilli sur le filtre et lavé, est ensuite trituré avec de la baryte hydratée et un peu d'eau. Le mélange est maintenu au bain-marie pendant une heure. La peptone, mise en liberté, se dissout dans l'eau. On exprime et on filtre. On sépare la baryte dissoute avec une quantité strictement nécessaire d'acide sulfurique, et, après nouvelle filtration pour isoler le sulfate de baryte produit, on obtient une solution aqueuse et incolore de peptone que l'on soumet à la réaction du biuret. Pour cela, on l'additionne de quelques gouttes de lessive de soude et de solution de sulfate de cuivre à 2 p. 100. La coloration obtenue varie du rose violet au pourpre. On peut, d'après Hofmeister, déceler ainsi 0^{gr},25 de peptone dans un litre d'urine.

Cette méthode est assez longue ; on peut la simplifier, mais en lui enlevant une partie de sa sensibilité, en précipitant l'urine par l'acétate neutre de plomb. On ajoute ensuite au liquide filtré 1/5 de son volume d'acide acétique concentré, puis quantité suffisante de solution acétique de phosphotungstate de soude. S'il y a des peptones, il se forme un précipité au bout d'un temps très court. Il sera bon de contrôler la nature de ce précipité en en séparant la peptone pour la soumettre à la réaction du biuret.

La peptonurie vient d'être étudiée récemment par MM. les docteurs Georges et Wassermann. Ce dernier auteur en a fait une étude assez complète et a constamment constaté la présence de la peptone dans les cas de pneumonie fibrineuse, de rhumatisme articulaire aigu, de phtisie, de méningite tuberculeuse, d'infection puerpérale, de suppuration osseuse.

Voici, du reste, les principales conclusions de sa thèse :

Les maladies dans lesquelles on rencontre le plus souvent la peptonurie sont celles qui sont liées à une suppuration ou dans lesquelles il se forme des dépôts des substances plastiques.

La peptonurie semble être constante dans les affections osseuses suppuratives.

La peptonurie est causée par la destruction des leucocytes. Son existence permet d'affirmer l'existence d'une suppuration ou la régression d'un exsudat plastique.

La recherche de la globuline et des peptones est assez délicate, et il n'est pas toujours facile de caractériser ces éléments lorsqu'ils existent en petite quantité dans l'urine.

CONSIDÉRATIONS SUR LA PRÉSENCE DE L'ALBUMINE DANS L'URINE

ALBUMINE PHYSIOLOGIQUE

Lorsqu'on procède à la recherche de l'albumine avec toutes les précautions que nous avons indiquées, en opérant sur un liquide parfaitement limpide, suffisamment acide ou rendu tel, et au besoin saturé de sulfate de soude, on est surpris du nombre considérable d'urines qui renferment des traces d'albumine que l'on qualifie d'*impondérables*. Si l'on veut tenter le dosage de ces traces, il arrive très souvent qu'elles sont représentées par des poids variant de $0^{gr},100$ à $0^{gr},140$ par litre : au-dessous de cette limite, les causes d'erreur ne permettent plus de fixer un chiffre.

Nous estimons d'après notre expérience personnelle, basée sur un nombre considérable d'analyses, qu'environ 60 p. 100 des urines soumises à notre examen renferment des *traces d'albumine*. Doit-on considérer tous ces cas comme *pathologiques* ou indiquant seulement le passage accidentel de l'albumine dans l'urine? La question que nous posons n'est pas nouvelle, et elle a déjà suscité de nombreux et intéressants travaux, parmi lesquels nous citerons ceux de MM. Capitan, de Chateaubourg et Finot, et que nous allons résumer en quelques lignes.

M. Capitan (albuminuries transitoires) a constaté la présence de traces d'albumine qu'il qualifie de *physiologique*.

    44 fois sur 100 chez des soldats.
    41 —   100 chez des enfants.
    88 —   100 chez des malades.

Les résultats des recherches de M. de Chateaubourg, ne font que confirmer celles de M. Capitan : il a trouvé de l'albumine chez des sujets sains 592 fois sur 701 cas examinés (environ 84 fois sur 100) et 78 fois pour 100 chez les enfants. Ces deux auteurs ont recherché l'albumine au moyen du réactif de Tanret.

Dans une thèse toute récente, le D' Finot confirme les résultats précédents et, en plus de *l'albumine*, a étendu ses recherches à la *globuline* et aux *peptones*. Pour *l'albumine*, il s'est servi de l'acide azotique, de la chaleur, du réactif de Tanret et de celui d'Esbach. La *globuline* a été recherchée au moyen du sulfate de magnésie (procédé de Hammarsten) et les *peptones* caractérisées par leur solubilité à chaud après précipitation par le réactif de Tanret.

Ses observations ont porté sur 17 élèves de l'École du service de santé militaire, tous soumis au même régime et astreints aux mêmes exercices. Avant de formuler ses conclusions, M. Finot fait quelques réserves sur la possibilité d'existence de facteurs individuels comme cause prédisposante de l'albuminurie transitoire irrégulière. Ces facteurs individuels paraissent être sous la dépendance de l'hérédité, des antécédents morbides et de conditions physiologiques encore mal définies. Sous le bénéfice de cette observation, il admet que :

L'albuminurie physiologique existe réellement;

Son caractère, son mode d'apparition permettent de lui donner le nom d'*albuminurie intermittente irrégulière;*

Elle paraît placée sous la dépendance de *causes prédisposantes* dont la nature semble souvent obscure.

Les causes *déterminantes* dont l'action est beaucoup plus nette sont la *fatigue musculaire*, la *digestion*, l'*alimentation*, les *variations de pression barométrique.*

Il n'est pas possible d'étudier isolément chacune de ces influences; mais leur mode d'action semble toujours explicable par les données de la physiologie et de la médecine expérimentale.

La connaissance de l'albuminurie intermittente irrégulière, intéresse tout à la fois le médecin traitant, le médecin expert et l'hygiéniste.

Notre expérience personnelle, corroborée par les travaux que nous venons de citer, permet donc d'affirmer que très souvent on retrouve dans l'urine des traces d'albumine, soit réellement impondérables, soit inférieures à $0^{gr},140$ par litre. Le chimiste doit signaler le fait au médecin toutes les fois qu'il le constate ; ce dernier doit l'interpréter cliniquement. Mais, pour que la présence de ces traces d'albumine soit certaine, il faut le constater au moyen des procédés rigoureux que nous avons indiqués et ne pas se borner à l'emploi du réactif de Tanret, ainsi que l'ont fait les auteurs que nous avons cité, et en particulier le Dr Finot qui a jugé utile d'étendre son travail à la recherche de la globuline et des peptones. Nous ne saurions du reste mieux faire, pour édifier le lecteur, que de le renvoyer à l'appréciation de M. le professeur Jaccoud sur l'emploi du réactif de Tanret. (Voir p. 194.)

CHAPITRE II

GLYCOSE OU SUCRE DE DIABÈTE

	Anhydre.	Cristallisé.
Carbone...............	40,00	36,36
Hydrogène.............	6,66	7,07
Oxygène...............	53,34	56,57
	100,00	100,00

Anhydre.   Cristallisé.

$C^{12}H^{12}O^{12} = 180$ $C^{12}H^{12}O^{12}\,2HO = 198$.

Il existe deux grands groupes dans les matières sucrées, celui des *saccharoses* et celui des *glycoses;* c'est à ce dernier qu'appartient le sucre qu'on rencontre dans l'économie et assez fréquemment dans l'urine. Il est identique avec le sucre de raisin et le sucre de miel. A l'état normal, on le rencontre dans le contenu de l'intestin grêle, dans le chyle, à la suite de l'absorption d'aliments sucrés ou féculents. On le trouve également à l'état normal dans le sang, et en plus grande quantité dans celui de la veine hépatique, celui de la veine-porte n'en renferme pas (Claude-Bernard), ce qui prouve que sa formation doit avoir lieu dans le foie. Comme à l'état normal, on ne retrouve que des traces de sucre dans les produits d'excrétion, on est bien forcé d'admettre qu'il éprouve dans l'organisme une série de transformations dont le dernier terme est l'eau et l'acide carbonique.

On a dit que l'urine renfermait normalement des traces de sucre (environ 0^g,50 par litre); mais ce fait n'est point suffisamment démontré. Il y apparaît, au contraire, en quantité souvent considérable dans le *diabète sucré;* il augmente alors dans les autres liquides de l'économie.

Le *sucre de diabète* ou *glycose* est tout à fait identique avec le *sucre de raisin* et présente les mêmes caractères et propriétés.

Ce sucre cristallise en masses confuses, mamelonnées, présentant l'aspect du chou-fleur; il est blanc quand il est très pur; autrement, il est toujours un peu coloré en jaune; sa saveur est bien moins sucrée que celle du sucre de canne; il est également moins soluble que lui dans l'eau; il se dissout assez bien dans l'alcool, et on peut l'obtenir assez nettement cristallisé après plusieurs dissolutions successives dans ce véhicule; il est insoluble dans l'éther. Sa dissolution est neutre au tournesol et dévie à droite le plan de la lumière polarisée; son pouvoir rotatoire est égal à $+53,5$ pour la raie jaune D. Ce pouvoir rotatoire est un peu plus considérable lorsque la dissolution est récente, mais peu à peu à froid, et rapidement si l'on chauffe, il s'abaisse au chiffre qui vient d'être indiqué. La glycose fond vers 100 degrés et perd en même temps son eau de cristallisation; elle s'est alors transformée en glycose anhydre. Mise en contact avec de la levure de bière, elle fermente immédiatement, ce qui la distingue du sucre de canne et du sucre de lait. Le produit de cette fermentation est de l'acide carbonique et de l'alcool :

$$C^{12}H^{12}O^{12} = 4CO^2 + 2C^4H^6O^2.$$
$$\text{Glycose.} \quad \text{Acide carbonique.} \quad \text{Alcool.}$$

Au contact des substances azotées, elle subit la fermentation *lactique*, puis *butyrique;* aussi dans l'urine, surtout avec le concours d'une température de 35 degrés et au-dessus, elle se transforme en acides *butyrique, acétique* et *lactique*.

Action des bases, acides et sels sur la glycose. — Les acides minéraux concentrés attaquent à chaud la glycose et la transforment en produits *bruns, noirs*, etc. L'acide azotique l'oxyde et donne des acides *oxalique* et *saccharique*.

La glycose se combine facilement avec les alcalis caustiques pour former des glycosates. On obtient celui de potasse $2 KO, C^{12}H^{12}O^{12}$ en mélangeant deux solutions alcooliques de *potasse* et de *glycose*; il se précipite immédiatement des flocons blancs. La glycose se combine également à la chaux caustique en présence de l'eau; la dissolution, filtrée et additionnée d'alcool, laisse précipiter le glycosate de chaux.

Ces deux combinaisons sont intéressantes pour nous, parce que, si l'on vient à les chauffer, elles se colorent et brunissent fortement. On utilise cette propriété pour la recherche de la glycose.

Pouvoir réducteur de la glycose. — Si l'on fait bouillir avec de la glycose une solution alcaline de *carmin d'indigo* (il faut employer le carbonate de potasse ou de soude, mais jamais un *alcali caustique*), le liquide devient *rouge* ou *jaune* suivant la quantité de glycose. Si on laisse refroidir au *contact de l'air*, il y a réoxydation; le changement de couleur se reproduit en sens inverse, et finalement on revient au *bleu* (réactif de Mulder).

Si l'on ajoute de la potasse à une solution de sulfate de cuivre, il se fait un précipité bleu pâle d'hydrate d'oxyde de cuivre; ce précipité est soluble dans un excès de potasse, et la liqueur se colore en bleu foncé : ce liquide, chauffé en présence d'une trace de glycose, donne immédiatement lieu à un précipité de *protoxyde de cuivre*, d'abord *jaune*, puis prenant de la cohésion sous l'influence de l'ébullition et devenant d'un beau rouge (réactif de Trommer).

Préparation de la glycose pure. — On a souvent besoin de glycose pure pour faire des solutions titrées ; on se la procure en étendant, sur des plaques de plâtre ou des briques poreuses, du miel grenu du Gâtinais. Toute la partie liquide est absorbée. On dissout le résidu dans l'alcool bouillant, on décolore par le noir animal, on filtre et on fait cristalliser plusieurs fois.

Urines sucrées. — Les urines sucrées sont en général peu colorées, mais cela n'a lieu qu'à la condition qu'il y ait en même temps *polyurie*. Leur densité est dans presque tous les cas supérieure à la normale, ainsi que le poids des matériaux dissous ; par évaporation, elles laissent un résidu blanchâtre et poisseux qui se change ensuite en une croute farineuse, formée par la glycose. Ces croûtes se produisent sur les vêtements du malade, partout où jaillit son urine, et le plus souvent, c'est ce caractère qui attire l'attention et fait découvrir la maladie.

Les urines sucrées ont presque toujours une forte densité, qui peut aller jusqu'à 1,040 et au delà ; mais toute urine dont la densité est considérable ne contient pas forcément du sucre. Le poids du résidu fixe laissé par l'évaporation d'une urine sucrée est toujours assez considérable ; mais la présence du sucre est un obstacle assez sérieux à l'exactitude de cette détermination. Pendant la concentration de l'urine, la glycose réagit sur l'urée ; il en résulte une décomposition de cette substance, décomposition qui est d'autant plus considérable que le séjour à l'étuve est plus prolongé. Le docteur Méhu, qui a signalé cette cause d'erreur, conseille, pour l'éviter, d'opérer comme il suit. On prend deux capsules de même diamètre, de façon que la surface d'évaporation soit la même ; on y verse le même poids d'urine, et on fait évaporer à l'étuve. L'une de ces capsules est ensuite pesée et donne le poids du résidu fixe ; puis on incinère pour connaître la proportion de substances minérales. Dans l'autre capsule, on ajoute de l'eau, de manière à dissoudre le résidu, et on y dose ensuite l'urée. Si l'on a fait la même opération sur l'urine, on connaît alors la quantité d'urée qui a été détruite pendant l'évaporation ; on ajoute alors ce poids à celui du résidu fixe donné par la pesée de la première capsule.

Extraction de la glycose d'une urine diabétique. — Dans un vase à large surface, on concentre l'urine au bain-marie en consistance de sirop épais, puis on laisse reposer en lieu frais ; au bout de quelques jours, ce sirop se prend en masse cristalline, qu'on exprime dans une toile et qu'on lave à l'alcool froid pour enlever l'urée et les matières extractives ; puis on la dissout dans l'alcool bouillant, en présence du noir animal, et on filtre.

Cet alcool abandonne la glycose par évaporation.

On peut aussi, avant de concentrer l'urine, la déféquer par 1/10 de sous-acétate de plomb ; on filtre et on élimine l'excès de sel de plomb par un courant d'hydrogène sulfuré ; on filtre de nouveau et on fait évaporer. On termine comme précédemment.

Au lieu de concentrer l'urine par la chaleur, on peut la soumettre à la congélation au moyen d'un appareil réfrigérant ; la partie qui reste liquide contient tout le sucre.

Recherche de la glycose dans l'urine. — Le sucre existe à l'état normal dans le sang (ce fait est désigné sous le nom de *glycémie*) ; lorsqu'il passe dans l'urine, il y a *glycosurie*.

Ce passage peut être léger et temporaire, ou bien au contraire il est de longue durée et constitue alors l'affection qu'on désigne sous le nom de *diabète*. Il ne suffit donc pas de rencontrer une fois du sucre dans l'urine pour conclure à l'existence d'un diabète. Il faut d'abord connaître la provenance de l'urine au point de vue du moment de l'émission. Il arrive en effet que, chez un certain nombre d'individus, l'urine émise aussitôt après le repas contient du sucre, surtout après des repas copieux et abondants, et chez des sujets habitués à la bonne chère. Lorsqu'on rencontre du sucre dans une urine, il est toujours nécessaire de faire conserver au sujet l'urine des vingt-quatre heures et de l'examiner pendant plusieurs jours consécutifs ; ce seul mode d'essai sera concluant.

Frerichs a établi trois groupes de cas où l'urine renferme passagèrement du sucre, et dans lesquels l'apparition de cet élément n'est qu'un symptôme secondaire :

1° *Glycosurie par intoxication* (oxyde de carbone, curare, etc.) ;

2° *Glycosurie par troubles digestifs* (catarrhe de l'estomac, cirrhose au foie) ;

3° *Glycosurie par troubles du système nerveux* (névralgies et surtout sciatique, lésions du crâne, commotion cérébrale).

D'après Worm-Müller, *chez les diabétiques* le sucre de canne, le sucre de raisin et le sucre de lait pris à la dose de 50 à 250 grammes environ, passent directement dans l'urine sans subir aucune altération ; le sucre retrouvé dans l'urine correspond au sucre absorbé. Ce fait a été confirmé pour la lactose par MM. Troisier et Bourquelot (*Soc. Biologie*, 1889).

La lévulose, absorbée même à dose très élevée, n'a jamais pu être retrouvée dans l'urine. Le sucre de lait peut apparaître dans l'urine des femmes en couche ou donnant le sein, surtout lorsque la lactation est entravée par une maladie fébrile. Hofmeister et Kaltenbach ont aussi retrouvé le sucre de lait dans l'urine des nouveau-nés soumis exclusivement à l'alimentation lactée.

Avant de procéder à la recherche du sucre dans une urine, il faut d'abord la filtrer et ne jamais opérer que sur un liquide parfaitement limpide.

RECHERCHE DU SUCRE

1° *Par la potasse caustique* (Moore). — On verse dans un verre à précipiter 25 à 30 centimètres cubes d'urine et on y jette 5 à 6 pastilles de potasse caustique ; on agite avec un tube de verre pour favoriser la dissolution : les phosphates terreux sont précipités. On transvase alors dans un tube à essai, et on chauffe la partie supérieure seulement. S'il y a du sucre, le liquide se colore en *jaune brun*, *brun* et *brun noir* si l'on porte jusqu'à l'ébullition et suivant la quantité du sucre.

Une urine qui ne contient pas de sucre peut, dans certaines conditions, se colorer par l'action de la potasse caustique, surtout si l'on chauffe à l'ébullition. Pour éviter cet inconvénient, M. Bouchardat remplace la potasse caustique par la chaux et conseille de faire bouillir 50 grammes d'urine avec 5 grammes de chaux.

2° *Par la liqueur de Fehling* ou *cupro-potassique*. — Nous avons vu que, si l'on chauffe avec de la glycose une solution alcaline d'oxyde de cuivre, il y a réduction du sel cuivrique et précipitation d'oxyde de cuivre. Cette réaction est d'une grande sensibilité. Pour la régulariser et la faire servir à la recherche et au dosage de la glycose, on a donné un certain nombre de formules pour la préparation d'une liqueur cuivrique. Nous indiquerons plus loin la formule de la liqueur de Fehling, qui donne les meilleurs résultats ; pour le moment, nous nous contenterons d'indiquer le manuel opératoire.

On prend un tube à essai bien propre et on y verse 3 à 4 centimètres cubes de liqueur de Fehling, et on la porte à l'ébullition. Elle doit rester bleue et parfaitement limpide. Cet essai de la liqueur est indispensable, car une liqueur mal préparée ou seulement ancienne se réduit d'elle-même à l'ébullition, et, si on la mélangeait à l'urine, on pourrait attribuer à cette dernière une réduction provenant de la liqueur seule.

Lorsqu'on a porté la liqueur à l'ébullition, on ajoute l'urine en la faisant glisser le long des parois du tube, de manière qu'elle ne se mélange pas avec la liqueur et la surnage ; pour peu que l'urine contienne une notable quantité de sucre, il se forme à la surface de séparation une couche d'abord *verdâtre*, qui passe très rapidement au *jaune*, à l'*orangé*, au *rouge ;* en même temps, la décomposition gagne les couches inférieures de la liqueur, et la zone de réduction s'étend. Si l'urine est peu riche en sucre, il est nécessaire de chauffer et même de porter quelques instants à l'ébullition. Cette manière d'opérer offre l'avantage d'éliminer quelques causes d'erreur, car il n'y a que la *glycose* qui puisse réduire la liqueur de Fehling aussi facilement. Il faut rejeter comme mauvais le procédé qui consiste à faire verser la liqueur dans l'urine bouillante.

Dans les cas douteux, on peut mélanger l'urine avec la liqueur ; mais il faut laisser vingt-quatre heures en contact et *sans chauffer ;* la glycose seule peut réduire à froid la liqueur de Fehling.

Lorsqu'une urine renferme peu de glycose, et surtout si cette urine est en même temps riche en matériaux azotés, la réduction ne se fait plus d'une manière aussi franche ; le mélange d'urine et de liqueur se colore en jaune verdâtre, jaune rougeâtre, et même, par une ébullition prolongée, le précipité d'oxyde cuivreux ne prend pas de cohérence. On facilite la réduction en opérant avec une liqueur très alcaline. On lui ajoute au moment de la chauffer un tiers de son volume de lessive de soude.

Souvent enfin, il est nécessaire de déféquer l'urine par le sous-acétate de plomb ; on filtre et on enlève par le carbonate de soude l'excès de sel de plomb. Dans ces conditions, pour peu que l'urine renferme du sucre, elle réduira franchement la liqueur cupro-potassique.

On a encore indiqué le carmin d'indigo pour rechercher la glycose dans l'urine (voir p. 205).

Lorsqu'on fait bouillir avec du sous-nitrate de bismuth et un alcali caustique ou carbonaté (Bottger) une urine qui contient du sucre, il y a réduction de ce sel et formation d'un précipité gris noirâtre de bismuth. Cette réaction est mauvaise, car si l'urine renferme non seulement de l'albumine, mais d'autres produits contenant du soufre, le sous-nitrate de bismuth se colore en noir par suite de la formation du sulfure.

On peut encore déceler la présence de la glycose par un certain nombre de réactions basées toutes sur le pouvoir réducteur de cette substance.

Neubauer et *Vogel* indiquent l'emploi de l'azotate d'argent ammoniacal; *Jaksch*, celui de la *phénylhydrazine* et de l'acétate de soude.

Hager conseille de faire bouillir 5 à 6 centimètres cubes d'urine avec un peu de *ferrocyanure de potassium* et de *potasse caustique;* s'il y a du sucre, le liquide devient brun foncé.

L'acide *picrique* en présence de la *potasse caustique* et à l'ébullition donne une coloration rouge avec l'urine sucrée.

Penzoldt a employé l'*acide diazobenzolsulfurique* et la *potasse.*

Lœwe a donné la formule suivante, qui permet de préparer à l'avance une solution bismuthique propre à la recherche de la glycose.

On dissout à chaud 15 grammes de sous-nitrate de bismuth dans un mélange de 30 grammes de glycérine; 70 centimètres cubes de lessive de soude d'une densité de 1,34 et 150 grammes d'eau distillée.

Almen et *Nylander* font bouillir 2 grammes de sous-nitrate de bismuth avec 4 grammes de sel de Seignette, 8 grammes de potasse caustique et 100 grammes d'eau. On décante après refroidissement et on obtient le réactif.

Causes d'erreur. — Il ne faut faire agir sur la liqueur de Fehling qu'une urine *non albumineuse.*

L'albumine empêche en effet la réduction de s'opérer;

la liqueur passe au violet ; il faut de toute nécessité enlever l'albumine, soit en la coagulant par la chaleur, soit en la précipitant par le sous-acétate de plomb, qui a l'avantage de déféquer en même temps l'urine.

La présence des sels ammoniacaux enlève de la netteté à la réduction. Une partie de la soude de la liqueur de Fehling est absorbée par ces sels, dont l'ammoniaque se dégage. Si donc on doit rechercher du sucre dans une urine qui a subi la fermentation ammoniacale, on la fera bouillir avec un peu de lessive de soude tant qu'il se dégagera de l'ammoniaque ; on pourra alors procéder à l'essai avec la liqueur cuprique.

Enfin l'acide urique et les urates réduisent, bien que faiblement, la liqueur de Fehling. Il faut d'autant plus veiller à cette cause d'erreur que, par suite du traitement imposé au malade contre le diabète, il est soumis à une alimentation très azotée, et dès lors son urine est très chargée d'acide urique ; il peut donc arriver un moment où, le sucre n'existant plus qu'en faible proportion dans l'urine, on observe une réduction un peu hésitante qui peut provenir de traces de sucre ou d'un excès d'urates. Il faut donc être en garde contre cette cause d'erreur.

D'abord une urine riche en urates et acide urique contient toujours un dépôt fourni par ces substances : ce fait doit éveiller l'attention ; ce dépôt sera séparé par le filtre. Ensuite la réduction de la liqueur par l'acide urique n'a lieu qu'à la suite d'une ébullition assez soutenue et se produit surtout pendant le refroidissement. Si donc on opère comme nous l'avons indiqué, en faisant arriver l'urine à la surface de la liqueur, on diminuera de beaucoup les chances d'erreur. Pour plus de sûreté, on élimine les urates en défequant l'urine par le sous-acétate de plomb, et on enlève l'excès de ce dernier par le carbonate de soude.

En résumé, si l'urine renferme plus de 3 à 4 p. 1000 de sucre, elle réduit nettement la liqueur cupro-potassique ;

si elle en renferme une quantité moindre, il est nécessaire de la déféquer par le sous-acétate de plomb ; on élimine du même coup toutes les substances qui peuvent induire en erreur (*albumine, matériaux azotés, urates*). Si alors cette urine ne réduit pas la liqueur de Fehling, c'est qu'elle ne renferme pas de sucre [1].

[1] La liqueur de Fehling est le plus sensible de tous les réactifs indiqués pour la recherche du sucre dans l'urine, ainsi que cela résulte d'un travail que nous avons fait M. Berlioz et moi et lu à l'Académie de médecine et dont nous transcrivons ici les points les plus importants.

La liqueur de Fehling est titrée de manière à ce qu'un centimètre cube soit *entièrement réduit* par 5 milligrammes de glycose. Dans ces conditions un volume quelconque de liqueur est *entièrement réduit* par un volume *égal* d'urine renfermant 5 grammes de sucre par litre, mais ce chiffre de 5 grammes est loin d'indiquer la limite de sensibilité de la liqueur, il signifie simplement que pour avoir une *décoloration complète* il faut employer :

1° { 1 volume de liqueur de Fehling.
   { 1 volume d'urine renfermant 5 de glycose par litre.
2° { 1 volume de liqueur.
   { 2 volumes d'urine renfermant 2,50 de glycose par litre.
3° { 1 volume de liqueur.
   { 3 volumes d'urine renfermant 1gr.66 de glycose par litre.
4° { 1 volume de liqueur.
   { 4 volumes d'urine renfermant 1gr.25 de glycose par litre.

Mais dans une recherche *qualitative*, il n'est pas nécessaire d'obtenir une *réduction totale* de la liqueur, il suffit qu'elle soit assez marquée pour que la quantité d'oxyde de cuivre précipitée soit appréciable et la réduction est très apparente lorsque le tiers seulement de l'oxyde de cuivre contenu dans la liqueur est précipité. Dans ces conditions, en faisant varier de 1 à 4 le volume d'urine par rapport à celui de la liqueur, on arrive facilement à déceler une quantité de glycose inférieure à 0 gr.50 par litre. Cette limite peut encore être reculée si on évapore l'urine de manière à la réduire au tiers ou quart de son volume primitif.

Avec certaines urines de densité élevée, riches en matières extractives la réduction manque souvent de netteté : si la proportion de glycose est très faible, il faut faire agir sur la liqueur un volume d'urine trois ou quatre fois plus grand et l'influence

Signalons, pour terminer, une cause d'erreur bien facile, à éviter. L'urine des personnes qui ont absorbé du chloroforme ou de l'hydrate de chloral réduit la liqueur cupropotassique ; mais il est toujours facile d'être renseigné sur ce sujet.

perturbatrice s'accroît en proportion. Mais de toutes les substances qui peuvent agir sur la liqueur de Fehling, la glycose est celle qui la réduit le plus facilement et à une température très notablement inférieure à 100° (elle agit même à froid). On utilise cette propriété en chauffant le mélange d'urine et de liqueur au bain-marie seulement vers 85 à 90 degrés, le pouvoir réducteur de la glycose se manifeste seul à l'exclusion de celui des corps étrangers, que l'on peut du reste éliminer en déféquant l'urine par le sous-acétate de plomb.

Lorsque, après avoir fait agir une urine sur la liqueur de Fehling en se conformant à la méthode ordinaire, le mélange reste limpide et bleu, avant et après refroidissement, on peut être certain de l'absence du sucre ; si, au contraire, la réduction n'est pas suffisamment nette, et qu'il reste des doutes, on opère de la manière suivante :

On mélange dans un tube à essai de 12 à 15 millimètres de diamètre *deux* parties d'urine et *une* partie de liqueur cuprique et l'on chauffe jusqu'à l'ébullition la partie supérieure ; s'il y a du sucre en quantité notable, il se forme un enduit jaunâtre assez *fortement adhérent* aux parois du tube, et le mélange prend une teinte jaune verdâtre. Si la réduction ne paraît pas suffisamment concluante, on répète l'essai en employant *trois* ou rarement *quatre* parties d'urine pour une de liqueur : on doit bien mélanger : ce point est important. Dans les deux cas, mais surtout dans le second à cause de la proportion relativement élevée d'urine il est nécessaire, si l'on observe une réduction, de contrôler :

1° En chauffant seulement au bain-marie ;

2° En traitant l'urine par le sous-acétate de plomb et le carbonate de soude. On emploie ce dernier sel en poudre afin de ne pas trop diluer l'urine. Dans ces conditions, on peut déceler directement le sucre dans une urine qui en renferme 0gr.50 par litre. S'il reste des doutes sur la présence du sucre, on concentre l'urine au bain-marie, et on la défèque ensuite par le sous-acétate de plomb : on peut même l'évaporer en consistance sirupeuse, reprendre le résidu par l'alcool, et le faire agir ensuite sur la liqueur de Fehling.

GLYCOSE

Certains malades, notamment les hystériques, dans le but de tromper le médecin, mettent du sucre dans leur urine. La fraude est toujours facile à découvrir parce que le sucre employé est celui de canne. La réduction de la liqueur de Fehling est dans ce cas bien moins nette et

Pour affirmer la présence du sucre, il ne suffit pas d'obtenir une coloration *jaune* ou *rouge* de la liqueur cuprique, il faut observer une réduction caractérisée par la *perte de transparence du mélange* et *l'apparition d'un précipité* d'oxyde de cuivre qui peut être *jaune*, *rouge* ou *noir*. Un bon moyen pour vérifier s'il y a réellement réduction consiste à écraser avec le tube la flamme éclairante d'un bec de gaz : on voit que le liquide est devenu opaque et ne se laisse pas traverser par la lumière ; il contient donc bien un précipité en suspension.

Nous avons, comme beaucoup d'autres expérimentateurs, recherché inutilement la présence du sucre dans l'urine normale. Il nous est arrivé souvent de concentrer des urines qui agissaient sur la liqueur cuprique, la décoloraient, puis la faisaient passer au jaune et au rouge ; et après les avoir réduites au quinzième et même au vingtième de leur volume primitif, il y avait toujours décoloration de la liqueur ; mais pas de réduction avec formation d'un précipité : et au contraire, toutes les fois que l'urine primitive réduisait, même très faiblement la liqueur, il y avait, après concentration, une réduction qui ne pouvait laisser aucun doute sur la présence du sucre.

Quant au mode de recherche basé sur l'emploi de la *phenylhydrasine*, n'hésitons pas à le ranger parmi les plus douteux. Ce réactif tant vanté par Fischer d'abord, puis par Jaksch, Rosenfeld et d'autres, n'a pas la valeur que ces auteurs ont cru devoir lui attribuer. Lorsque l'urine ne renferme qu'une petite quantité de sucre, il faut attendre, quelquefois inutilement, jusqu'à douze et même vingt-quatre heures, la formation des cristaux de phénylglycosanone et, ce qui est plus grave, et que nous avons vérifié non sans quelque surprise, c'est qu'en suivant exactement la marche indiquée, nous avons obtenu des cristaux soi-disant caractéristiques dans des urines qui, à notre avis, ne contenaient pas de sucre.

En résumé, la liqueur cupro-potassique, employée avec les précautions que nous venons d'indiquer, nous paraît encore être aujourd'hui le réactif le plus rapide et le plus exact pour constater la présence du sucre dans l'urine.

moins prompte qu'avec le sucre diabétique ; en outre, l'examen à la lumière polarisée avant et après l'inversion permet de découvrir la fraude.

Dosage du sucre. — On indique généralement trois procédés pour doser le sucre dans une urine : 1° par fermentation ; 2° par la liqueur de Fehling ; 3° par l'examen optique. Nous rejetterons le premier, comme n'étant pas susceptible d'une application clinique, et nous ne décrirons que les deux derniers.

Dosage du sucre par la liqueur de Fehling. — On prépare cette liqueur de la manière suivante :

On dissout $34^{gr},65$ de *sulfate de cuivre pur et cristallisé* dans 200 grammes d'eau ; d'autre part, on fait fondre 173 grammes de sel de Seignette (tartrate de potasse et de soude) dans 300 grammes de lessive de soude pure (densité 1,33). On verse cette dernière solution dans celle de sulfate de cuivre, on agite pour que le précipité se dissolve, puis on ajoute assez d'eau distillée pour faire le volume d'un litre.

On obtient ainsi une liqueur limpide, d'un très beau bleu. Pour la conserver, on la divise en flacons de 80 à 100 grammes, que l'on met à l'abri de la lumière. Chaque centimètre cube de cette liqueur doit théoriquement être réduit par 5 *milligrammes* de glycose : 10 centimètres cubes représentent donc 5 centigrammes de cette substance.

Titrage de la liqueur. — Il ne faut jamais se servir d'une liqueur sans l'avoir titrée, car, en admettant qu'au moment même de sa préparation le titre soit exact, il peut se modifier au bout d'un certain temps.

On commence par préparer une solution titrée de glycose parfaitement pure (voir p. 206), en dissolvant 1 gramme de cette substance dans quantité suffisante d'eau distillée pour faire 200 centimètres cubes. Dans ces conditions, 10 centimètres cubes contiennent $0^{gr},05$ de glycose et doivent décolorer 10 centimètres cubes de liqueur de Fehling, si cette dernière est bien au titre voulu. Pour faire l'essai, on verse 10 centimètres cubes de cette liqueur dans un petit matras à fond plat placé sur un trépied et séparé de la flamme par une toile métallique; on étend avec 30 à 40 centimètres cubes d'eau; on porte peu à peu à l'ébullition, que l'on entretient très modérée, puis, au moyen de la burette divisée en dixièmes de centimètre cube, on y fait tomber goutte à goutte la solution titrée de glycose. La réduction s'opère de suite, et le précipité d'oxyde de cuivre, très dense, se rassemble au fond du matras; à mesure qu'il se forme, la teinte bleue du liquide va en diminuant. De temps à autre, on retire le matras du feu et on le regarde de bas en haut, par transparence, ou bien on le place sur une feuille de papier blanc, de manière à bien juger si le liquide présente encore une coloration bleue. On arrête l'affusion de la solution de glycose au moment où la décoloration est complète. On recommence plusieurs fois cet essai, et, avec un peu d'habitude, on obtient des résultats très exacts. On ne doit jamais laisser refroidir la liqueur sur le précipité de cuivre, car il rentrerait en solution, et la liqueur reprendrait une teinte bleue; il faudrait ajouter encore de la solution de glycose, et par suite le titre obtenu serait trop élevé. Si l'opération est bien faite, en filtrant rapidement aussitôt la décoloration obtenue, on doit obtenir un liquide qui ne donne plus de précipité d'oxyde de cuivre, ni avec la liqueur cuprique (excès de glucose), ni avec la solution de glycose (excès de liqueur non réduite).

Supposons que dans l'essai on a dû employer 9ᶜᶜ,3 ou 93 divisions pour décolorer 10 centimètres cubes de liqueur de Fehling, on pose :

100 div. de liqueur titrée contiennent. 0,05 de glycose.
93   —   —   . 0,046 —

Donc les 10 centimètres cubes de liqueur de Fehling sont réduits par 0^{gr},046 de glycose; tel est le titre de cette liqueur; on l'inscrit sur le flacon et on doit le vérifier de temps à autre.

Application à l'urine. — Pour doser le sucre dans une urine, on commence par la filtrer, et, au moyen de la formule de Bouchardat, on détermine approximativement la quantité de glycose qu'elle renferme[1], puis on l'étend d'eau de façon à l'amener à contenir environ 10 grammes par litre; on est alors dans les meilleures conditions pour le dosage.

On verse alors dans le matras 10 centimètres cubes de liqueur de Fehling; on y ajoute 2 à 3 centimètres cubes de lessive de soude et 30 à 40 d'eau distillée, puis on porte à l'ébullition. On verse alors l'urine au moyen de la burette, et cela jusqu'à décoloration, en suivant exactement la marche que nous venons d'indiquer pour le titrage de la liqueur. La quantité d'urine que l'on a employée pour obtenir ce résultat renferme donc 0^{gr},046 de glycose si tel est le titre de la liqueur; il ne faut pas oublier de tenir compte de la dilution qu'on a fait subir à l'urine, et par une proportion on obtient la quantité contenue dans un litre.

Si l'urine renferme de l'albumine, il faut éliminer cette substance; on peut avoir recours à la coagulation par la chaleur ou mieux à la précipitation par le sous-acétate de plomb, dont on enlève l'excès par le carbonate de soude;

---

[1] Pour cela, on multiplie par 2 les deux derniers chiffres de la densité; puis ce produit est encore multiplié par le nombre de litres émis dans les vingt-quatre heures. De ce dernier produit on retranche 50 grammes et 60 s'il y a polyurie, et la différence représente le sucre.

Exemple : le malade rend 4 litres d'urine de densité 1,034. La quantité de sucre est égale à $34 \times 2 \times 4 = 272 - 60 = 212$ gr. de sucre.

GLYCOSE 219

l'urine se trouve toute diluée par ces opérations. Les lavages de chaque précipité pour retirer tout le liquide qui les baigne seraient très longs. On peut heureusement les éviter. Il suffit, comme le conseille M. Marty, de verser 10 centimètres cubes d'urine dans une éprouvette graduée, d'ajouter le sous-acétate de plomb, agiter, laisser tomber la mousse, puis verser une solution étendue de carbonate de soude, de manière à obtenir un volume de 50 centimètres cubes. Il ne reste plus qu'à filtrer, et l'urine s'écoule toute diluée à 1/5 et ne renfermant plus de sel de plomb.

Tant que l'urine renferme un minimum d'environ 10 p. 1000 de glycose, la réduction de la liqueur se fait très bien. Je signalerai cependant la particularité suivante : la réduction peut se faire de deux manières différentes :

1° Lorsque l'on verse goutte à goutte l'urine dans la liqueur bouillante, cette liqueur se trouble, devient verdâtre, puis jaune ; à mesure que cette transformation s'effectue, le précipité acquiert de la cohérence, puis de jaune devient rouge de plus en plus foncé ; il a dès lors acquis une densité assez considérable pour tomber au fond du matras, et la liqueur surnageante s'est éclaircie. Dans certains cas, la réduction ne suit pas une marche aussi nette ; le précipité passe difficilement du *vert* au *jaune*, et du *jaune* au *rouge;* malgré l'ébullition longtemps soutenue, il n'acquiert pas de cohérence, ne se dépose pas, et le dosage devient impossible ; il faut alors recommencer et déféquer l'urine par le sous-acétate de plomb.

2° Le second mode de réduction est le suivant :

L'oxyde de cuivre se dépose de suite *rouge* et *très dense* sans passer par les phases que nous venons de décrire, et sans que la transparence de la liqueur soit troublée un seul instant ; elle ne fait que se décolorer au fur et à mesure que le liquide sucré arrive, et l'on suit pas à pas cette décoloration, sans qu'il soit nécessaire d'interrompre l'ébullition pour permettre au précipité de se déposer. On obtient facilement ce mode de réduction avec une solution de glycose dans l'eau distillée ; mais, lorsqu'on opère avec une urine, il est plus difficile de réussir, car ce liquide renferme un grand nombre de substances capables d'entraver la réduction.

Voici le mode opératoire à suivre pour obtenir ce genre de réduction, très avantageux pour l'exactitude du procédé. Il faut, si l'on opère avec une urine qui n'a pas subi de défécation préalable, que cette urine renferme au moins 5 grammes de glycose par litre.

La liqueur de Fehling, additionnée de soude et étendue d'eau comme nous avons dit, est placée dans le matras à fond plat reposant sur une toile métallique. On porte rapidement à l'ébullition, puis on modère la flamme de manière que le liquide reste en très légère trépidation : l'urine est alors versée *goutte à goutte*, et l'on s'arrête de temps à autre, de manière à ne pas verser d'autre urine avant que celle de l'affusion précédente *ait entièrement épuisé son action sur la liqueur cuprique;* le tour de main réside dans ce point.

Toutes les fois que l'urine renferme moins de 5 grammes pour 1,000 grammes de glycose, il est nécessaire de la déféquer avant de la faire agir sur la liqueur cuprique.

Marche à suivre lorsqu'on ne dispose que d'une très petite quantité d'urine. — Il arrive assez souvent que l'on n'a qu'une très faible quantité d'urine à consacrer au dosage de la glycose. Voici comment on doit procéder, ainsi que je l'ai conseillé dans mon travail sur le lait de truie :

On commence par préparer une solution à 1 p. 100 de glycose pure. Dans ces conditions, chaque division de la burette représentera 1 milligramme de glycose.

On place alors dans le ballon 10 centimètres cubes de

liqueur de Fehling, et on porte à l'ébullition ; puis, au moyen d'un tube *très exactement* gradué en centimètres cubes et dixièmes, on ajoute un volume déterminé d'urine, par exemple 1 centimètre cube. Une portion de la liqueur est réduite ; on termine alors l'opération avec la solution titrée de glycose, et le nombre de divisions qu'il a fallu employer indique en milligrammes la quantité de glycose à ajouter à celle contenue dans le centimètre cube d'urine pour atteindre le chiffre fixé par la liqueur.

Exemple :

On a placé dans le matras 10 centimètres cubes de liqueur de Fehling dont le litre est $0^{gr},046$.

Après avoir ajouté 1 centimètre cube d'urine à titrer, il a fallu employer 24 divisions de la burette ou $0^{gr},024$ de glycose ; le centimètre cube d'urine en question renferme donc $0^{gr},046 - 0,024$ ou $0^{gr},022$ de glycose, et le litre 22 grammes.

Dosage de la glycose dans une urine qui en renferme moins de 5 p. 1000. — Nous avons vu que, lorsqu'une urine est riche en glycose, il est préférable de l'étendre d'eau, jusqu'à ce que la proportion de cette substance soit descendue aux environs de 10 grammes par litre. Si au contraire elle en renferme moins de 5 grammes, il est nécessaire de la déféquer par le sous-acétate de plomb, de manière à éliminer toutes les substances qui peuvent entraver la réduction et dont l'influence est d'autant plus considérable que la proportion de sucre est moins forte. — On opère comme nous avons dit plus haut, ou bien on se conforme à la marche suivante, qui permet de connaître en même temps la proportion d'urée.

On ajoute à l'urine un dixième de son volume de sous-acétate de plomb, on agite fortement, et l'on filtre ; on recueille une quantité quelconque de liquide filtré, par exemple 50 centimètres cubes, sans se préoccuper ni du précipité ni du reste de l'urine, et on dose directement l'urée dans cette urine; nous avons vu que la présence du sel de plomb n'a aucun inconvénient.

Il n'est même point nécessaire de calculer en poids la proportion d'urée, mais seulement de noter le nombre de divisions qui proviennent de la décomposition de 1 centimètre cube d'urine, soit par exemple 70. Par rapport au sucre, l'addition du sous-acétate de plomb ne s'est pas comportée autrement que ne l'eût fait de l'eau : l'urine a été diluée d'un dixième. Nous en tiendrons compte dans le calcul du résultat final; on élimine ensuite l'excès de plomb par du carbonate de soude, on jette sur un filtre, et l'on recueille l'urine qui s'écoule. Dans cette urine, on dose l'urée. Soit 58 le nombre de divisions trouvées, on en conclut que, par suite de l'élimination de l'acétate de plomb, l'urine a été diluée dans le rapport de 70 à 58.

On dose alors le sucre dans cette urine déféquée, et l'on trouve un chiffre, tel que $3^{gr},40$ par litre. Il suffit alors de multiplier ce chiffre par le rapport trouvé $\dfrac{70}{58}$ et de l'augmenter d'un dixième pour avoir la quantité du sucre contenu dans l'urine.

Ici, on aura :

$$3,40 \times \frac{70}{58} = 4^{gr},10 + 0,41 = 4^{gr},51.$$

Dosage par les procédés optiques. — Plusieurs instruments sont aujourd'hui employés pour cet usage : on les désigne sous le nom de saccharimètres. Ce sont :

1° Le saccharimètre de Soleil;

2° Le saccharimètre à pénombres, qui est beaucoup plus sensible;

3° Et enfin le *diabétomètre* à pénombres qui, à cause de son bas prix et la facilité avec laquelle on le manie, se recommande d'une manière toute spéciale pour les essais cliniques.

La description et la théorie de ces instruments ne

GLYCOSE 223

peuvent trouver place ici; nous renvoyons le lecteur aux traités spéciaux. Nous indiquerons seulement la manière de se servir de ces instruments.

Saccharimètre de Soleil. — On dispose l'instrument devant la partie la plus éclairante d'une lampe à huile ou d'un bec de gaz, de manière que l'extrémité A soit à quel-

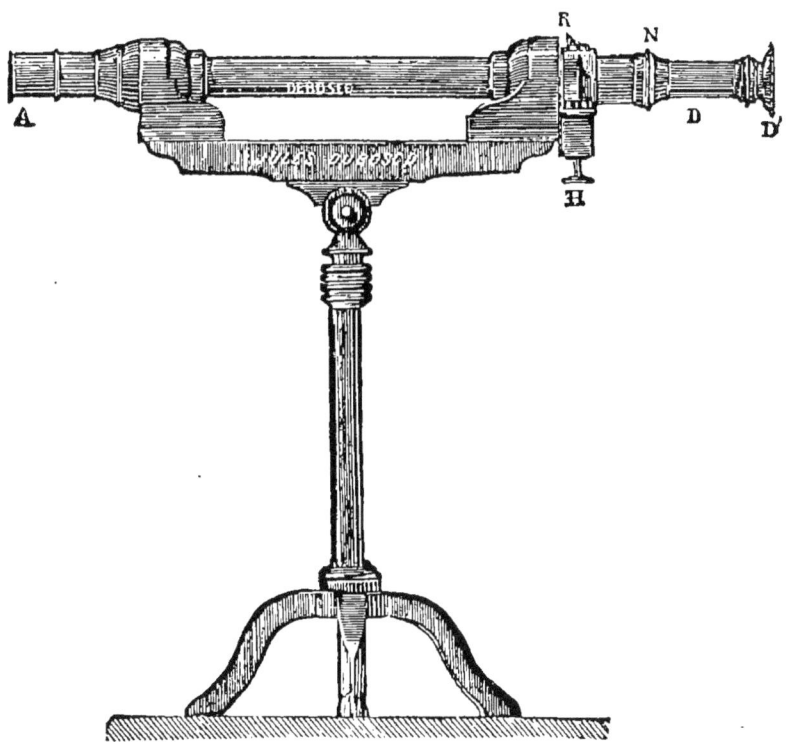

Fig. 21. — Saccharimètre de Soleil.

ques centimètres de la flamme; puis on commence par le régler. Pour cela, on emplit d'eau le tube de cuivre, qui a $0^m,20$ de long, en dévissant un des colliers de cuivre et en enlevant une plaque de verre qui ferme l'orifice du tube.

On le tient bien verticalement et on y verse de l'eau jusqu'à ce qu'elle déborde et forme un ménisque convexe. On rase alors avec la plaque de verre, de manière à n'enfermer aucune bulle d'air, puis on visse le collier, et on met en place le tube dans la position indiquée par la figure. On regarde alors par la lunette D', que l'on tire ou l'on enfonce de manière à voir nettement un disque lumineux partagé en deux moitiés d'égale grandeur, par un diamètre vertical. Ces deux moitiés sont teintées de couleurs complémentaires; on saisit alors le bouton H et on le tourne dans un sens ou dans l'autre, de manière à égaliser les teintes des deux demi-disques. Lorsque cette égalité est obtenue, l'instrument doit être réglé. Le zéro de la règle divisée R doit coïncider avec le trait de repère. S'il n'en est pas ainsi, on fait avancer ou reculer cette règle au moyen d'une petite vis qui est visible à l'extrémité gauche de cette règle. En tournant le collier N, on peut faire passer successivement le disque lumineux par toutes les teintes de l'arc-en-ciel, et chaque observateur choisit la couleur qui lui permet de mieux juger de l'égalité de teinte des deux demi-disques; ordinairement c'est la nuance gris lin ou fleur de pêcher; on la désigne sous le nom de *teinte sensible*.

La première opération consiste donc à régler l'instrument, c'est-à-dire à s'assurer que le zéro de la graduation coïncide bien avec le point de repère au moment où les deux demi-disques présentent exactement la même teinte.

L'urine est presque toujours trop colorée pour se prêter directement à l'examen optique; il faut la décolorer. Dans ce but, on l'agite avec du noir animal (environ 5 grammes pour 100) et on filtre au papier blanc.

On peut aussi y ajouter 1/10 de sous-acétate de plomb, agiter fortement et filtrer.

On examine directement la liqueur (l'excès d'acétate de plomb n'exerce aucune influence perturbatrice) dans le tube de $0^m,20$, et on augmentera alors le résultat d'un dixième, ou bien on en remplit un tube de 22 centimètres, et dès lors il n'y a pas de correction à faire.

GLYCOSE

Quel que soit le mode de décoloration adopté, on remplit le tube d'urine décolorée et on le replace sur l'instrument. On fait manœuvrer la lunette de Galilée D', de manière à voir bien distinctement la ligne de séparation des deux demi-disques, on remarque alors que l'égalité de teintes est détruite; on saisit le bouton H et on le ma-

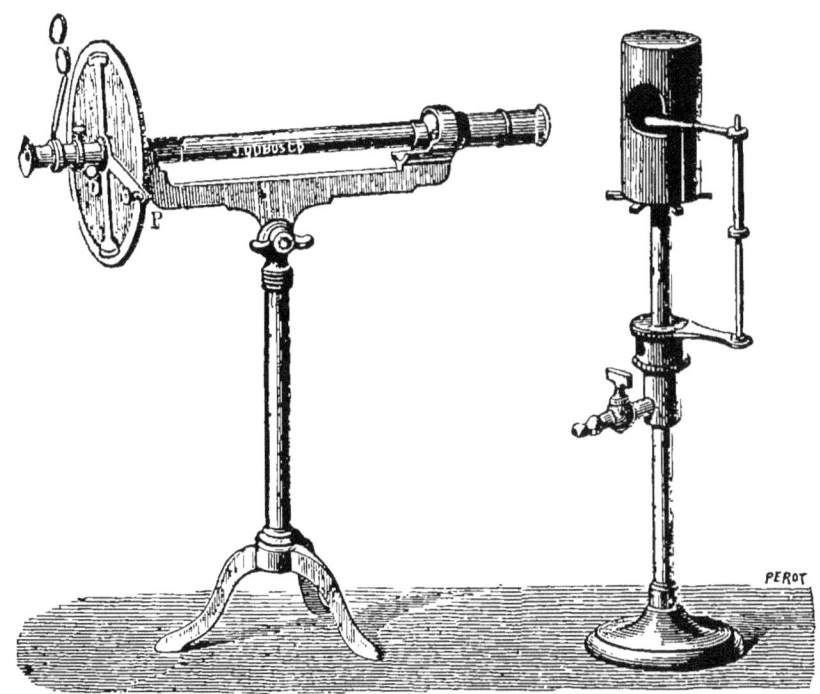

Fig. 22. — Saccharimètre à pénombre.

nœuvre de façon à la rétablir : puis on lit sur l'échelle divisée R le nombre de divisions dont il a fallu la faire avancer par rapport au point de repère fixe.

Et ce nombre, multiplié par 2,22, indique *en grammes la quantité de glycose contenue dans un litre d'urine.*

Il ne faut pas oublier d'augmenter ce nombre de *un dixième* si l'on a défequé l'urine avec du sous-acétate de plomb et si on l'examine dans le tube de $0^m,20$.

Saccharimètre à pénombre. — Cet instrument donne des résultats encore plus précis que le précédent. Il exige l'emploi d'une lumière monochromatique. On emploie celle du sodium produite par un brûleur spécial. C'est un puissant bec à courant d'air, dans la flamme duquel on maintient une petite cuillère en platine renfermant du chlorure de sodium fondu.

On dispose l'instrument dans une pièce obscure, placé

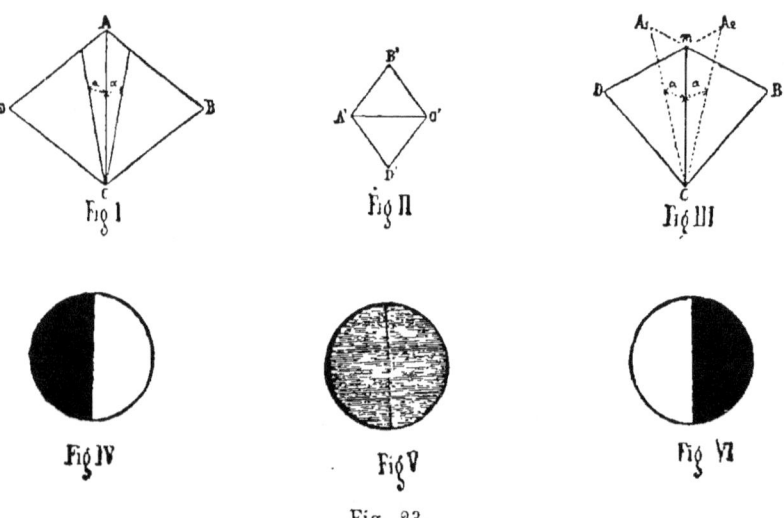

Fig. 23.

à quelques centimètres de la partie la plus éclairante de la flamme, et on commence par le régler. Après avoir disposé le tube plein d'eau sur l'appareil, on enfonce ou l'on retire la lunette qui est à la partie antérieure de l'appareil, jusqu'à ce que l'on distingue très bien un disque lumineux partagé en deux moitiés par un diamètre vertical; il faut que cette raie soit nette; l'une des moitiés du disque paraît plus ou moins éclairée en jaune, et l'autre plus ou moins obscure (fig. 23, VI). On amène alors le zéro du vernier en coïncidence avec celui du cercle divisé : pour cela on tourne le bouton P. Si, à ce moment, les deux moitiés du disque ne présentent pas la même intensité (maximum d'extinction) comme teinte (fig. 23, V), on fait tourner dans un sens ou dans l'autre un petit bouton molleté O, qui se trouve sur le côté de la lunette. Une fois l'égalité des teintes obtenue, l'instrument est réglé, car le maximum d'extinction a lieu lorsque le zéro du vernier coïncide avec celui du cercle.

On remplit alors le tube avec de l'urine décolorée, comme il a été dit plus haut ; on fait manœuvrer la lunette de Galilée, de manière à voir très distinctement la ligne de séparation des deux demi-disques, et on constate que l'égalité des teintes n'existe plus (fig. 23, IV). On saisit alors le bouton molleté P qui fait mouvoir le vernier, on le tourne tout doucement d'un côté, et l'on observe si l'inégalité de teinte des deux demi-disques augmente ou diminue. Si elle augmente, il faut tourner en sens opposé ; si elle diminue, on continue à faire mouvoir le bouton dans le même sens, et cela jusqu'à ce que les deux demi-disques paraissent également sombres (fig. 23, V).

A ce moment, il suffit de lire la division de la graduation devant laquelle se trouve le zéro du vernier, et le chiffre qui porte cette division multiplié par 2,22 indique, comme précédemment, en grammes, la quantité de sucre contenu dans un litre d'urine.

Ces deux appareils, surtout le dernier, sont très précis ; leur manipulation est assez facile ; malheureusement leur prix est assez élevé.

A défaut du polarimètre, on peut se servir avec avantage de l'instrument suivant, que nous avons, M. Albert Dubosq et moi, combiné pour servir spécialement au dosage du sucre de diabète. La disposition extérieure de cet appareil rappelle celle du *diabétomètre de Robiquet*, et nous lui avons donné le nom de *diabétomètre à pénombres*.

Comme le *polarimètre à pénombres*, dont il n'est qu'une modification, le *diabétomètre* exige l'emploi d'une lumière monochromatique. On se la procure au moyen d'un brûleur spécial ou d'une lampe à alcool à courant d'air, dans la flamme de laquelle est immergé un anneau imprégné de chlorure de sodium. Cette lampe se fixe sur le support de l'appareil.

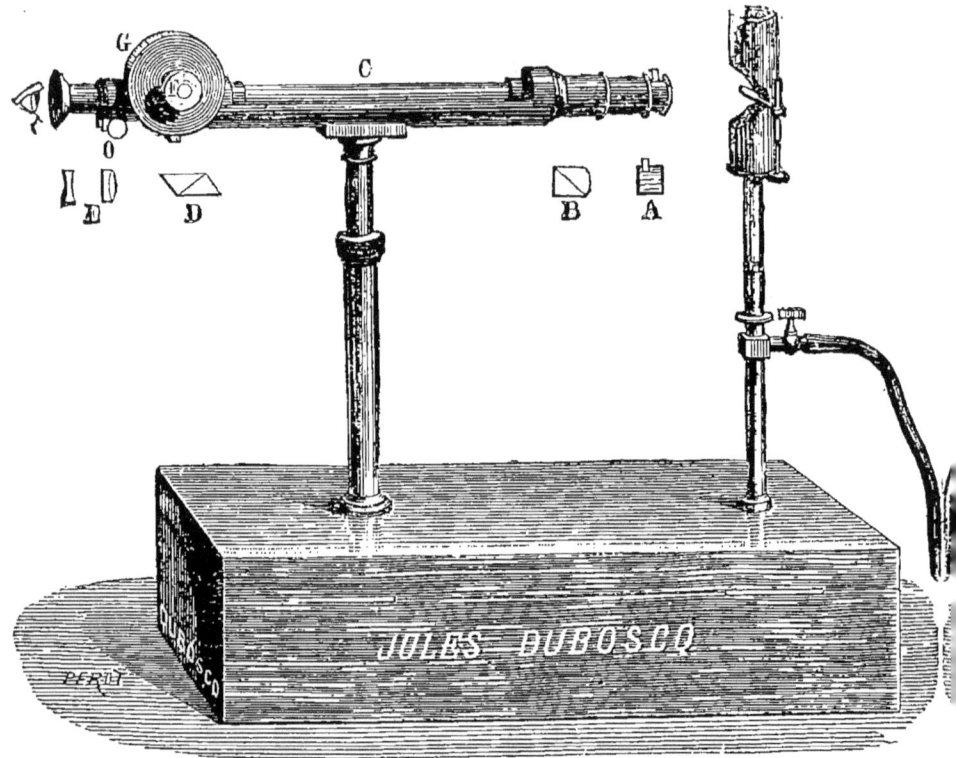

Fig. 24. — Diabétomètre à pénombre.

La disposition générale de l'instrument est représentée figure 24. On le monte sur la boîte qui le renferme et qui est disposée de manière à constituer un support ; l'extrémité postérieure est alors placée en face de la lumière monochromatique. Les rayons qui en émanent traversent d'abord une cuve A remplie d'une solution étendue de bi-chromate de potasse, puis le polariseur à pénombre

GLYCOSE

(prisme de Jellet), et enfin le tube C qui contient l'urine. Au sortir de ce tube, ils traversent le nicol analyseur D, puis un objectif convexe E, et enfin arrivent à l'œil de l'observateur à travers un oculaire concave, le tout formant une lunette de Galilée, destinée à rendre la vision distincte. Le nicol analyseur est enchâssé dans un collier mobile dont il faut mesurer le déplacement angulaire. Pour cela, ce collier (fig. 25) porte en un point un secteur denté qui s'engrène avec un pas de vis tangente à sa circonférence.

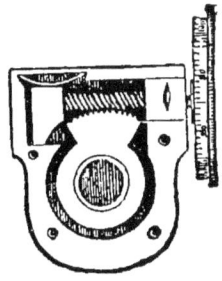

Fig. 25.

La tête de cette vis porte un tambour G sur lequel sont gravées les divisions. Chacune de ces divisions correspond à 1 gramme de sucre de diabète par litre d'urine ; on peut apprécier un quart de division, correspondant à $0^{gr},25$ par litre.

Il faut appliquer à la préparation de l'urine tout ce que nous avons dit plus haut : la décolorer soit avec du noir animal, soit avec un dixième de sous-acétate de plomb.

L'instrument ne permet pas d'évaluer plus de 100 grammes de sucre par litre ; dans le cas d'une teneur plus considérable, il suffit d'étendre l'urine de son volume d'eau.

Urines albumineuses et sucrées. — Deux cas peuvent se présenter :

1° *On a une quantité suffisante d'urine pour faire deux déterminations.*

Dans une partie de l'urine, on dose l'albumine en suivant un des procédés que nous avions indiqués ; la présence du sucre n'a aucun inconvénient ; il est seulement nécessaire de laver un peu plus longtemps le coagulum d'albumine. L'albumine entrave le dosage du sucre fait par les deux procédés ; il faut donc la séparer.

Si l'on doit doser le sucre par la liqueur de Fehling, on peut coaguler l'albumine par la chaleur et la séparer par filtration ; on neutralise ensuite avec quelques gouttes de lessive de soude et on procède à l'essai.

Si l'on défèque l'urine par le sous-acétate de plomb, il est nécessaire d'enlever l'excès de ce sel par le sous-carbonate de soude. Nous avons vu, pages 218 et 224, comment on tient compte de la dilution de l'urine.

Ce procédé donne de très bons résultats ; mais il ne peut être appliqué qu'à l'urine exempte de *sels ammoniacaux*, et qui n'a pas, par conséquent, éprouvé la fermentation ammoniacale ; car, en présence de l'ammoniaque, le précipité plombique entraîne du sucre. Il faut alors avoir recours à la coagulation par la chaleur.

Lorsqu'on veut doser optiquement le sucre, il faut encore séparer l'albumine, puisque cette substance dévie à gauche le plan de la lumière polarisée. On peut, comme précédemment, séparer l'albumine par la chaleur et décolorer l'urine par le noir ; mais il est bien préférable de déféquer par le sous-acétate de plomb, qui enlève l'albumine en même temps qu'il décolore l'urine. Il est bon cependant de coaguler l'albumine par la chaleur avant d'ajouter le sel de plomb. On est certain, en opérant, ainsi, que la coagulation est toujours complète. Pour cela, on verse dans un petit ballon 50 centimètres cubes d'urine, et, après addition de quelques gouttes d'acide acétique, on porte à l'ébullition, puis on ajoute avec une pipette graduée 5 centimètres cubes de sous-acétate de plomb ; on agite bien ; on laisse refroidir en bouchant le flacon pour éviter l'évaporation, et on examine la liqueur filtrée. Il est préférable d'opérer dans un ballon ordinaire et de mesurer l'urine et l'extrait de Saturne avec une pipette ; les urines albumineuses moussant beaucoup, on éprouverait quelque difficulté à faire les mesures dans le ballon même.

2° *La même quantité d'urine doit servir à doser l'albumine et le sucre.* — Dans ce cas, on mesure 50 centimètres cubes d'urine et on coagule l'albumine par la chaleur ; on pèse le précipité. Puis l'urine écoulée, les eaux de lavages sont réunies et évaporées au bain-marie jusqu'à réduction au volume primitif (50 centimètres cubes), et enfin déféquées par un dixième de sous-acétate de plomb.

Si l'urine est riche en sucre, il est inutile de la concentrer, il suffit de recevoir le tout dans un vase gradué et de déterminer le rapport de la dilution.

Lorsque la quantité d'urine dont on dispose est très petite, on dose l'albumine par pesée et le sucre par la liqueur de Fehling, puisque ce procédé nécessite une quantité moins considérable de liquide ; on a, au besoin, recours au procédé page 220.

Acide oxybutyrique. — Külz et Minkowsky ont signalé dans certaines urines diabétiques la présence de l'acide oxybutyrique ; cet acide dévie à gauche le plan de la lumière polarisée, annule dans une certaine proportion l'action de la glycose et devient, dès lors, une cause d'erreur à laquelle on doit remédier en faisant le dosage comparatif avec la liqueur de Fehling.

En général, l'acide oxybutyrique existe dans l'urine avec une assez forte proportion de sucre ; il est donc à peu près impossible de le reconnaître ; même s'il n'y a qu'une très petite quantité de glycose, il peut arriver que la déviation résultante soit nulle, ou même soit en sens inverse. Dans ces cas, on doit soupçonner la présence de l'acide oxybutyrique et la confirmer par le dosage du sucre au moyen de la liqueur de Fehling.

Léo a signalé dans l'urine diabétique d'autres substances, qui, à côté de l'acide oxybutyrique exercent une influence sur la méthode de dosage. Ces substances n'ont pas été déterminées ni étudiées d'une façon suffisante par l'auteur ; cependant il a essayé d'en isoler une à laquelle il assigne la formule $C^6H^{12}O^6$ (hydrocarbure). Cette substance n'est pas fermentescible et dévie à gauche le plan de polarisation. Son coefficient de rotation est de 26. Elle agit aussi sur la liqueur de Fehling, et son pouvoir réducteur est moitié de celui de la glycose.

D'après l'auteur, il n'y a pas de rapport à établir entre la présence de ces substances dans l'urine et la gravité ou la marche du processus pathologique.

Acétonurie. — On a signalé dans ces dernières années une complication fréquente, mais non fatale, du diabète sucré ; je veux parler de l'existence de l'*acétone* dont on a constaté la présence dans l'urine de certains diabétiques, à la période ultime de leur maladie.

Ces urines qui présentent une odeur particulière sont, en général, peu abondantes, de densité élevée, et assez colorées. Elles contiennent moins de sucre qu'elles n'en renfermaient, avant qu'on ait constaté la présence de l'acétone.

L'acétone fut découverte en 1754 par le marquis de Courtenvaux. L'acétone normale a pour formule $C^6H^6O^2$. C'est un liquide limpide, incolore, inflammable, d'une densité égale à 0,814. Elle bout à 56 degrés, et possède une odeur agréable et éthérée rappelant celle de l'éther acétique. Ce corps prend naissance pendant la distillation sèche des acétates.

On l'obtient en la soumettant à la distillation sèche soit de l'*acétate de soude*, soit à un mélange d'*acétate de plomb et de chaux*. Le liquide condensé est mis en contact avec du *chlorure de calcium*, puis distillé au bain-marie ; on recueille ce qui passe entre 50 et 60 degrés. Le nouveau liquide condensé est ensuite mis en contact avec de la chaux pendant quelques jours, puis on distille de nouveau en recueillant seulement ce qui passe à 56 degrés. L'acétone se combine avec le bisulfite de soude, et forme avec ce corps une combinaison cristalline ; elle se résinifie sous l'influence de l'air et des alcalis.

On rencontre l'acétone dans l'urine de certains diabétiques, et ce fait constitue l'*acétonurie* ; il paraît lié avec la présence de ce même corps dans le sang, c'est-à-dire l'*acétonémie*. Cet état morbide est caractérisé cliniquement par tout un ensemble de phénomènes cérébraux graves (*coma diabétique*) qui ont été décrits par Kussmaul, Frerichs, Penzoldt, Lécorché, et F. Dreyfous. Dans l'acétonémie, l'haleine du malade exhale une odeur caractéristique qui rappelle celle du chloroforme. Cette odeur se retrouve également dans l'urine, d'où l'on peut, du reste, retirer de l'acétone.

C'est Petters qui le premier, en 1857, signala la présence de l'acétone dans l'urine des diabétiques et des rubéoliques. Kaulich l'attribuait à des troubles digestifs.

En 1865, Cantani indique le foie comme organe producteur de cet élément.

A côté de l'*acétone*, on a constaté dans l'urine la présence de composés, tels que l'*acide éthyldiacétique* et l'*éther éthyldiacétique*, qui peuvent se transformer assez facilement en *acétone*.

L'acide *éthyldiacétique* a pour formule $C^6H^{10}O^9$. On l'obtient en chauffant de l'acide acétique avec du sodium dans un courant d'hydrogène. On obtient ainsi de l'*éthyldiacétate de soude* d'où l'on sépare ensuite l'*acide éthyldiacétique*. Cet acide bout à 180°,8 ; sa densité est de 1030. Il possède une odeur agréable rappelant celle de la fraise et se colore en rouge pourpre par le perchlorure de fer. Les alcalis et les acides énergiques le décomposent en *acétone*, *acide carbonique* et *alcool*. L'eau produit la même décomposition à 150°. Cet acide forme deux éthers. On obtient l'*éther éthyldiacétique* ou *éthyldiacétate d'éthyle* en chauffant à 160°, pendant deux jours, un mélange d'*éthyldiacétate de soude* et d'*iodure d'éthyle*. C'est un liquide qui bout entre 175 et 185°. Traité par l'eau de baryte, il donne du *carbonate de baryte*, de l'*alcool*, de l'*éthyldiacétone* et de la *diéthylacétone*.

D'après Gerhardt, le perchlorure de fer serait un réactif

caractéristique de l'acétone ; il colorerait en rouge les urines qui en renferment. Cette réaction, admise sous la foi de l'auteur, est aujourd'hui reconnue absolument inexacte. Le perchlorure de fer colore bien certaines urines, mais la coloration est due non pas à l'acétone, mais à l'acide éthyldiacétique ou autres produits analogues. Il peut arriver que ces produits qui donnent naissance à l'acétone existent dans l'urine en même temps que l'acétone. Les urines qui renferment du sulfocyanure de potassium se colorent également en rouge par le perchlorure de fer.

On sait d'autre part qu'il existe des rapports entre l'*acétonurie* et la *diacéturie*. On admet que l'acétone et l'acide diacétique proviennent de l'oxydation de l'albumine. Minkowski pense que le dédoublement de l'albumine produit d'abord de l'acide oxybutyrique lequel donne naissance à l'acide diacétique puis à l'acétone. De son côté, Von Jaksch admet qu'il se forme de l'acétone et des acides gras, lesquels engendrent par synthèse l'acide diacétique. Ces deux éléments peuvent exister simultanément ou séparément dans l'urine.

Le Dr R. Von Jaksch a, en 1882, étudié la question de l'*acétonurie*. Il s'est assuré que toutes les fois qu'une urine se colorait par le perchlorure de fer, elle fournissait par distillation un liquide avec lequel il était possible d'obtenir de l'iodoforme par l'action successive de l'iode et de la soude caustique (réaction de Lieben). Cette réaction ne présente cependant pas une valeur absolue, car elle se produit avec d'autres urines (malades atteints d'affections fébriles) qui ne se colorent pas par le perchlorure de fer.

Afin de n'être pas induit en erreur, il est bon de se souvenir que l'élimination de l'antipyrine, de l'acide salicylique, communique à l'urine la propriété de se colorer également par le perchlorure de fer.

Dans ces conditions, ce réactif n'a pas de valeur.

ACÉTONE

Recherche de l'acétone. — Cette recherche doit toujours être faite sur le produit de la distillation de l'urine [1], on recueille environ 1/10 du volume soumis à l'expérience ; on soumet ce liquide à la réaction de Lieben, que nous décrivons plus bas. On peut aussi avoir recours au mode de recherche indiqué par M. Chautard, et basé sur la réapparition de la couleur d'une solution de fuchsine traitée par l'acide sulfureux. On dissout 15 centigrammes de fuchsine dans 250 centimètres cubes d'eau distillée, et on fait passer un courant d'acide sulfureux jusqu'à décoloration complète. Pour rechercher l'acétone, on mélange, dans un tube *bien bouché*, parties égales de ce réactif et du liquide provenant de la distillation de l'urine. Pour peu qu'il y ait de l'acétone, la coloration rouge de la fuchsine réapparaît.

Voici encore quelques réactifs indiqués pour constater la présence de l'acétone :

On prépare, au moment d'en faire usage, une solution aqueuse de nitro-prussiate de soude à 1/5 et une solution de soude caustique à 30 p. 100.

Dans le liquide provenant de la distillation de l'urine, on fait tomber quelques gouttes de l'une et de l'autre des solutions ; on fait bouillir et on verse avec précaution, en faisant glisser le long des parois du tube un peu d'acide acétique de manière à éviter le mélange : à la surface de séparation on voit apparaître une belle coloration rouge Bordeaux. En suivant la marche que nous venons de décrire, la réaction est difficile à obtenir, tandis que, si dans un liquide contenant de l'acétone, on verse successivement le nitro-prussiate et la soude, on obtient, sans addition d'acide acétique, une coloration rougeâtre très

---

[1] On doit faire cette distillation de préférence dans l'appareil à boules de Lebel et Henninger. La solution d'acétone obtenue est plus concentrée.

prononcée. Si alors on ajoute l'acide acétique et qu'on chauffe, la coloration rouge vire au vert.

La créatinine, d'après Weyl, produirait la même coloration.

Penzoldt recommande la méthode de Baeyer et Drewsen qui consiste à faire agir l'orthonitrobenzaldéhyde, produit explosible.

On peut aussi ajouter dans le liquide distillé un peu de solution de chlorure d'or à 1/100, puis quelques gouttes de solution de potasse caustique à 1/10 et l'on chauffe : on obtient une réduction du chlorure d'or s'il y a de l'acétone.

Pour extraire l'acétone de l'urine, le Dr Jaksch conseille de distiller un litre de ce liquide préalablement additionné d'acide chlorhydrique (ou tartrique), l'addition d'acide prévient la formation de la mousse et empêche le passage du carbonate d'ammoniaque dans le liquide condensé. Dans ce dernier, on ajoute ensuite un peu d'*iode dissous* dans l'*iodure de potassium*, puis de la *potasse caustique*. On obtient alors, suivant la proportion d'*acétone*, soit un précipité, soit un trouble dû à la formation d'*iodoforme* (réaction de Lieben).

On caractérise l'iodoforme : 1° par son odeur ; 2° par sa volatilisation sous l'influence de la chaleur ; 3° par sa forme cristalline ; pour l'obtenir cristallisé, il suffit en effet d'agiter avec de l'éther le liquide qui contient l'*iodoforme ;* par évaporation spontanée, cet éther abandonne des cristaux d'*iodoforme*.

Lorsque l'on veut isoler l'acétone en nature au lieu de la caractériser par la formation de l'iodoforme, on réduit autant que possible le liquide condensé, et, par distillation fractionnée, on sépare toute la partie dont le point d'ébullition est inférieur à 60 degrés. On met ensuite ce liquide en contact avec une solution concentrée de *bisulfite de soude* et l'on obtient ainsi une combinaison de ce corps avec l'*acétone*.

Si la proportion est suffisante, on peut isoler l'*acétone* par distillation au lieu de l'engager dans la combinaison avec le *bisulfite de soude*.

Le Dr Jaksch fait également connaître un procédé de dosage de l'acétone pour lequel nous renvoyons au mémoire original [1].

Il résulte de ses travaux que ce n'est pas seulement dans le cas de diabète que l'on rencontre l'acétone dans l'urine. Il considère ce corps comme un élément normal, dont la proportion ne dépasserait pas 1 centigramme dans l'urine des vingt-quatre heures. Cette proportion augmente toutes les fois qu'il y a fièvre ; l'*acétonurie* serait une des conséquences de l'état fébrile, et la proportion d'acétone excrétée peut atteindre plusieurs décigrammes. Les affections apyrétiques n'accroissent pas la proportion d'acétone, sauf de rares exceptions. On observe l'*acétonurie* dans la *rougeole*, la *scarlatine*, la *pneumonie*. On la rencontre généralement dans l'éclampsie puerpérale (Stampf), et dans les accès éclamptiques des enfants (Bajensky).

ALCAPTONE. — ACIDE HOMOGENTISINIQUE

Le nom d'*alcaptone* avait été donné par *Bœdeker* en 1859 à une substance jusqu'alors inconnue qu'il put retirer d'une urine diabétique : cette substance présentait quelques-unes des propriétés de la *pyrocatéchine* et de l'*hydroquinone*. Elle était comme ces corps avide d'oxygène et se colorait en noir au contact des alcalis.

Cette substance fut retrouvée en 1875 par Fürbringer dans l'urine d'un phtisique, puis isolée également vers la même époque par *Ebstein* et *Muller*, et ensuite par *Fleischer*, qui constatèrent son identité avec la *pyrocatéchine*

---

[1] *Zeitschrift für physiologische Chemie*, 1882, VIe B., p. 541.

ou *oxyphénol*. *Baumann* trouve ensuite la pyrocatéchine dans l'urine de cheval où elle existe normalement, d'après lui ; il put aussi l'extraire assez fréquemment de l'urine humaine dans laquelle elle se trouverait à l'état de dérivé *sulfoconjugué*.

En 1866, *Kirk* isola de l'urine plusieurs corps présentant les propriétés générales de l'*alcaptone*, ce qui autoriserait à croire que l'*alcaptone* ne constitue pas un corps unique et qu'il est plus logique de la désigner sous le nom de *matière alcaptonique*. Les deux corps isolés par *Kirk* sont : l'*acide uroleucinique* cristallin, et un autre produit amorphe, l'*acide uroxanthinique*.

Plus récemment (1891), *Baumann* étudia de nouveau l'urine alcaptonique en collaboration avec *Volkow* et put en extraire un corps acide bien défini qui communique à cette urine ses propriétés caractéristiques. Ce corps différerait de la *pyrocatéchine* et se rapprocherait de son isomère l'*hydroquinone*.

L'urine qui renferme de l'*alcaptone* est, comme l'urine diabétique, *peu colorée* au moment de l'émission, mais la couleur s'accentue par exposition à l'air ; la densité de l'urine n'est pas accrue, s'il n'y a pas de sucre ; il existe le plus souvent un peu de polyurie.

Cette urine brunit rapidement, *et à froid* lorsqu'on y fait dissoudre de la potasse caustique ; ce fait la différencie de l'urine diabétique que l'on *doit chauffer* pour obtenir la coloration. De même l'urine alcaptonique réduit *à froid* l'azotate d'argent ammoniacal, tandis que l'urine sucrée ne le réduit *qu'à chaud*. Les deux urines réduisent la liqueur de Fehling ; enfin l'alcaptone n'agit pas sur la lumière polarisée et ne fermente pas sous l'action de la levure de bière.

Pour isoler l'*alcaptone*, on acidule franchement l'urine [1]

---

[1] Il faut opérer sur la totalité de l'urine des vingt-quatre heures ou plus si cela est nécessaire, de manière à obtenir 2 à 3 litres d'urine.

en y versant de l'acide sulfurique (8 à 10 p. 1,000 environ), et on agite avec une assez grande quantité d'éther. On décante et on renouvelle le traitement jusqu'à ce que l'éther ne se colore plus d'une manière sensible. On distille pour retirer l'éther et le résidu, acide et fortement coloré en brun, est abandonné à évaporation spontanée à air libre, ou mieux sous une cloche en communication avec une trompe. Il se sépare une bouillie cristalline qu'on dissout *à chaud* dans 250 grammes d'eau environ et qu'on précipite par l'*acétate neutre de plomb* (5 à 6 grammes).

La solution toujours *chaude* est filtrée rapidement et par refroidissement laisse déposer des cristaux légèrement jaunes. Ces cristaux pulvérisés sont mis en suspension dans une petite quantité d'eau et décomposés par un courant d'hydrogène sulfuré. On sépare par le filtre le sulfure de plomb et le liquide obtenu présente les réactions générales de l'*alcaptone* : concentré dans le vide, il fournit des cristaux prismatiques constitués par un corps nouveau, auquel les auteurs cités ont donné le nom d'*acide homogentisinique*.

Cet acide peut être obtenu cristallisé en gros prismes incolores; fusibles vers 147°; il est soluble dans l'eau, l'alcool et l'éther; insoluble dans le chloroforme. Sa solution aqueuse se colore à l'air, surtout après addition d'un alcali *caustique* ou même *carbonaté* (ammoniaque, potasse, soude et carbonates des mêmes bases). Il réduit le nitrate d'argent ammoniacal et la liqueur de Fehling, et se colore en bleu par le perchlorure de fer; cet acide dériverait de la tyrosine.

Inosite $C^{12}H^{12}O^{12},4HO$. — L'inosite est un sucre particulier dont l'existence a d'abord été signalée dans la chair musculaire, puis que l'on a trouvé dans un certain nombre d'organes, par exemple les poumons, reins, cerveau. On ne l'a pas rencontré dans l'urine normale, mais seulement dans les urines qui contiennent soit du sucre, soit de l'albumine et souvent les deux à la fois.

L'*inosite* cristallise de sa solution aqueuse en petits cristaux orthorhombiques groupés en choux-fleurs ; ils perdent leur eau de cristallisation à 100° et même à l'air, à la température ordinaire, et deviennent de l'*inosite anhydre*. Elle se dissout dans six fois son poids d'eau, un peu dans l'alcool faible, mais est insoluble dans l'alcool absolu et dans l'éther.

Elle fond vers 210° en un liquide incolore qui se prend en cristaux par refroidissement. Elle ne réduit pas la liqueur de Fehling et n'agit pas sur la lumière polarisée ; elle est précipitée de ses solutions aqueuses par le sous-acétate de plomb, mais ne l'est pas par l'acétate neutre.

On la caractérise par les réactions suivantes. On ajoute à une solution d'*inosite* quelques gouttes d'acide azotique et on évapore à siccité dans une capsule, puis on humecte successivement le résidu avec un peu de *chlorure de calcium* (solution concentrée) et d'*ammoniaque ;* et on dessèche de nouveau : le résidu prend alors une belle coloration rose ; si l'on a un petit fragment d'*inosite*, on produit très facilement la même réaction en le plaçant sur une lame de platine avec une goutte d'acide azotique ; on évapore avec précaution au-dessus d'une flamme, et on termine comme précédemment.

L'*azotate de bioxyde de mercure* donne dans les solutions *neutres* d'inosite un précipité *jaune ;* en faisant évaporer le liquide avec précaution, le précipité devient *rouge* plus ou moins foncé, et cette couleur disparaît par refroidissement. L'albumine donnerait lieu à une coloration analogue ; aussi cette réaction ne peut être faite avec une urine qui contient de l'albumine.

Extraction. — On retire ordinairement l'inosite des haricots verts, qui en contiennent environ 7,5 p. 1,000. On les réduit en pâte, puis on les enferme dans un nouet de linge que l'on expose à l'action de la vapeur, et on exprime fortement. Le liquide qui en découle est évaporé au bain-marie en consistance sirupeuse, puis additionné d'alcool à 90° jusqu'à formation d'un louche persistant. On abandonne au repos, et peu à peu il se forme de belles croûtes cristallines d'inosite. On fait cristalliser dans l'eau.

Recherche et extraction dans l'urine. — On traite l'urine par l'*acétate neutre de plomb*, qui en sépare les sulfates, chlorures, etc., et puis on filtre. Dans le liquide filtré, on ajoute du *sous-acétate de plomb*, tant qu'il se produit un précipité; ce précipité contient l'*inosite*. On le recueille et on le lave à l'eau distillée, puis on le met en suspension dans une nouvelle quantité d'eau et on le décompose par un courant d'hydrogène sulfuré; on sépare le sulfure de plomb par le filtre et on évapore le liquide au bain-marie, en consistance de sirop, puis on le précipite par l'alcool concentré; l'inosite se sépare. On laisse reposer; le dépôt acquiert un peu de cohérence, puis on sépare par décantation ou par filtration. On reprend le dépôt par l'eau et on fait cristalliser.

Ce procédé est applicable au suc musculaire et aux liquides de l'économie.

CHAPITRE III

ÉLÉMENTS DE LA BILE

Pigments et acides biliaires.

La bile humaine est un liquide *vert jaunâtre* au moment de sa production et dont la couleur se fonce par suite de son séjour dans la vésicule biliaire. Elle est visqueuse, gluante. Elle ne renferme pas de matières albuminoïdes. Le précipité qu'y fait naître l'alcool concentré est formé par de la *mucine;* sa densité varie de 1020 à 1035, et elle renferme environ le dixième de son poids de matériaux solides, dont les principaux sont les *acides* et les *pigments biliaires*, la *mucine* et la *cholestérine*.

Nous allons les passer successivement en revue.

Mucine. — La *mucine* ne fait pas partie constituante de la bile, telle qu'on la rencontre dans les canaux hépatiques; elle est sécrétée par les parois de la vésicule biliaire, et son mélange avec la bile a lieu dans ce réservoir. On peut l'extraire de la bile en traitant ce liquide par quatre ou cinq fois son volume d'alcool concentré et séparant par le filtre le précipité ainsi formé.

La bile ainsi débarrassée de la mucine n'est plus susceptible d'entrer en putréfaction.

La mucine séparée de la bile par l'alcool peut facilement se redissoudre dans l'eau. La mucine est également précipitée de la bile par l'acide acétique; dans ces cas, le précipité ainsi produit n'est plus soluble dans l'eau pure, mais seulement dans l'eau alcalinisée.

La *mucine* n'est point un produit de sécrétion spécial à la vésicule biliaire; on la retrouve dans le mucus que sécrètent toutes les membranes muqueuses (voir à *Mucus*); on la rencontre assez souvent dans l'urine sans qu'elle provienne de la bile.

Acides biliaires. — On peut considérer la bile (abstraction faite des matières colorantes) comme une dissolution de deux sels à base de soude : le *cholate de soude* (abondant dans la bile de bœuf) et le *choléate* ou *taurocholate de soude*, très abondant dans la bile des carnivores et dans celle de l'homme.

L'*acide cholique* est parfois désigné sous le nom d'*acide glycocollique*, parce qu'on peut le dédoubler en *glycocolle* et *acide cholalique*; l'*acide choléique* est désigné sous le nom d'acide *taurocholique*, parce qu'on peut le dédoubler en *taurine* et acide *cholalique*. Cet acide *cholalique* peut être considéré comme le point de départ des *acides biliaires*, nous reviendrons plus tard sur ce point.

La bile de l'homme contient du *cholate* et du *choléate* de soude; mais ce dernier sel est le plus abondant.

On peut les extraire en bloc de la bile en opérant de la manière suivante. On mélange la bile avec du noir animal et on évapore à siccité au bain-marie. Le résidu est traité à chaud par l'alcool, et on mélange avec de l'*éther anhydre*; il se fait alors un précipité gélatineux qui prend peu à peu l'aspect cristallin; on le désigne sous le nom de *sel naturel de la bile, bile cristallisée de Platner*. C'est un mélange de *cholate* et de *choléate de soude*. Le *choléate* domine si l'opération a été faite avec la bile humaine; c'est au contraire le *cholate de soude* qui se trouve en plus forte proportion si l'on s'est adressé à la bile. de bœuf.

Préparation des acides biliaires, cholique et choléique.
— On opère de préférence avec la bile de bœuf, qu'on peut se procurer facilement et en grande quantité.

Acide cholique ou glycocollique $C^{52}H^{43}AzO^{12}$. — On verse dans la bile de bœuf de l'*acétate neutre de plomb* tant qu'il se forme un précipité ; on recueille ce précipité et on l'épuise par l'alcool bouillant. Dans le liquide alcoolique filtré, on sépare le plomb par un courant d'hydrogène sulfuré ; on filtre de nouveau et on évapore en consistance sirupeuse ; le liquide ainsi obtenu est conservé et ne se prend en masse cristalline qu'au bout d'un temps très long.

L'*acide cholique* est soluble dans 300 fois son poids d'eau froide ; il se dissout facilement dans l'alcool et très peu dans l'éther. Il se combine avec les alcalis et donne des sels très solubles dans l'eau.

Les solutions dévient à droite le plan de la lumière polarisée.

Acide choléique ou taurocholique $C^{52}H^{45}AzO^{14}S^{2}$. — Cet acide est peu abondant dans la bile de bœuf, mais l'est beaucoup plus dans la bile humaine. Que l'on opère sur l'une ou sur l'autre, on commence par éliminer l'*acide cholique* par un traitement à l'*acétate neutre de plomb;* on ajoute alors un liquide filtré de *sous-acétate de plomb contenant de l'ammoniaque*, et il se forme un précipité de *choléate de plomb*, que l'on met en suspension dans l'alcool et qu'on décompose par un courant d'hydrogène sulfuré, comme pour la préparation de l'*acide cholique;* on termine de même.

L'*acide choléique*, ainsi que l'indique sa formule, contient du soufre ; il est ordinairement liquide ; en le maintenant longtemps dans le vide en présence de l'acide sulfurique, on peut le dessécher ; mais il ne cristallise point. Il se dissout bien dans l'eau et dans l'alcool, et donne des sels en se combinant aux alcalis. Lui et ses sels dévient à droite le plan de la lumière polarisée.

Transformation des acides cholique et choléique. — Ces deux acides sont susceptibles d'éprouver des transformations remarquables, indiquées par le second nom sous lequel on les désigne parfois.

L'*acide cholique* bouilli plusieurs heures avec un acide ou un alcali caustique se dédouble en *glycocolle* et en *acide cholalique* en fixant deux molécules d'eau :

$$C^{52}H^{43}AzO^{12} + 2HO = C^{48}H^{40}O^{10} + C^4H^5AzO^4$$
Acide cholique.　　　　Acide cholalique.　　Glycocolle.

Par une transformation du même ordre, l'*acide choléique* donne de même de l'*acide cholalique* et de la *taurine* :

$$C^{52}H^{45}AzO^{14}S^2 + 2HO = C^{48}H^{40}O^{10} + C^4H^7AzO^6S^2$$
Acide choléique.　　　Acide cholalique.　　Taurine.

C'est pour ces raisons que l'on considère l'*acide cholalique* $C^{48}H^{40}O^{10}$ non azoté comme le point de départ des deux acides biliaires et qu'on a donné à l'*acide cholique* le nom d'*acide glycocollique*, et à l'*acide choléique* celui d'*acide taurocholique*, pour rappeler cette origine. Cet *acide cholalique* est peu soluble dans l'eau, même bouillante, et soluble dans l'alcool et l'éther. On peut l'obtenir cristallisé en tétraèdres incolores et brillants : si on le chauffe vers 200 degrés, ou si on le soumet à une ébullition prolongée avec les acides minéraux, il se dédouble à son tour en eau et en *dyslisine* $C^{48}H^{36}O^6$.

La **taurine** $C^7H^4AzS^2O^6$ est un corps très curieux, remarquable par sa grande richesse en soufre; on peut l'obtenir en faisant bouillir plusieurs heures, avec de l'acide chlorhydrique, une bile riche en *acide choléique*, par exemple celle d'un carnivore. Après filtration, on évapore à siccité et on reprend le résidu par l'alcool très concentré ; la *taurine*, insoluble, reste dans le résidu. On la dissout ensuite dans l'eau bouillante et on la fait cristalliser.

Elle cristallise en petits prismes clinorhombiques, transparents et incolores; elle se dissout dans 15 parties d'eau froide et plus facilement dans l'eau bouillante. Elle est presque insoluble dans l'alcool très concentré, et sa solution aqueuse n'est précipitée ni par les sels d'argent ni par ceux de mercure et de plomb.

Réaction des acides biliaires. — Les acides biliaires et leurs dérivés sont tous susceptibles d'éprouver une réaction commune qu'on désigne sous le nom de réaction de Pettenkofer et qui sert à les caractériser.

Elle consiste en une coloration pourpre qu'ils développent au contact simultané de l'*acide sulfurique* et du *sucre*, avec le concours d'une température d'environ 60 degrés. Cette température est presque toujours atteinte par la chaleur provenant du mélange de l'acide sulfurique avec l'eau qui tient en dissolution les acides biliaires; mais si la chaleur dégagée n'est pas suffisante, on doit chauffer légèrement.

Voici comment on opère : dans un verre à pied, on place le liquide qui contient les acides biliaires (urine) avec *quelques gouttes* d'une solution de *sucre* au 1/5, puis on fait tomber en petit filet de l'acide sulfurique concentré, en même temps, on agite avec une baguette de verre ; la chaleur dégagée est presque toujours suffisante pour porter le mélange à une température convenable; la coloration, d'abord violette, passe au pourpre. Il ne faut pas ajouter trop de sucre ni surtout trop chauffer (si l'on est obligé d'employer la chaleur), car l'acide sulfurique réagit sur le sucre, le carbonise, et le mélange se colore en noir. Souvent l'urine ne renferme pas assez d'acides biliaires pour donner directement la réaction de Pettenkofer.

Si d'abord elle contient de l'albumine, il faut l'en débarrasser, car cette substance entrave la réaction. Puis on évapore à siccité 300 à 400 grammes d'urine, et on épuise le résidu avec de l'alcool à 85°; on filtre et on évapore cette solution alcoolique. Le résidu qu'elle abandonne est de nouveau traité par *l'alcool absolu*, qui laisse les sels indissous. La nouvelle solution alcoolique ainsi obtenue est évaporée, et le résidu dissous dans l'eau, puis précipité par une quantité strictement nécessaire de sous-acétate de plomb (éviter un excès). Lorsque le précipité est bien rassemblé au fond du vase, on décante, puis on jette sur un filtre; on le dessèche par compression entre plusieurs doubles de papier buvard; on l'épuise par l'alcool bouillant, qui dissout les *cholates* et *choléates de plomb*. — Cette dissolution alcoolique est additionnée de *carbonate de soude*, qui transforme les acides biliaires en sels de soude solubles, tandis que le plomb passe à l'état de carbonate; on évapore à siccité au bain-marie, puis on reprend par l'eau distillée, qui dissout les *cholates* et *choléates de soude*.

Cette dissolution est alors soumise à la réaction de Pettenkofer.

Pigments biliaires. — Les matières colorantes de la bile sont au nombre de cinq :

La *bilirubine* $C^{32}H^{18}Az^2O^6$;
La *biliverdine* $C^{32}H^{20}Az^2O^{10}$;
La *biliprasine* $C^{32}H^{22}Az^2O^{12}$;
La *bilifuscine* $C^{32}H^{20}Az^2O^8$;
La *bilihumine* »

Toutes ces substances, que l'on peut extraire soit de la bile, soit des calculs biliaires, paraissent dériver d'une seule, la *bilirubine*.

Bilirubine $C^{32}H^{18}Az^2O^6$. — Pour cette raison que cette substance est le point de départ de toutes les autres, elle ne se trouve qu'en petite quantité dans la bile, où elle est combinée avec les alcalis terreux ; elle constitue presque exclusivement certains calculs biliaires.

Pour la retirer soit de la bile, soit de l'urine ictérique, on additionne ces liquides d'acide chlorhydrique, et on les agite avec du chloroforme. Si l'on opère sur des calculs, on commence par les pulvériser et les traiter par l'éther pour les débarrasser des matières grasses et de la cholestérine qu'ils renferment; puis on les traite par l'eau bouillante qui dissout les sels; enfin on les chauffe avec de l'acide chlorhydrique et on évapore à siccité; le résidu ainsi obtenu est épuisé par le *chloroforme* bouillant, qui dissout la *bilirubine*.

Dans les deux cas, on obtient une solution chloroformique de bilirubine : on la distille. Pour cette opération, on se sert avec avantage du petit alambic spécial que j'ai fait construire. Le résidu est ensuite repris par l'alcool : la *bilirubine*, insoluble dans ce dissolvant, se précipite, et l'alcool retient en dissolution la *bilifuscine* (voir plus bas); on filtre; la *bilirubine* reste sur le papier; on la lave à l'alcool, qu'on réunit au premier.

La *bilirubine* retenue sur le filtre est alors dissoute dans le chloroforme, puis précipitée une seconde fois par l'alcool et finalement reprise par le chloroforme; elle cristallise par évaporation de ce dissolvant.

La *bilirubine* se présente sous forme d'une poudre jaune orangé, cristallisée en prismes microscopiques. Elle est insoluble dans l'*eau*, très peu soluble dans l'*alcool* et l'*éther*, très soluble dans le *chloroforme*, la *benzine*, le *sulfure de carbone*. Ces solutions sont précipitées par les sels métalliques solubles, et il se forme des précipités constitués par une combinaison des oxydes de ces métaux avec la *bilirubine*, combinaison qui est insoluble dans l'eau et le chloroforme. La *bilirubine* se dissout avec facilité dans les alcalis caustiques. Ces solutions sont fortement colorées. Si l'on étend d'alcool une solution alcaline de *bilirubine* et qu'on y ajoute *un peu* d'acide azotique, il se produit une succession de couleurs dans l'ordre suivant : du *jaune*, la solution passe au *vert*, au *bleu violet*, au *rouge*, au *jaune sale*. Si l'on n'agite pas le liquide, toutes ces couleurs se superposent.

La réaction se produit également en l'absence de l'alcool, mais il faut alors se servir d'acide azotique contenant des vapeurs nitreuses (il suffit, pour cela, de l'exposer au soleil ou d'y projeter au moment de s'en servir quelques parcelles d'azotite de potasse).

Les solutions alcalines de *bilirubine* deviennent rapidement vertes au *contact de l'air ;* elle se transforme en *biliverdine* en absorbant de l'oxygène.

En résumé, la *bilirubine* est la plus importante des matières colorantes de la bile ; c'est la seule qui ait individualité propre : toutes les autres en dérivent.

Biliverdine $C^{32}H^{20}Az^2O^{10}$. — Nous venons de voir comment elle dérive de la bilirubine : c'est donc un produit d'oxydation. On la prépare en exposant à l'air une solution alcaline de bilirubine, dans un vase à large surface et en agitant de temps à autre. Puis, lorsque la coloration verte ne paraît plus augmenter, on précipite par l'acide chlorhydrique. Le précipité est lavé à l'eau, puis traité par l'alcool bouillant, qui dissout seulement la *biliverdine* et l'abandonne par évaporation, sous forme d'un résidu verdâtre. La biliverdine est évidemment soluble dans les alcalis caustiques et en est précipitée par les acides ; elle est *insoluble* dans l'eau et dans l'éther, à *peine soluble dans le chloroforme* [1], très *soluble dans l'alcool ;* ces solutions sont *vertes,* ce qui les distingue de celles de *bilirubine.* Elle donne avec l'acide azotique la même succession de couleurs que la *bilirubine.* Les agents réducteurs, tels que l'acide sulfureux, détruisent sa couleur verte et la font passer au jaune.

On trouve la *biliverdine* dans l'urine ictérique, et souvent elle y existe en quantité assez considérable pour don-

---

[1] Méhu dit qu'elle se dissout dans le *chloroforme* et l'*éther* et dit que si l'on agite une urine ictérique avec de l'éther, ce liquide dissout de la biliverdine et se colore en *vert.*

ner lieu à un précipité, lorsqu'on ajoute dans l'urine quelques gouttes d'acide chlorhydrique.

Biliprasine $C^{32}H^{22}Az^2O^{12}$. — La *biliprasine* dérive de la biliverdine par l'addition de deux molécules d'eau; on la rencontre en petite quantité dans les calculs biliaires. Pour l'en extraire, on pulvérise ces calculs et on les épuise successivement par l'*eau*, l'*acide chlorhydrique*, l'*éther* et le *chloroforme*, de façon à enlever toutes les substances solubles dans ces dissolvants; la *biliprasine* reste dans le résidu : on l'en extrait par l'*alcool*.

Hydrobilirubine et urobiline $C^{32}H^{40}Az^4O^7$. — M. Maly, en traitant par l'amalgame de sodium de la *bilirubine* dissoute dans une solution faible de potasse caustique et en précipitant ensuite par l'acide chlorhydrique, en a séparé une matière ayant encore quelques caractères de la bilirubine, mais en différant parce qu'elle est soluble dans l'alcool et presque insoluble dans l'eau; elle l'est assez cependant pour que sa solution dans ce liquide vire au rouge par l'addition d'un acide. Cette *hydrobilirubine* ne donne plus de réaction colorée avec l'acide azotique nitreux, et sa solution dans l'eau ammoniacale (contenant un excès de cet alcali), additionnée de chlorure de zinc, devient dichroïte, rouge pâle par transmission, et présente de très beaux reflets verts par réflexion. L'hydrobilirubine en solution alcoolique donne à l'examen spectroscopique une bande d'absorption située dans le bleu entre les lignes b et c de Fraunhofer. (Voir pl. IX, fig. VI) [1].

---

[1] Si l'on dispose le spectroscope de manière à ce que la raie D corresponde à la division 100 du micromètre, on trouve que la bande d'absorption de l'*urobiline* en solution *acide* se trouve à peu près à cheval sur la division 140. Elle s'étend à gauche et à droite de cette ligne, de 135 à 148, formant une bande d'absorption large et très nette, dont le maximum est situé entre les divisions 138 et 146, correspondant à 500 et 485 longueurs d'onde (planche IX, fig. VI).

Si l'on observe le spectre d'absorption de l'urobiline en solution

On rencontre assez fréquemment l'hydrobilirubine dans l'urine. En effet, l'hydrobilirubine est à peu près identique avec l'*urobiline* découverte par Jaffé, et qui caractérise les urines nommées hémaphéiques par Gubler. Cette dénomination d'urobiline a prévalu et est presque uniquement employée aujourd'hui. On caractérise l'hydrobilirubine par l'action successive du *chlorure de zinc* et de l'*ammoniaque*. Rarement l'urine en contient assez pour donner un précipité quand on la traite par les réactifs indiqués ; il est pour ainsi dire toujours nécessaire d'isoler ce pigment. Au lieu d'avoir recours au sous-acétate de plomb, il est beaucoup plus simple d'employer le sulfate d'ammoniaque, comme le fait M. Méhu. L'urine est saturée de ce sel, puis passée sur un filtre qui retient le pigment. Après dessiccation, on traite ce filtre par l'alcool ; ce dissolvant s'empare de l'urobiline et se colore en jaune. Il suffit alors d'ajouter dans cet alcool du *chlorure de zinc* et de l'*ammoniaque* pour obtenir la coloration et le dichroïsme caractéristiques de l'urobiline [1].

Bilifuscine $C^{32}H^{20}Az^2O^8$. — Cette substance accompagne la bilirubine dans la bile, l'urine, les calculs. Elle présente les mêmes propriétés. Nous avons vu, en parlant de la bilirubine (p. 248), comment on la séparait de cette

---

ammoniacale, après addition de chlorure de zinc, on voit que la bande est reportée un peu à gauche (planche IX, fig. VIII) et qu'elle s'étend entre les divisions 128 et 137. Elle est entourée d'une ombre qui peut atteindre d'un côté la division 125 et de l'autre 140. Le maximum d'absorption correspond aux divisions 130-135, soit 518-505 longueurs d'onde (Hayem, *Du sang*). On observe facilement toutes ces nuances avec le *Spectromètre à épaisseur variable* que nous décrirons plus loin (p. 26).

[1] On rencontre encore l'urobiline dans les excréments à l'état normal. La matière colorante que MM. Vanlair et Masius en avaient extrait et décrit sous le nom de *stercobiline* n'est, d'après M. Jaffé, que de l'urobiline impure. L'exactitude de ce fait a été contrôlée par M. Méhu.

substance en traitant par l'alcool le résidu de la distillation chloroformique. Pour retirer la *bilifuscine*, il ne reste plus qu'à évaporer cet alcool et à laver le résidu à l'éther.

Ses solutions alcalines sont d'un brun rouge.

Bilihumine. — Cette dernière matière, dont il nous reste à parler, est très incomplètement étudiée, et on n'en connaît pas la composition centésimale. Elle reste comme résidu lorsqu'on a traité un calcul biliaire successivement par tous les dissolvants neutres (*eau, alcool, éther, chloroforme*) et l'acide chlorhydrique; il reste alors une matière brune que l'on dissout dans un alcali caustique, soude ou ammoniaque, et qu'on précipite ensuite par l'acide chlorhydrique; cette matière est la *bilihumine*.

Recherche des pigments biliaires. — On caractérise les pigments biliaires dont nous venons de parler par l'action qu'exerce sur eux l'acide azotique nitreux. Nous avons indiqué cette réaction en parlant de la *bilirubine*. On la désigne sous le nom de réaction de Gmelin. Nous indiquerons plus loin comment on la produit avec l'urine ictérique.

Cholestérine. — La *cholestérine* fait partie des éléments de la bile; mais, comme on ne la rencontre jamais dans l'urine qu'à l'état de sédiment, nous en parlerons en traitant de ces derniers (p. 297).

Urine ictérique. — Sous certaines influences, les éléments de la bile, et principalement les pigments biliaires passent dans l'urine. Ce liquide acquiert alors une coloration spéciale, caractéristique : on le désigne sous le nom d'*urine ictérique*.

Scherer a vu que l'urine normale, principalement en été, pouvait contenir des traces de pigments biliaires. On en trouve aussi dans les cas d'empoisonnement par le phosphore.

Le passage des pigments biliaires dans l'urine peut être rapporté à deux causes différentes :

1° *Troubles de la sécrétion biliaire.* Dans ce cas, ils proviennent directement du foie, et l'ictère ainsi produit est nommé *ictère hépatogène*.

2° *Transformation de la matière colorante du sang* et, dans ces cas, l'ictère est dit *hématogène*.

L'urine ictérique est *brune, jaune, jaune verdâtre, verte*, et tache fortement le linge ; la réaction est tantôt *acide* (l'urine est alors verdâtre), tantôt *alcaline* (l'urine est jaune ou brune). Ces différentes colorations tiennent à la prédominance de l'une ou de l'autre des matières colorantes de la bile.

Il est toujours assez facile de reconnaître une urine ictérique ; parfois cependant il est nécessaire d'isoler le pigment afin de le caractériser. L'agitation d'une urine ictérique avec les dissolvants neutres (éther et chloroforme) ne donne pas toujours des résultats satisfaisants.

Si l'urine est colorée en jaune, la *bilirubine* prédomine ; on peut alors acidifier cette urine avec de l'acide chlorhydrique, puis l'agiter avec du *chloroforme*, dans lequel la *bilirubine* est soluble ; si, au contraire, l'urine est verte et que la *biliverdine* prédomine, il faut l'agiter avec l'*éther* (Méhu) ; il peut même arriver que, si la *biliverdine est abondante*, elle se dépose lorsqu'on ajoute l'acide chlorhydrique.

Souvent aussi ce traitement ne donne pas de résultats satisfaisants ; on soumet alors l'urine à la réaction de Gmelin. Dans un verre à pied, on place quelques centimètres cubes d'acide azotique nitreux[1] (voir p. 248), puis, au moyen d'un tube effilé, on fait arriver à la surface de l'urine préalablement filtrée. La coloration commence d'abord à la surface de séparation, puis s'étend à l'urine dans l'ordre suivant : *vert, bleu, violet, rouge* et *jaune*. Puis, au bout d'un certain temps, toutes ces nuances

---

[1] Il faut que l'acide ne soit pas trop chargé de vapeurs nitreuses, car alors il décompose l'urée, et l'agitation qui résulte du dégagement gazeux mélange les différentes couches du liquide et empêche d'observer la réaction.

se confondent, et le mélange reste uniformément teinté en orangé. Pour que la réaction soit caractéristique, il faut constater très nettement l'existence de la couche *verte* et *violette;* l'acide azotique donne, en effet, une coloration rouge avec des urines qui ne renferment pas de pigments biliaires. Si l'urine renferme beaucoup d'albumine, il faut préalablement séparer cette albumine par la chaleur avant de soumettre l'urine à l'action de l'acide azotique nitreux.

Rosenbach a conseillé de filtrer l'urine sur du papier blanc ; d'arroser ce papier encore humide avec l'acide azotique nitreux ; la coloration caractéristique se fait d'une manière très visible.

Fleischl a indiqué de mélanger l'urine avec une solution concentrée d'azotate de soude et d'ajouter de l'acide sulfurique. Massé, d'Anvers, opère de la façon suivante : il ajoute 2 ou 3 gouttes d'acide sulfurique concentré à 2 grammes d'urine et projette dans ce mélange un cristal d'azotite de potassium.

Prunier arrose un petit morceau de sulfate de baryum de la grandeur d'un dé à jouer avec 10 ou 20 gouttes de l'urine à examiner ; puis ajoute la même quantité d'acide nitrique. Immédiatement, s'il y a des pigments biliaires, il se forme une coloration rouge à laquelle s'ajoutent des stries violettes, bleues et vertes très étroites.

Maréchal avait indiqué l'emploi de la teinture d'iode qui donne une coloration *vert émeraude.* Heller conseille de mélanger l'urine avec volume égal d'acide chlorhydrique, puis d'ajouter de l'acide azotique.

On peut également rechercher dans une urine ictérique la présence des acides biliaires, et, pour cela, on la soumet à la réaction de Pettenkofer (voir p. 246) ; mais ces acides passent toujours dans l'urine en faible quantité relativement aux pigments biliaires, et, le plus souvent, si l'on veut constater leur présence, on est obligé de les isoler préalablement.

Il se présente assez souvent des cas où l'on ne peut caractériser les pigments biliaires en opérant directement sur l'urine. Il devient alors nécessaire d'agiter avec du chloroforme l'urine préalablement acidifiée et de répéter plusieurs fois cette opération tant que le chloroforme se colore; on réunit le chloroforme provenant de ces traitements et on le filtre, puis on le place dans un verre à pied, et l'on fait arriver à la surface de l'acide azotique nitreux, lequel, étant plus léger, surnage le chloroforme. La coloration se produit au sein du chloroforme, mais en sens inverse de celui que nous avons indiqué plus haut, puisque ici l'acide azotique occupe la partie supérieure du vase.

M. le D⁰ Méhu conseille de précipiter l'urine par l'*acétate neutre de plomb;* le précipité est recueilli sur un filtre, lavé à l'eau distillée, puis dissous dans l'*eau ammoniacale;* cette dissolution, évaporée, abandonne les pigments biliaires (*bilirubine, biliverdine*), qu'on peut séparer par le *chloroforme*, l'*éther* et caractériser ensuite. On peut aussi, d'après le même auteur, précipiter les pigments biliaires que contient l'urine en la saturant de sulfate d'ammoniaque. On sépare le précipité par le filtre, et, en le traitant successivement par les divers dissolvants, on peut en séparer la bilirubine et la biliverdine.

M. le Dʳ C. Paul a fait connaître un moyen assez commode pour déceler les pigments biliaires. On prépare une solution aqueuse à 1 pour 500 de violet de méthylaniline (violet de Paris). Cette solution, qui est d'un très beau violet, vire au rouge lorsqu'on la mélange avec de l'urine ictérique. Il se forme, d'après mes recherches, une sorte de laque, et il n'y a pas qu'un simple mélange de couleurs, comme on l'a prétendu à tort.

Passage dans l'urine des matières colorantes de la rhubarbe, du séné, du semen-contra. - La rhubarbe, le séné et toutes les substances qui renferment de l'acide chrysophanique colorent l'urine en *jaune brun*. Avec un peu d'attention, on ne peut pas confondre ces urines avec une urine ictérique ; en effet, elles virent au *rouge* par l'addition d'un alcali caustique, et très souvent contiennent de l'oxalate de chaux en abondance (provenant de la rhubarbe) ; de plus, elles ne donnent pas la réaction de Gmelin. Enfin, il ne faut jamais négliger d'interroger le malade. La matière colorante du semen-contra passe également dans l'urine, qu'elle colore en jaune ; mais cette coloration passe au rouge par l'action des alcalis caustiques et disparaît par l'addition d'un acide.

Urines dites hémaphéiques. — On donne très improprement ce nom à des urines de coloration rougeâtre ou acajou, avec sédiments d'un rouge plus ou moins vif, que l'on rencontre dans un certain nombre d'affections du foie. Au premier abord, on pourrait les prendre pour des urines sanguinolentes ; mais l'examen microscopique suffit pour empêcher cette erreur, d'autant plus facile à commettre que ces urines renferment parfois de l'*albumine*. Il peut également arriver que ces urines soient sanguinolentes ; elles renferment alors des hématies.

Les caractères de ces urines sont assez tranchés.

On ne peut, malgré leur couleur, les confondre avec des urines ictériques, car elles ne donnent pas la réaction de Gmelin. Elles se colorent en rouge violacé ou en bleu lorsqu'on les étend de deux à trois fois leur volume d'*acide chlorhydrique* ou *sulfurique;* l'*acide azotique* les rougit fortement : la nuance varie de l'*acajou* au rouge *hyacinthe*.

Lorsque le sédiment est abondant, il fixe avec énergie ce pigment, et on peut enlever la matière colorante, avec difficulté, il est vrai, en traitant par l'alcool, qui se colore en rouge acajou.

M. Méhu a démontré que ce pigment, qui, d'un côté, a quelque ressemblance avec la bilirubine, en diffère par sa solubilité dans l'eau et dans l'alcool ; ses solutions alcalines ne verdissent pas au contact de l'air; il ne donne pas lieu à la réaction de Gmelin; enfin son pouvoir colorant est infiniment moins considérable que celui de la biliburine. Ce pigment provient du foie, aussi M. Méhu propose-t-il de désigner les urines qui en renferment sous le nom d'*urines rouges hépatiques*. On leur avait donné le nom d'*urines hémaphéiques*, parce que l'on supposait que le principe colorant était l'hémaphéine, matière brune résultant de la décomposition de l'hématine et étudiée par Franz Simon. Pour extraire ce pigment rouge, tout à fait voisin de l'urobiline, on peut même dire identique, M. Méhu conseille d'aciduler l'urine par l'acide sulfurique et de la saturer de sulfate d'ammoniaque; il est même bon d'employer un léger excès de ce sel. Le pigment se sépare et est recueilli sur un filtre; après dessiccation, on traite par l'alcool concentré, qui dissout le pigment et le sépare du sulfate d'ammoniaque qu'il retient.

Les urines qui renferment ce pigment peuvent en même temps être *ictériques*, *albumineuses* ou *sucrées*.

D'après un travail important (*Soc. biol.*, avril 1887) de MM. Engel et Kiener, la réaction que donne l'acide azotique avec les urines dites hémaphéiques n'est pas due à une substance déterminée (urobiline), mais à l'ensemble des matières colorantes et chromogènes contenus dans cette urine. La superposition, dans les couches en contact avec l'acide nitrique, des matières colorantes préexistantes et de celles de l'acide nitrique développé sur les chromogènes, se traduit à l'œil par l'impression de la couleur brune.

Ces auteurs ont pu, en effet, en traitant plusieurs fois par le chlorure de zinc et l'ammoniaque une urine hémaphéique, obtenir une série de précipités. L'urine, débarrassée chaque fois de ces précipités par filtration, était soumise à l'action de l'acide azotique; il en était de même pour le précipité dissous dans l'eau acidulée.

La coloration obtenue allait soit en s'atténuant, soit en changeant de nuance. Ainsi se trouverait, d'après les auteurs, justifiée par la synthèse, l'opinion que la réaction dite hémaphéique ne correspond pas à une seule substance chimiquement définie, mais qu'elle se produit, au contact de l'acide nitrique, dans toute urine dont les chromogènes sont assez abondants pour masquer la coloration normale qu'elle devrait posséder.

Les auteurs ont étudié les rapports de l'urobilinurie avec l'ictère, et ils ont conclu de leurs recherches que ces deux phénomènes sont distincts, et que l'opinion de Quincke, qui pense que l'ictère urobilique n'est autre chose qu'une ictère biliaire de faible intensité, ne peut être acceptée.

D'après eux, voici quelle serait la pathogénie de l'urobilinurie :

« A l'état normal, l'urobiline existe en grande quantité dans les matières fécales et résulte du processus de réduction qui s'opère dans l'intestin sur la matière colorante biliaire. L'urine normale ne contenant pas d'urobiline[1], mais seulement une petite quantité du chromogène de l'urobiline, on ne peut admettre que la résorption dans l'intestin soit la cause de l'urobilinurie.

« Lorsqu'il y a stase biliaire, l'urobiline devient moins abondante dans l'intestin, comme le démontre la décoloration partielle ou totale des matières fécales; c'est à ce moment qu'elle apparaît dans l'urine. L'explication la plus simple de ce fait, c'est que l'urobiline a pris naissance aux dépens de la matière colorante biliaire détournée de ses voies d'excrétion normale et retenue dans les tissus.

« L'urobilinurie s'établit encore lorsqu'il existe de vastes épanchements sanguins. Dans ce cas encore, l'urobiline est un produit de la transformation de la bilirubine qui a pris naissance aux dépens de l'hémoglobine.

---

[1] On admet aujourd'hui qu'elle en renferme des traces.

« L'urobilinurie des fièvres ne diffère pas, dans ses caractères pathogéniques, de l'urobilinurie ictérique. Dans ces circonstances, elle est, en effet, encore liée à un faible degré de stase biliaire (état bilieux) et reconnaît pour cause initiale la destruction activée des globules sanguins.

« D'une manière générale, on peut considérer la formation de l'urobiline comme le procédé le plus avantageux dont dispose l'organisme pour se débarrasser de l'hémoglobine et des résidus biliaires accumulés dans les tissus. Ces pigments sont, en effet, peu solubles, peu diffusibles, et ont une grande tendance à se fixer dans les tissus ; l'urobiline est, au contraire, diffusible à l'égal des cristalloïdes comme l'urée et doit à cette propriété d'être promptement et aisément éliminée par l'urine. »

M. le professeur G. Hayem a publié un travail très intéressant sur l'*urobilinurie*. Ce travail est divisé en trois parties que nous allons passer successivement en revue.

Technique. — L'urobiline doit être recherchée parallèlement dans le *sérum* et dans l'*urine*. Par une piqûre faite au doigt, on retire environ 2 centimètres cubes et demi de sang qu'on reçoit dans une petite éprouvette très étroite. Ce sang se coagule et donne du jour au lendemain environ 1 centimètre cube de sérum que l'on enlève avec précaution en l'aspirant au moyen d'un tube effilé. Si l'opération est bien faite, il ne doit contenir que de rares globules rouges, et l'on peut apprécier la coloration propre qu'il présente. On l'examine au spectroscope. Le petit *spectroscope à main* que j'ai fait construire est parfaitement propre à cet usage [1]. Lorsque la quantité de liquide est assez grande, on se sert du *spectromètre à épaisseur variable*.

---

[1] *Spectroscope à main.* — Cet instrument est constitué par un prisme à vision directe, enchâssé dans un petit tube en cuivre qui sert de support. La partie mobile P sert à la mise au point (fig. 26). Le tube T, destiné à recevoir l'urine ou le sérum, est

Outre les deux bandes de l'oxyhémoglobine que le sérum normal présente toujours d'une manière plus ou moins

maintenu vertical au moyen d'un collier à pression C, C. En avant de l'appareil se trouve une lentille convergente, de forme allongée L, destinée à condenser la lumière qui doit traverser le liquide absorbant. Un prisme à double réflexion totale R, dont l'arête A couvre une partie de la fente de l'appareil, est destiné à donner un spectre normal de comparaison. Il résulte de cette disposition que l'appareil est toujours réglé et qu'il suffit pour faire une observation de le diriger vers une source lumineuse quelconque : le spectre de comparaison coïncidera rigoureusement avec le spectre d'absorption.

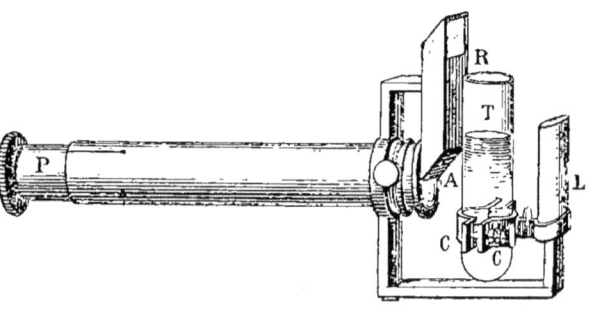

Fig. 26.

Spectromètre à épaisseur variable. — Cet instrument, un peu plus compliqué que le précédent, permet de faire varier l'épaisseur de la couche absorbante depuis 0 jusqu'à 70 millimètres environ. On peut ainsi obtenir les bandes d'absorption avec une netteté suffisante, quel que soit le degré de dilution du liquide examiné.

Cet instrument (fig. 27), dont la disposition extérieure est analogue à celle du microscope, se compose d'un prisme à vision directe A, portant au foyer de l'oculaire un micromètre photographié. Le tube qui renferme ce prisme entre à frottement doux dans un autre tube en *cuivre platiné* B; fermé à la partie inférieure par un galet en glace.

Cet ensemble est supporté par une potence C qui, au moyen d'un bouton à vis E, peut être rendue solidaire de la colonne D. Cette colonne est mobile dans le tube F au moyen d'un pignon à crémaillère. Elle est graduée, et une fenêtre H pratiquée dans le tube permet de lire les divisions qui indiquent la distance qui sépare le plan inférieur du galet, du fond du godet I, et par suite l'épaisseur de la couche absorbante.

accentuée (fig. II, pl. IX), on peut trouver le spectre de l'*urobiline* seul ou associé à celui des *pigments biliaires*.

Le godet I, destiné à recevoir le liquide que l'on veut examiner, est en verre ou en cuivre platiné; il est fermé à la partie inférieure par un galet en verre, et on le pose sur une platine P qui

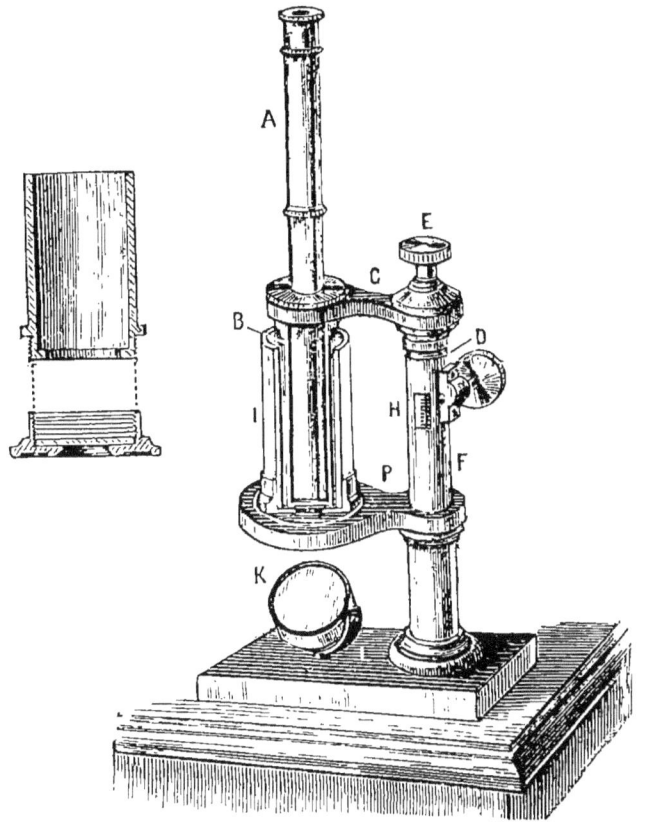

Fig. 27.

fait corps avec le pied de l'instrument. Cette platine est percée, à son centre, d'un trou destiné à laisser passer les rayons lumineux réfléchis par le miroir K. On dispose l'appareil exactement comme un microscope devant une source de lumière naturelle ou artificielle. Le godet I est rempli de liquide qui doit être filtré et présenter une *limpidité parfaite*. On oriente le miroir de façon à ce que le rayon lumineux traverse l'axe de l'appareil. Le spectroscope

Le premier est, ainsi que nous l'avons dit (p. 250), caractérisé par une bande plus ou moins sombre, de largeur variable, située entre le *vert* et le *bleu* (fig. VI, pl. IX), une partie du bleu et tout le violet du spectre normal doivent encore être visibles [1]. Ce premier examen ne suffit pas, car le sérum peut contenir, outre l'urobiline toute formée, un chromogène de l'urobiline (L. Disqué); ce chromogène peut même exister seul. Pour le transformer en urobiline, il suffit de l'oxyder par l'eau iodée (Engel et Kiener). Après avoir examiné directement le sérum au spectroscope, on y ajoute quelques gouttes d'eau iodo-iodurée et on fait un second examen : la bande d'absorption apparaît alors ou s'accentue.

L'examen spectroscopique du sérum permet en outre de reconnaître la présence des pigments biliaires : la bande d'absorption qu'ils produisent obscurcit entièrement le violet et la plus grande partie du bleu [2]. Lorsqu'il existe à la fois de l'*urobiline* et des *pigments biliaires*, ce qui est fréquent, toute la partie droite du spectre est couverte à partir du vert, dont on aperçoit cependant encore une faible partie à gauche de la bande obscure. Si les pigments biliaires sont abondants, il devient difficile de décider s'il y a ou non de l'urobiline. Dans ce cas,

---

est descendu jusqu'à contact : la couche de liquide interposée est alors nulle. Au moyen du bouton D, on relève alors le système mobile, et l'on fait ainsi accroître l'épaisseur du liquide jusqu'à ce que les bandes d'absorption apparaissent avec une netteté suffisante. Cette épaisseur est d'autant moindre que le liquide examiné est plus riche en matière active, et l'instrument peut, dans une certaine mesure, servir à en apprécier la quantité, d'où le nom de *spectromètre* que je lui ai donné.

[1] Voir pour les détails de ce spectre la note de la page 250.

[2] Les pigments biliaires ne forment pas de spectre à proprement parler; mais, à titre de matières colorantes, ils éteignent une partie du spectre. Leur action porte sur les rayons les plus refrangibles. Lorsqu'ils ne sont pas très abondants dans l'urine, ils

M. Hayem place le sérum, qui est alors très coloré, dans un petit tube de 3 à 4 millimètres de diamètre et fait arriver à sa surface un peu d'eau distillée acidifiée par de l'acide acétique. L'urobiline, plus diffusible que les pigments biliaires, produit une bande d'absorption très nette lorsqu'on examine la portion du tube où se fait le mélange des deux liquides.

Pour rechercher l'urobiline dans l'urine, il suffit de la filtrer si elle est trouble ; de l'acidifier légèrement avec de l'acide acétique, si elle est alcaline, et de l'examiner au spectroscope. On fait, comme pour le sérum, deux examens, le second après avoir ajouté de l'eau iodée.

Pour isoler le *chromogène* de l'urobiline M. Winter a fait connaître le procédé suivant analogue à celui qu'avait indiqué Méhu pour la recherche du *pigment rouge hépatique*.

On sature complètement l'urine par du *sulfate d'ammoniaque* qui précipite tous les pigments qu'elle renferme ; on les sépare par filtration et on les dessèche directement sur le filtre qu'on lave avec de l'*éther* aussi longtemps que ce liquide se colore. La solution éthérée ainsi obtenue renferme tout le *chromogène* et un peu d'urobiline. On l'agite une ou deux fois avec de l'eau qui lui enlève l'urobiline. Tout le chromogène reste en dissolution dans l'éther qu'il colore en jaune ambré.

éteignent seulement le violet et une partie des radiations bleues. Dans ces conditions, lorsqu'il existe à la fois de l'urobiline et des pigments biliaires (surtout dans l'urine), on voit un fort renforcement de la bande d'absorption entre les divisions 140-145 et on aperçoit encore quelques rayons bleus entre cette bande et celle qui résulte à droite de la présence des pigments biliaires, que ceux-ci soient modifiés ou non (planche IX, fig. VII). Mais à mesure que la présence des pigments biliaires augmente dans l'urine, la partie couverte du spectre s'étale vers la gauche ; elle envahit la région de l'urobiline et peut même la dépasser notablement (HAYEM, *Du sang*).

Cette solution, examinée au spectroscope, ne présente aucune bande d'absorption, mais si on y ajoute une petite quantité d'acide azotique, elle y prend immédiatement la coloration rose caractéristique des solutions diluées d'urobiline, et les bandes d'absorption apparaissent.

Résultats cliniques. — L'urine normale renferme de l'urobiline[1], rarement il est vrai en quantité suffisante pour donner un spectre; mais souvent elle contient assez de chromogène pour que l'examen spectroscopique, pratiqué après l'addition d'eau iodée, soit concluant : l'urobilinurie ne serait donc que l'exagération d'un fait physiologique.

L'urobilinurie est tantôt passagère, et tantôt permanente; son intensité est très variable, et par suite l'intensité de la coloration de l'urine qui en contient. L'urobiline est le plus important et le mieux connu des pigments que l'on rencontre dans l'urine dite hémaphéique, mais ce n'est pas le seul. L'urobiline se rencontre dans l'urine tantôt seule, tantôt associée à d'autres pigments. M. Hayem s'est surtout attaché à caractériser les rapports qui existent entre l'état du sérum et celui des urines. Il a pu établir les quatre groupes suivants :

1° *L'urobiline existe seule dans le sérum et dans l'urine.* Le sérum est alors pâle et l'urine, parfois faiblement colorée, donne assez franchement la bande d'absorption de l'urobiline, et très nettement lorsqu'on y ajoute de l'iode.

2° *Le sérum renferme de l'urobiline et des pigments biliaires; l'urine ne contient que de l'urobiline.* Le sérum présente une coloration jaune verdâtre caractéristique; l'urine présente la même coloration que dans le premier groupe, ou bien elle est un peu plus colorée.

3° *Les pigments biliaires sont plus abondants dans le sérum qui renferme en outre des traces d'urobiline; dans l'urine, on trouve de l'urobiline associée à des pigments*

Voir page 258.

biliaires modifiés. Le sérum présente alors une coloration ictérique manifeste ; l'urine renferme, outre l'urobiline, des pigments biliaires modifiés. Ces pigments ne donnent pas la réaction de Gmelin, mais produisent une bande d'absorption.

4° *Le sérum et l'urine renferment tous deux des pigments biliaires et de l'urobiline.* C'est le cas de l'ictère ordinaire confirmé ; le sérum présente alors une coloration jaune verdâtre très accentuée ; il donne très nettement la bande d'absorption et la réaction de Gmelin ; il contient assez souvent de l'urobiline. Il en est de même pour l'urine.

Les quatre combinaisons peuvent se rencontrer dans le cours d'une même maladie.

On constate l'urobiline dans les *maladies aiguës* (rhumatismes, goutte aiguë, pneumonie, embarras gastrique, angine intense et surtout diphtéritique), les *maladies du cœur,* les *intoxications, maladies du foie,* de *l'encéphale* et *maladies chroniques diverses.*

On rencontre également l'urobiline dans l'urine des nouveau-nés et dans celle des saturnins.

Origine de l'urobiline et de l'urobilinurie. — On admet généralement aujourd'hui que tous les pigments, normaux ou anormaux, proviennent de l'hémoglobine ; l'urobiline serait donc un des produits de la destruction incessante du sang. Deux modes de genèse sont possibles :

1° *Formation indirecte.* La bile n'extrait du sang qu'un seul pigment, la *bilirubine* (la biliverdine provient d'une oxydation de la bilirubine, l'urobiline provient de la réduction de la bilirubine) (voir p. 250). Cette réduction se ferait normalement dans l'intestin. M. Hayem n'admet pas intégralement cette théorie. Il a vu, contrairement à ce que l'on admet, que la bile renferme toujours à l'état normal une certaine quantité d'urobiline ; cette quantité faible à l'état normal peut devenir considérable dans les cas pathologiques. Quand le foie est lésé, au lieu de fabriquer des éléments normaux, il forme surtout de l'urobiline; de sorte que, s'il y a stagnation et surtout résorption de la bile, il se produira un ictère urobilique au lieu d'un ictère ordinaire. Les pigments biliaires se réduisent normalement dans l'intestin; mais ils peuvent également se réduire dans le sang en circulation, puisque l'on peut en trouver dans le sérum, alors que l'urine ne renferme que de l'urobiline. Les faits cliniques prouvent qu'un certain nombre de cas d'urobilinurie, et précisément les plus graves, sont la conséquence d'une altération dans le fonctionnement du foie et de la sécrétion biliaire.

2° *Formation directe.* Un certain nombre de médecins ont admis que les pigments peuvent se former dans le torrent circulatoire par suite de la destruction des vieux globules : le foie les séparerait. Telle est l'opinion de *Harley*, de *Bamberger*, puis celle de *Gubler*. Il n'y a pas lieu d'accepter cette théorie lorsque le foie est altéré, mais on peut l'admettre dans les autres cas.

Coloration bleue de l'urine. Urines bleues. — Nous avons déjà indiqué cette coloration page 9.

Lorsque la matière colorante bleue existe en quantité notable, on l'observe dans les urines qui sont en putréfaction et, par suite, alcalines; elles contiennent alors un sédiment abondant de phosphates et carbonates terreux.

Tout à fait au début, l'urine peut présenter une certaine acidité. Les urines bleues s'observent surtout chez les vieillards.

Un examen rapide montre que cette matière colorante *violacée* est un mélange de deux substances, l'une *bleue* et l'autre *rouge*. Si, en effet, on agite une de ces urines avec du *chloroforme* ou de l'*éther*, ces dissolvants se séparent chargés de teintes *roses* ou *violacées*, mais jamais de *bleu*. D'autre part, si l'on filtre l'urine primitive, le filtre retient une matière *bleue*, et l'urine filtrée colore toujours en rose le *chloroforme* ou *l'éther*. On en conclut que la matière bleue est insoluble dans l'eau et dans l'urine, tandis que la matière rouge est soluble dans ces liquides.

La matière bleue a reçu le nom d'*uroglaucine* (Heller) ou d'*indigotine* (Schunck); elle présente les propriétés de l'indigotine végétale, et la même composition $C^{16}H^5AzO^2$. Elle est insoluble dans l'eau, l'éther, le chloroforme, mais se dissout un peu dans l'alcool froid et assez facilement dans l'alcool bouillant. Elle se dissout dans l'acide sulfurique concentré et le colore en bleu. On obtient alors une véritable solution sulfurique d'indigo qui est précipitée par l'eau et décolorée par les produits chlorés et nitreux. Les substances réductrices, telles que le sulfhydrate d'ammoniaque, le proto-sulfate de fer, la décolorent et la font passer à l'état d'indigo blanc.

L'examen microscopique des urines bleues fait voir de nombreux grains amorphes, de couleur bleu foncé. Parfois on trouve de petits cristaux prismatiques d'indigotine cristallisée. Ces cristaux sont d'un beau bleu et translucides.

On peut se procurer de l'*uroglaucine* en filtrant les urines à dépôt violacé; après dessiccation du filtre qui retient seulement la matière bleue, on le traite par l'alcool concentré bouillant. Ce dissolvant se colore en violet, et par évaporation abandonne l'*uroglaucine* souillée de quelques sels. On enlève ces sels par un lavage à l'eau froide, et on dissout une seconde fois l'*uroglaucine* dans l'alcool bouillant. Par une évaporation ménagée, on obtient de petits cristaux prismatiques, allongés d'un très beau bleu : l'alcool qui leur a servi d'eau mère retient les dernières traces de matière colorante rouge. En opérant ainsi, on peut déterminer la proportion d'uroglaucine contenue dans une urine.

La matière colorante rouge a reçu le nom d'*indirubine*

ou *urrhodine*. Elle est très soluble dans l'eau, l'alcool, l'éther, le chloroforme; aussi elle reste en dissolution et passe avec l'urine lorsqu'on jette ce liquide sur un filtre pour en séparer l'*uroglaucine*.

Pour isoler cette *indirubine*, on acidifie très légèrement l'urine avec l'*acide acétique* ou *chlorhydrique*, on la filtre et on l'agite avec du chloroforme ou de l'éther. On évapore ces dissolvants, et le résidu est l'indirubine.

On peut la reprendre par l'alcool, qu'elle colore en très beau rouge, et faire évaporer de nouveau; l'indirubine ne cristallise pas. En opérant sur un poids déterminé d'urine et en pesant le résidu, on peut déterminer la proportion d'indirubine.

Ces deux matières colorantes ne préexisteraient pas dans l'urine, mais proviendraient, d'après M. Schunck, de la décomposition d'une autre substance découverte par Heller et appelée par lui *uroxanthine*. Schunck la nomme *indican* et lui attribue la formule $C^{26}H^{31}AzO^{17}$.

Cet *indican*, *indicane* ou *indigogène* existe dans l'urine normale, mais en très faible quantité, sa proportion augmente dans certaines affections. Pour l'extraire, on précipite de l'urine récente par le sous-acétate de plomb, on sépare par le filtre ce premier précipité et on le rejette. Dans l'urine filtrée on ajoute alors de l'ammoniaque, de manière à obtenir un second précipité, que l'on sépare à son tour et que l'on met en suspension dans l'alcool. On le décompose par un courant d'hydrogène sulfuré; l'indican mis en liberté se dissout dans l'alcool. On filtre pour séparer le sulfure de plomb, et l'alcool est évaporé au bain-marie, puis le résidu abandonné dans le vide en présence de l'acide sulfurique.

L'indican ainsi obtenu retient assez souvent des traces de sucre, dont on peut le débarrasser en l'agitant avec de l'oxyde de cuivre; puis on enlève le cuivre dissous en faisant passer dans la liqueur quelques bulles d'hydrogène sulfuré.

C'est cet *indican* qui est la source des matières colorantes *bleue* et *rouge* dont nous avons parlé.

Il peut, en effet, sous l'influence des acides et des ferments, se dédoubler en donnant de l'*uroglaucine* (ou *indigotine*), de l'*urrhodine* et un sucre particulier, l'*indiglucine* $C^6H^{10}O^6$, qui ne peut fermenter et réduit facilement la liqueur cupro-potassique [1].

Cette même décomposition s'accomplit sous l'influence des ferments et, par conséquent, dans l'urine en putréfaction. C'est pour cela que l'on trouve de l'*uroglaucine* et de l'*urrhodine* dans ces urines. On utilise la décomposition de l'*indican* sous l'influence des acides pour mettre en évidence la présence de cette substance dans l'urine. Il suffit, en effet, de faire bouillir une urine avec un dixième de son volume d'*acide chlorhydrique*, ou bien de la traiter à froid par deux ou trois fois son volume du même acide, dans lequel on a délayé du chlorure de chaux et qu'on décante au moment d'en faire usage, pour obtenir une

---

[1] L'identité de l'indican extrait des plantes et de celui qui provient de l'urine ne serait pas absolue, d'après *Baumann*. Cet expérimentateur n'a pu réussir à retrouver le sucre qui devait se produire dans le dédoublement de l'indican par les acides. D'après lui, la matière *indigogène* de l'urine n'est pas un glucoside, mais un acide (combiné aux alcalis) et pourrait être mise en liberté par les acides minéraux et l'acide oxalique. Il a pu isoler cet acide et lui a donné le nom d'*acide Indoxylsulfurique*. Par l'action de l'acide chlorhydrique sur le sel de potasse on détermine la mise en liberté du radical l'*Indoxyle* C^8H^6AzOH. Cet *Indoxyle* est un dérivé hydroxylé de l'*Indol*. Lorsqu'on le chauffe au contact de l'air ou qu'on l'oxyde par le perchlorure de fer en solution acide, il se transforme en *Indigotine*. Sa solution alcaline, exposée à l'air, laisse également déposer de l'indigo. L'indigo formé dans l'urine ne proviendrait donc pas d'un *dédoublement*, mais d'une *oxydation*. La source de l'indoxyle serait l'indol. (Voir à ce mot.) Ses transformations s'effectueraient dans l'ordre suivant après résorption de l'indol : *Indol — Indoxyle — Indoxylsulfate* de potasse — *Indigotine*.

coloration violette, si l'urine contient de l'indican. En agitant avec du chloroforme, ce dissolvant se colore en violet. Il est bon, comme contrôle, d'agiter la même urine avec de l'*éther*, qui doit se charger de l'*urrhodine* produite en même temps. On élimine ainsi la cause d'erreur provenant de l'action qu'exerce l'acide chlorhydrique sur les matières albuminoïdes. En effet, une urine qui renferme l'albumine se colorerait en violet par l'action de l'acide chlorhydrique; mais cette urine, agitée avec de l'éther, ne colorerait pas ce dissolvant; et, du reste, il est toujours facile de constater la présence de l'albumine, et dès lors on est averti de cette cause d'erreur.

Pour la recherche de l'indican, on peut substituer l'emploi de l'*acide azotique* à celui de l'acide *chlorhydrique;* mais il faut employer cet acide avec précaution, car un excès peut décolorer l'indigotine mise en liberté; son emploi est avantageux lorsque l'on recherche l'indigotine dans une urine putréfiée. Une telle urine contient en effet du sulfhydrate d'ammoniaque, dont l'action réductrice a décoloré l'indigotine. Dans ces conditions, l'acide azotique agit comme oxydant et fait reparaître la couleur.

On rencontre surtout l'indican dans l'urine des cholériques et des sujets atteints de carcinome.

On le rencontre également chez des typhiques; si l'on traite une urine de typhique par l'acide azotique en suivant la méthode Heller, on observe les trois couches suivantes :

Couche inférieure due à l'indican ;
Couche moyenne due à l'albumine ;
Couche supérieure due à l'acide urique.

Indol C^8H^7Az. — L'indol est un produit de réduction de l'indigo obtenu par Baeyer et Knop. Il a été ensuite préparé synthétiquement par Baeyer et Emmerling et depuis on a vu qu'il prenait naissance dans un très grand nombre de réactions dont l'interprétation explique la présence de corps dans l'organisme. L'albumine de l'œuf traitée par la potasse en fusion donne une petite quantité d'*indol* mélangé à du *scatol*. La digestion pancréatique des matières albuminoïdes fournit également de l'indol (et du scatol). C'est l'albumine de l'œuf qui en donne la plus grande quantité, 5 p. 1000 environ. D'après Kühn, l'indol ne serait pas un produit de la digestion pancréatique *normale*; la présence des bactéries est nécessaire, il considère ce corps comme un produit de *putréfaction*.

L'indol et le scatol existent dans les excréments.

Préparation. — On connaît un certain nombre de procédés pour préparer l'indol; nous n'en décrirons qu'un seul, qui démontre bien l'origine physiologique de cette substance.

On délaie dans 4 à 5 litres d'eau environ 300 grammes d'albumine (de préférence celle de l'œuf), on ajoute un pancréas finement divisé et on maintient le mélange à une température de 40 à 45 degrés pendant trois jours, de manière à obtenir une fermentation légèrement putride. On exprime alors le résidu et on filtre le liquide auquel on ajoute assez d'acide acétique pour lui communiquer une réaction franchement acide. On distille alors jusqu'à ce que le liquide condensé ne donne plus de réaction par le nitrite de potasse. Ce liquide est trouble; on le sature avec de la chaux ajoutée en léger excès et on l'épuise par l'éther. Cet éther évaporé laisse un résidu huileux qui additionné d'une petite quantité d'eau se prend au bout d'un certain temps en une bouillie cristalline.

Propriétés. — L'indol cristallise en lamelles fusibles à 52°. Il n'est pas volatil, car il se décompose lorsqu'il commence à bouillir vers 245°; mais il est entraîné par la vapeur d'eau, c'est ce qui explique comment on peut l'extraire par distillation. Il présente une odeur fécaloïde, et est soluble dans l'*eau*, l'*alcool* et l'*éther*.

Soumis à l'action des oxydants, il donne soit de l'*indigo bleu* (avec l'ozone), soit des matières *colorantes rouges* et des produits résineux. Une solution aqueuse d'indol, même très étendue, se colore en *rouge sang* par l'addition d'une petite quantité d'acide azotique *nitreux*. Il se forme du nitrate de nitroso-indol.

D'après Nencki, l'indol injecté dans le sang se retrouve en partie dans l'urine sous forme d'indigo. L'indol est un produit normal de la digestion intestinale (on peut l'extraire des excréments, voir à *scatol*), il prend naissance, ainsi que nous l'avons vu d'après son mode de préparation, dans la décomposition des matières albuminoïdes, sous l'influence de la putréfaction bactéridienne. Il peut, dans certains cas, être résorbé et passe alors dans l'urine, et serait ainsi, pour une très grande partie du moins, la source de l'indican. Cette interprétation est confirmée par les expériences de Salkowski. Ce physiologiste a en effet démontré que l'indican diminuait dans l'urine d'un chien soumis à une alimentation exclusivement composée de *gélatine* (qui ne peut fournir d'indol), et que sa production devenait considérable à la suite d'un régime *fortement azoté*. D'autre part, l'indican continue à paraître dans l'urine des chiens soumis à une abstinence absolue, et dans ce cas, il ne peut provenir que des matières albuminoïdes de l'organisme.

Recherche dans l'urine. — Il résulte de ce que nous avons dit que l'indol ne peut guère exister qu'en petite quantité dans l'urine puisqu'il se transforme en *indican* après résorption. Cliniquement les deux modes de recherche se confondent, nous renvoyons donc le lecteur à ce que nous avons dit plus haut (voir p. 269).

Si cependant on veut tenter de caractériser l'indol, on peut appliquer à l'urine le traitement que nous avons décrit pour la préparation de l'indol, c'est-à-dire la distiller après addition d'acide acétique. La solution d'indol finalement obtenue est traitée par l'acide azotique nitreux, de manière à obtenir la coloration rouge.

Scatol C^9H^9Az. — Le scatol (qui est aussi un produit de réduction de l'indigo) se rencontre dans les excréments en même temps que l'indol, et a la même origine que lui. On l'obtient par le même procédé, mais en prolongeant pendant huit à dix jours la fermentation putride de l'albumine. Le résidu obtenu par évaporation de l'éther est dissous dans l'eau, et additionné d'acide chlorhydrique et d'acide picrique. On obtient ainsi un précipité de *picrate d'indol et de scatol* que l'on décompose par distillation avec de l'ammoniaque. Le scatol et l'indol sont entraînés dans le récipient ; on les dissout dans l'alcool absolu. Cette dissolution étendue d'eau ne laisse déposer que le scatol.

Le scatol ainsi obtenu (et celui extrait des excréments [1]) présente une odeur fécaloïde repoussante. Il cristallise en lamelles blanchâtres fusibles vers 95°. Il est très soluble dans l'alcool et dans l'éther et moins soluble dans l'eau que l'indol. L'eau chlorée ne le transforme pas, et l'acide azotique nitreux pas davantage ; il ne se produit donc pas de coloration rouge.

Le scatol injecté dans l'économie se comporte comme l'indol et augmente la coloration de l'urine. Le scatol résorbé est très probablement la source de l'acide scatoxysulfurique qui existe dans l'urine des herbivores (Brieger).

Leucine $C^{12}H^{13}AzO^4$. — La *leucine* est un produit constant de la décomposition des matières animales riches en azote et de l'action des alcalis et des acides forts sur ces mêmes matières. Elle existe normalement, en même temps que la *tyrosine*, dont nous parlerons tout à l'heure, dans

---

[1] On délaie les excréments dans de l'eau additionnée d'acide acétique (1/20 de leur poids) et on distille.

Le liquide condensé est neutralisé par de la soude ou de la chaux, puis épuisé par l'éther qui dissout l'indol et le scatol. On évapore et le résidu dissous dans l'eau est traité par l'acide picrique.

Les picrates obtenus sont décomposés en suivant la marche que nous venons d'indiquer pour la préparation du scatol.

le *foie*, le *pancréas* et la *rate* ; elle passe parfois par les urines, mais seulement dans les cas de ramollissement du foie.

Propriétés. — La *leucine* est assez soluble dans l'eau froide ; 3,7 p. 100, et davantage dans l'eau bouillante ; elle est très peu soluble dans l'alcool même bouillant, insoluble dans l'éther. Elle cristallise en petites lamelles nacrées lorsqu'elle est pure ; mais lorsqu'elle est impure, telle qu'on peut l'obtenir dans une recherche clinique, elle se présente sous forme de petites boules jaunâtres, hérissées de pointes fines (fig. 28). Chauffée avec précaution vers 170°, elle ne fond pas, mais se sublime directement en flocons lanugineux, comme le fait l'oxyde de zinc ; ce caractère la distingue de la tyrosine. Si l'on élève davantage la température, vers 180° par exemple, la leucine se décompose et il distille un liquide jaune qui cristallise par refroidissement : c'est un alcaloïde, l'*amylamine* $C^{10}H^{13}Az$.

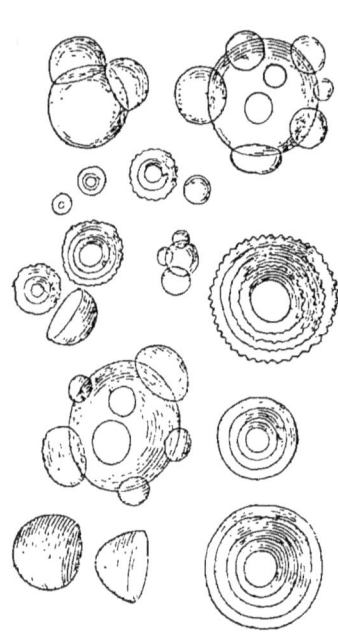

Fig. 28. — Leucine.

En solution alcaline, le permanganate de potasse décompose la *leucine* en acide *carbonique*, *oxalique*, *valérique* et en *ammoniaque*.

La leucine se rencontre surtout dans l'atrophie jaune aiguë du foie.

Tyrosine $C^{18}H^{11}AzO^6$. — La tyrosine se forme en même temps que la leucine dans la décomposition des matières organiques azotées ; elle existe normalement dans le foie, la rate, le pancréas ; on trouve la tyrosine dans l'urine dans les cas de ramollissement du foie, elle accompagne la leucine.

Propriétés. — La tyrosine est peu soluble dans l'eau froide; elle se dissout dans 150 parties d'eau bouillante; elle est excessivement peu soluble dans l'alcool froid ou chaud et dans l'éther; elle se dissout facilement dans les acides et les alcalis. Elle cristallise en longues aiguilles blanches, soyeuses, s'enchevêtrant facilement (fig. 29). Ces aiguilles sont elles-mêmes formées d'autres plus petites groupées en étoiles. Lorsqu'elle cristallise par évaporation de sa solution ammoniacale, les petites aiguilles se disposent en rayons autour d'un centre commun et constituent une petite sphère.

Elle ne se sublime pas quand on la chauffe, ce qui la distingue de la *leucine*, et se décompose avec une odeur de corne brûlée.

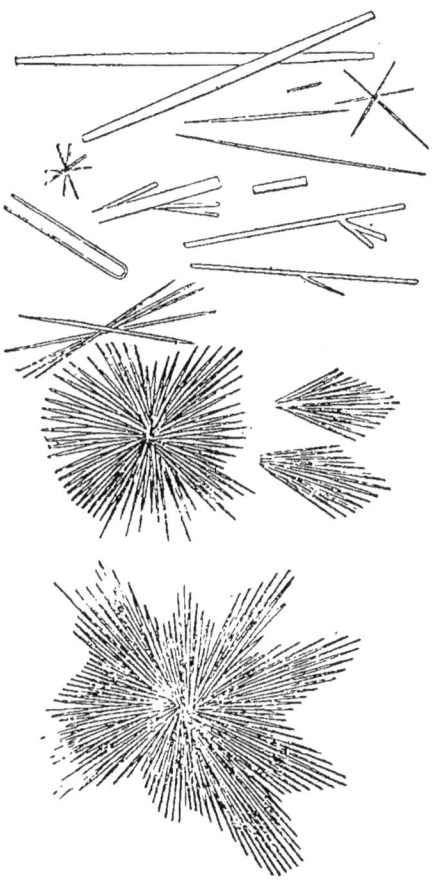

Fig. 29. — Tyrosine.

La solution aqueuse de tyrosine n'est précipitée ni par l'acétate neutre, ni par le sous-acétate de plomb, mais seulement par le sous-acétate ammoniacal.

L'azotate mercurique versé dans une solution bouillante de *tyrosine* la précipite en flocons rouges, et la liqueur prend une coloration rose; il faut verser avec prudence, car l'azotate mercurique contient toujours un excès d'acide azotique, et cet acide détruit la coloration. Il faut donc tout d'abord ne pas employer un azotate trop acide. Si l'on place dans une capsule un fragment de *tyrosine* avec une goutte d'acide sulfurique concentré et qu'on chauffe légèrement, la tyrosine se dissout ; on étend d'eau et on sature l'excès d'acide avec du carbonate de baryte et on fait bouillir. Si ensuite au liquide filtré on ajoute quelques gouttes de perchlorure de fer, on obtient une belle coloration violette.

Préparation. — Le procédé le plus avantageux est le suivant, dû à Stœdeler ; il permet de préparer en même temps la *leucine* et la *tyrosine*.

On prépare un mélange de 1,000 grammes d'acide sulfurique et de 4,500 grammes d'eau, et on y ajoute 500 grammes de corne râpée. On fait bouillir le tout pendant dix-huit heures au moins dans une chaudière de cuivre, en remplaçant l'eau à mesure qu'elle s'évapore ; on étend ensuite la liqueur de deux fois son poids d'eau et on la sature par un lait de chaux. On filtre, puis on lave le précipité à l'eau chaude. Le liquide filtré et les eaux de lavage sont ensuite évaporés, et on les débarrasse de la chaux qu'ils renferment au moyen de l'acide oxalique ou d'un courant d'acide carbonique : on sépare par une nouvelle filtration le précipité d'oxalate ou de carbonate de chaux produit, et on concentre la liqueur. Par refroidissement et par repos, il se sépare de la *leucine* et de la *tyrosine*. Par concentration, les eaux mères fournissent un nouveau dépôt. On réunit ces deux dépôts, et, en les traitant par quantité d'eau bouillante suffisante, on les dissout entièrement. Par refroidissement, la *tyrosine*, peu soluble dans l'eau froide, se sépare en cristaux ; la *leucine* est obtenue en concentrant les eaux mères.

Recherche de la tyrosine et de la leucine dans l'urine.
— Il faut opérer sur de l'urine non albumineuse ; si elle l'était, on sépare l'albumine par coagulation.

On verse dans l'urine *fraîche* (autrement la leucine serait altérée) du sous-acétate de plomb ; on sépare le précipité produit, puis on fait passer un courant d'hydrogène sulfuré dans le liquide filtré, afin d'en séparer l'excès de sel plombique. On enlève le sulfure de plomb en filtrant le liquide, puis on concentre ; la *tyrosine* se dépose : on la purifie en la dissolvant dans l'eau bouillante. Les eaux mères qui ont déposé la *tyrosine* contiennent la *leucine ;* on les évapore à siccité, puis on traite le résidu par l'alcool très concentré, d'abord à froid, puis à chaud, tant qu'il se dissout quelque chose. Il reste un résidu d'où l'on peut encore retirer de la *tyrosine* (par l'eau bouillante). Les liquides alcooliques sont concentrés par distillation et évaporés en consistance de sirop épais. La *leucine* se sépare sous forme de petites *sphères jaunes*. Quand le dépôt n'augmente plus, on le comprime dans du papier buvard. Pour le purifier, on le dissout dans l'eau ammoniacale et on le précipite par le sous-acétate de plomb ; le précipité est ensuite mis en suspension dans l'eau et décomposé par un courant d'hydrogène sulfuré. La *leucine* reste en dissolution dans l'eau ; on filtre et elle se dépose par refroidissement après concentration de la liqueur.

Ce mode de recherche est applicable à tous les liquides, à la condition d'en séparer d'abord l'albumine. Si les substances sont solides, on les coupe en petits morceaux, on les épuise par l'eau bouillante et l'on soumet au même traitement le liquide qui en résulte.

Urines grasses (laiteuses, chyleuses).

La présence de la graisse dans l'urine est un fait assez rare, car les urines qu'à première vue on caractérise de *laiteuses, chyleuses*, doivent le plus souvent leur opacité à du pus.

Une urine véritablement grasse tache le papier, et il reste transparent après dessiccation ; de plus, cette urine s'éclaircit lorsqu'on l'agite avec de l'*éther*, du *chloroforme*, de la *benzine*, et ces dissolvants abandonnent par évaporation la matière grasse dont ils se sont emparés.

La graisse existe dans l'urine sous forme d'émulsion et cette émulsion est parfois très stable : ce qui tient à ce que la majorité, sinon la totalité des urines grasses, renferme de l'albumine.

A part l'agitation de l'urine avec l'éther, un des meilleurs moyens pour reconnaître les matières grasses est sans contredit l'examen microscopique. Les gouttelettes se présentent sous forme de disques aplatis avec contours obscurs et partie centrale brillante, car elles possèdent un pouvoir réfringent considérable; à part ces gouttes, on voit des cellules graisseuses plus petites réunies ensemble et devenues polyédriques, par suite de la pression qu'elles exercent mutuellement les unes sur les autres.

Pour extraire et doser la matière grasse contenue dans une urine, on en mélange 100 à 200 grammes avec du sable fin bien lavé et on évapore à siccité au bain-marie; on introduit alors dans une petite allonge en verre et on épuise par l'éther. Cet éther est ensuite évaporé dans une petite capsule de platine tarée, et le résidu de matière grasse desséché à 100°.

Pour une recherche qualitative, il suffit d'agiter l'urine avec de l'éther et de décanter la couche qui vient surnager à la surface.

On connaît encore peu de chose sur la signification d'une urine grasse : on sait seulement que c'est un signe de la dégénérescence graisseuse des reins ou d'une autre partie du système urinaire. L'émission d'une urine grasse indique peut-être aussi un excès de graisse dans le sang, car Claude Bernard a démontré que la graisse administrée en grande quantité avec les aliments passait dans l'urine.

M. Monvenoux, dans sa thèse inaugurale, a étudié d'une manière toute spéciale les matières grasses dans l'urine :

nous ne saurions mieux faire que de rapporter ici les conclusions de son travail :

DIVISIONS DES URINES GRAISSEUSES

1° *Urines chyleuses*. — Elles renferment les éléments organiques du chyle, savoir : des globules analogues ou semblables aux globules sanguins, de l'albumine, de la fibrine, des matières grasses : on y trouve quelquefois du sang, avec des caillots fibrineux. Parfois ces urines se prennent en gelée : les globules gras des urines chyleuses sont beaucoup plus petits que ceux des urines graisseuses.

2° *Urines graisseuses*. — Les urines chyleuses, dit Guérard, se séparent en trois couches à la suite d'un repos prolongé : la couche supérieure est crémeuse, la moyenne opaline, et l'inférieure fibrineuse ou gélatiniforme. Les urines chargées de mucus opaque ou de pus n'en présentent que deux, car l'élément anormal se rassemble promptement au fond du vase; dans les *urines graisseuses*, au contraire, il vient se réunir à la surface.

Les urines graisseuses peuvent renfermer de l'albumine, mais on n'y rencontre jamais les éléments caractéristiques du chyle.

La matière grasse est principalement formée de *margarine*.

3° *Urines huileuses*. — La matière grasse se rassemble en globules à la surface : elle paraît constituée par de l'oléine (Rayer) ou bien elle s'étale en pellicule huileuse renfermant de petits cristaux d'acide urique, d'urate d'ammoniaque et de phosphate ammoniaco-magnésien.

4° *Urines laiteuses*. — Outre la matière grasse, on doit rechercher dans ces urines : la lactose, la caséine et les globules laiteux.

Voici comment le Dr Monvenoux résume les opinions des divers auteurs sur la pathogénie de la graisse urinaire; les causes invoquées sont les suivantes :

1° *Action de la chaleur;*

2° *Altérations pathologiques* du pus, des hématies, des reins;

3° *Affections à dénutrition rapide* (Lehmann);

4° *Excès des matières grasses dans le sang*, causé par lésion de l'appareil adipopoiétique, par régime alimentaire gras, par régime féculent et sucré avec boissons alcooliques, par alimentation défectueuse, par vice d'hématose;

5° *Modifications des capillaires rénaux;*

6° *Affections chyleuses lymphatiques;*

7° *Exsudats pathologiques* sui generis;

Le Dr Monvenoux considère comme multiples les causes capables de faire passer les matières grasses dans l'urine. Il divise d'abord en deux groupes primordiaux les agents pathogéniques suivants, qui sont ou non *parasitaires*.

1° *Lipurie parasitaire.*

Elle est due aux helminthes suivants :

Bilharzia hæmatobia (Planche V);

Filaria sanguinis hominis.

On les rencontre très rarement dans nos contrées, mais ils sont assez fréquents dans les pays chauds et on doit les rechercher soit dans le sang, soit dans les caillots fibrineux des urines.

2° *Lipurie non parasitaire.* — Elle peut être due aux lésions rénales, aux cystites purulentes, aux uréthrites, à la perte du sperme, à une hématurie, à un excès de matières grasses dans le sang engendré par des causes variées, à des calculs vésicaux.

II. — ÉLÉMENTS ANORMAUX D'ORIGINE MINÉRALE

CHAPITRE IV

COMPOSÉS AMMONIACAUX

La présence des composés ammoniacaux dans l'urine est excessivement fréquente. Nous en avons déjà parlé en traitant de la réaction de l'urine (p. 46), et nous avons vu que le carbonate d'ammoniaque, qui, dans un très grand nombre de cas, communiquait à l'urine la réaction alcaline, provenait de la décomposition de l'urée, soit avant, soit après l'émission. L'origine de ce carbonate d'ammoniaque est donc très nette, et il ne peut y avoir aucun doute à cet égard ; mais, à part cela, existe-t-il des sels ammoniacaux à l'état normal? La question, bien simple en apparence, est cependant difficile à résoudre. Il faut d'abord opérer sur de l'urine parfaitement normale et en plus au moment de l'émission. Même dans ces conditions, les résultats obtenus ne sont jamais d'une rigueur absolue, parce que les alcalis caustiques, dont on doit faire usage pour mettre en liberté l'ammoniaque, agissent sur l'urée et en dégagent également ce gaz : la question de provenance reste donc toujours indécise. Autrefois, on admettait généralement qu'il n'y avait pas de sels ammoniacaux dans l'urine. Neubauer soutenait l'opinion contraire, et aujourd'hui la plupart des auteurs admettent la présence des sels ammoniacaux dans l'urine normale. Nous ferons comme eux, mais ces composés n'existent qu'en faible proportion (0^{gr},90 environ pour 24 heures). La majeure partie de l'ammoniaque qu'on rencontre dans l'urine est de provenance anormale; mais il y a entre leur provenance et celle de tous les autres éléments anormaux dont nous venons de parler une grande différence; ces derniers, en effet, étaient pris à l'économie et éliminés par l'urine à mesure que ce liquide était séparé par les reins, tandis que les composés ammoniacaux prennent généralement naissance dans l'urine après sa formation soit avant, soit après l'émission.

Nous connaissons déjà ces composés ammoniacaux; nous nous bornerons à en dire un mot.

Carbonate d'ammoniaque. — Il provient de la décomposition de l'urée sous l'influence d'un ferment spécial. (Voir p. 77 et 344.) Cette décomposition se fait très rapidement dans les urines renfermant du *mucus* ou du *pus*, et surtout lorsque la température est élevée; elle peut également avoir lieu dans la vessie, notamment chez les sujets atteints de catarrhe vésical.

Phosphate ammoniaco-magnésien. — La formation de ce composé est consécutive à celle du carbonate d'ammoniaque; il peut se former dans la vessie, où il constitue de la *gravelle*, des *plaques* et des *calculs phosphatiques*. (Voir *Sédiments* et *Calculs*.)

Phosphate de soude et d'ammoniaque. — Nous en avons parlé plus haut (p. 138).

Urate d'ammoniaque. — Nous avons indiqué son mode de formation (p. 91).

Le *phosphate de soude et d'ammoniaque* reste toujours en solution dans l'urine; l'*urate d'ammoniaque* accompagne très souvent les sédiments de *phosphate ammoniaco-magnésien*.

Dosage des sels ammoniacaux. — Comme on le voit par l'énumération qui précède, les sels ammoniacaux qui existent dans l'urine sont de deux sortes : l'un est volatil à la température ordinaire ou par ébullition de l'urine : c'est le *carbonate d'ammoniaque;* les autres ne sont décomposables qu'à une température plus élevée et ne dégagent leur ammoniaque que par l'action des alcalis fixes. Lorsqu'un dosage est nécessaire, on dose l'ammoniaque totale sans se préoccuper de sa provenance, et on la dégage par l'action d'un lait de chaux à froid ; si l'on opérait à chaud, l'urée serait décomposée.

On suit avec avantage le procédé de Schlœsing modifié par M. H. Sainte-Claire Deville ; voici en quoi il consiste :

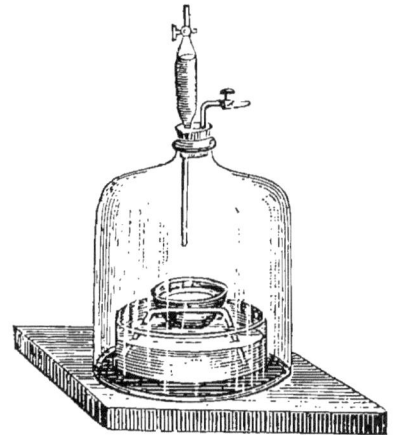

Fig. 30. — Appareil de Schlœsing.

On place un volume connu d'urine dans une petite capsule reposant au-dessus d'un vase à large ouverture (cristallisoir), renfermant de l'acide sulfurique titré ; le tout est recouvert d'une cloche à douille dont les bords s'enfoncent dans une rigole creusée dans une plaque de marbre (cette rigole est remplie de mercure), ou mieux dans un grand cristallisoir dont le fond est rempli de mercure (fig. 30). La douille est fermée par un bouchon à deux trous dont l'un donne passage à un tube recourbé, fermé par un robinet, et l'autre à une pipette également fermée par un robinet.

Cette pipette est remplie d'un lait de chaux parfaitement divisé. L'appareil étant ainsi disposé, on ouvre le petit robinet du tube coudé, et on aspire un peu d'air de l'intérieur de la cloche; le mercure s'élève en dedans, et l'on obtient ainsi une fermeture hermétique. En ouvrant ensuite le robinet de la pipette, on fait tomber le lait de chaux dans l'urine, et au bout de quarante-huit heures toute l'ammoniaque dégagée a été absorbée par l'acide sulfurique titré. Un dosage alcalimétrique fait connaître la quantité ainsi dégagée.

On prépare de l'acide sulfurique titré à 1/10 en mélangeant 100 grammes d'acide sulfurique monohydraté avec assez d'eau pour obtenir après refroidissement un volume d'un litre. On détermine le titre exact au moyen de chlorure de baryum, par pesée; on sait ainsi que 10 centimètres cubes de cet acide contiennent par exemple 0,943 d'acide monohydraté SO^3, HO.

D'autre part, on sait que 49 grammes de cet acide correspondent à 17 grammes d'ammoniaque; il est donc facile de calculer combien d'ammoniaque représentent 10 centimètres cubes d'acide titré. On détermine ensuite, au moyen d'une solution étendue de soude caustique, la quantité d'acide sulfurique restée libre (il faut opérer rapidement, pour éviter le dégagement d'ammoniaque, car on titrerait trop faible). Par différence, on a la quantité d'acide sulfurique saturé par l'ammoniaque, provenant de l'urine, et par suite la proportion de cette ammoniaque.

Un procédé infiniment plus rapide et suffisamment exact est basé sur la décomposition des sels ammoniacaux par l'hypobromite de soude ou l'hypochlorite.

Si, en suivant le procédé que j'ai indiqué pour le dosage de l'urée (p. 66), on traite par l'hypobromite de soude un volume connu d'urine renfermant des sels ammoniacaux, on obtient l'azote provenant tant de l'urée que de ces sels ammoniacaux. Soit V ce volume.

On prend alors une quantité d'urine égale à la première, et on la fait bouillir avec du *carbonate de soude* ou de la *magnésie*, jusqu'à ce qu'il ne se dégage plus d'ammoniaque, puis on procède à un second dosage d'azote par l'hypobromite. Le nouveau volume V' d'azote, obtenu dans ces conditions, est plus petit que le premier, et la différence V — V' représente l'azote provenant des sels ammoniacaux.

Un volume d'azote représente 2 volumes d'ammoniaque; il suffit donc de doubler le volume d'azote obtenu pour connaître la quantité de gaz ammoniac contenu dans la prise d'essai. Il faut corriger ce volume et le ramener à 0 et 760 au moyen de la formule indiquée (p. 68).

Pour le convertir en poids, il suffit d'appliquer la formule comme $P = VD$, D étant la densité de l'ammoniaque gazeuse $= 0,594$.

Avec l'hypochlorite de soude, il faut opérer à chaud et faire les corrections. Avec l'hypobromite, on suit la marche indiquée pour le dosage de l'urée, et l'on évite les calculs en déterminant le volume d'azote fourni par un poids connu de sel ammoniacal dans les conditions où l'on opère.

On fait une solution titrée avec :

Sulfate d'ammoniaque.................... 3,882
Eau distillée................ Q. S. pour faire 500 c.c.

Dans ces conditions, 5 centimètres cubes de cette solution représentent *un centigramme* d'ammoniaque en poids, et le volume d'azote qu'ils dégagent sert de base pour le calcul.

Acide sulfhydrique et sulfures. — Dans des cas très rares, on peut rencontrer de l'acide sulfhydrique libre ou plutôt des sulfures alcalins (sulfhydrate d'ammoniaque) dans l'urine. Il suffit pour le mettre en évidence de verser dans cette urine un sel métallique, de plomb par exemple, pour obtenir un précipité noir, ou bien d'y plonger un papier réactif à l'acétate de plomb.

Si l'acide sulfhydrique est à l'état libre, l'urine en possède l'odeur caractéristique, et le papier réactif noircit quand on le plonge dans un vase contenant cette urine; avec un sulfure, le dégagement de gaz n'a lieu qu'après addition d'un acide.

LIVRE QUATRIÈME

SÉDIMENTS — CONCRÉTIONS — CALCULS

Les sédiments et concrétions, bien que constituant un fait *anormal*, peuvent être formés par des éléments *normaux* ou *anormaux*, de nature *organique* ou *minérale*. Ils sont entraînés mécaniquement par l'urine, ou bien ils ont été primitivement en dissolution et se sont déposés par suite du refroidissement de ce liquide.

Les calculs sont d'abord des sédiments qui se déposent dans un point quelconque du trajet urinaire ou de la vessie, mais qui, n'étant pas expulsés dans l'urine, se fixent et s'accroissent par suite d'un dépôt continuel de substance de même nature qu'eux ou d'une nature autre. Lorsqu'ils se détachent avant d'avoir atteint une grosseur telle qu'ils ne puissent sortir par les voies naturelles, ils sont expulsés avec plus ou moins de difficulté et constituent la *gravelle*. Si leur volume s'oppose à l'expulsion, ils deviennent, selon la forme ou la grosseur, des *concrétions* ou des *calculs*.

Les sédiments se forment le plus souvent après l'émission de l'urine; les concrétions et les calculs prennent naissance dans l'intérieur des voies urinaires.

Nous étudierons en premier lieu les sédiments et calculs constitués par des substances de nature organique.

CHAPITRE PREMIER

SÉDIMENTS ET CALCULS ORGANIQUES

Sédiments et calculs formés de substances organiques :
- Existant normalement dans l'urine.
  - Acide urique et ses sels.
  - Acide hippurique.
- D'origine anormale.
  - Cystine.
  - Xanthine.
  - Tyrosine.
  - Indigo.
  - Cholestérine.

De tous ces éléments, celui qu'on rencontre le plus fréquemment, à l'état de *sédiment*, de *gravelle*, de *concrétion* ou de *calcul*, est sans contredit l'acide urique.

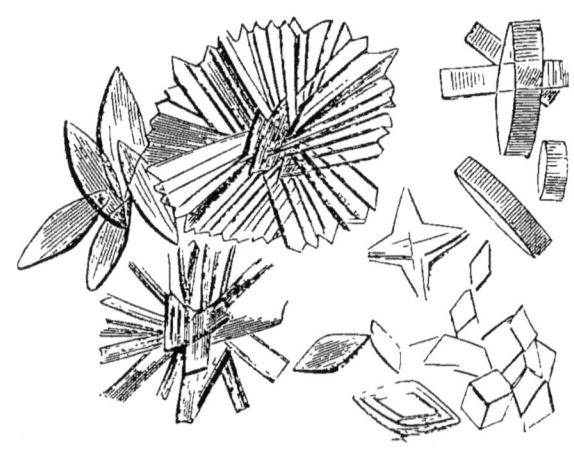

Fig. 31. — Acide urique.

Acide urique. — Nous avons déjà parlé des sédiments d'*acide urique* et d'*urate de soude* (p. 93); le plus souvent

SÉDIMENTS ET CALCULS ORGANIQUES 289

ils ne constituent point un fait anormal. L'acide urique, sous forme de sédiment, se reconnaît toujours facilement même par les malades : on doit donc les interroger pour savoir s'il a été expulsé *en même temps que l'urine ;* même

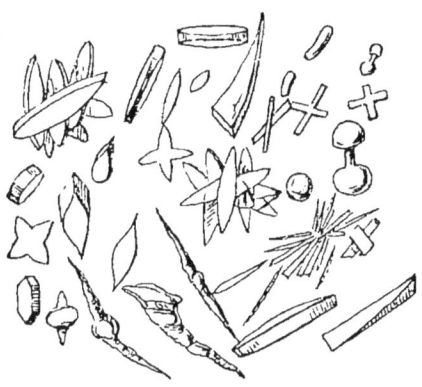

Fig. 32. — Acide urique.

ce renseignement ne suffit pas : il faut encore connaître le volume de l'urine des vingt-quatre heures et voir s'il n'est point inférieur à la moyenne normale, auquel cas l'acide

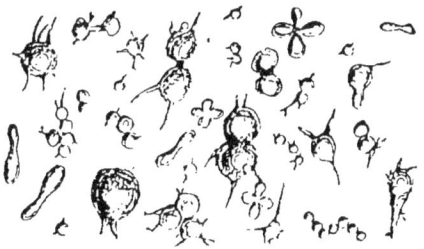

Fig. 33. — Urate d'ammoniaque.

urique ne serait déposé, faute de quantité suffisante de liquide pour le dissoudre ; en un mot, il faudra s'assurer s'il y a réellement production exagérée d'acide urique. Les sédiments d'acide urique sont désignés sous le nom de *sable* ou *gravelle urique.*

Ils sont toujours colorés en *jaune, jaune orangé, rouge vif,* cristallisés, et présentent de nombreuses variétés de forme, dont nous avons indiqué les principales, pages 92 et suivantes.

L'acide urique est très souvent accompagné d'urates. Le plus fréquent est l'*urate de soude* (fig. 34), et dans certains cas l'*urate d'ammoniaque* (fig. 33) : l'urine est alors ammoniacale.

Une simple élévation de température fait rentrer les urates en dissolution : c'est le moyen de séparer l'acide urique.

Les concrétions d'acide urique présentent ordinairement la même coloration que les sédiments ; il est nécessaire de les caractériser par l'examen chimique. On opère comme pour les calculs.

Les *calculs* d'acide urique se rencontrent assez fréquemment : ils sont formés par cet acide presque pur ou mélangé d'*urates alcalins et terreux (soude, ammoniaque, chaux, magnésie)*. L'*urate d'ammoniaque* (fig. 33) existe souvent en forte proportion et parfois peut former à lui seul la masse entière du calcul.

La couleur des calculs d'acide urique varie du jaune au jaune rougeâtre ; leur volume peut atteindre celui d'une noix, et leur cassure est souvent rayonnée.

Rien de plus facile que de caractériser ces calculs. Il suffit de faire la réaction de la *murexide* au moyen de l'*acide azotique* (p. 94) ou de l'*eau bromée* (p. 95). On peut aussi en dissoudre une petite quantité dans la lessive alcaline, puis précipiter par l'acide chlorhydrique et examiner la forme cristalline.

Ces calculs ne sont jamais formés exclusivement par de l'acide urique ; ils renferment toujours un peu d'urates alcalins ou terreux ; aussi ils laissent à l'incinération des cendres dans lesquelles on peut constater la présence de la *potasse*, de la *soude*, de la *chaux* et de la *magnésie* ; l'*ammoniaque* disparaît pendant la calcination, et on peut

SÉDIMENTS ET CALCULS ORGANIQUES

en constater le dégagement. Par la calcination, toutes ces bases passent à l'état de carbonates. Les carbonates alcalins sont solubles : si donc on traite le résidu par de l'eau distillée, on dissout les *carbonates de potasse ou de soude;* la solution est *alcaline,* et on caractérise la potasse par le *bichlorure de platine* ou l'*acide tartrique* et la soude par la coloration que donne à la flamme de l'alcool un fil de platine trempé dans la solution.

Les *carbonates de chaux et de magnésie* ne se dissolvent point dans l'eau distillée et restent comme résidu : ils amè-

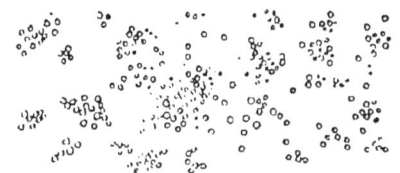

Fig. 34. — Urate de soude.

nent au bleu le papier rouge de tournesol, car une légère portion est toujours passée à l'état caustique si l'on a fortement calciné; ils se dissolvent avec effervescence dans l'acide acétique; on caractérise et on précipite la chaux par l'*oxalate d'ammoniaque;* la magnésie reste dans la dissolution, et on peut la précipiter à l'état de phosphate ammoniaco-magnésien (voir p. 160).

Les sédiments et les calculs d'*urate d'ammoniaque* sont assez fréquents; on trouve les premiers dans toutes les urines putréfiées qui ont éprouvé la fermentation ammoniacale. Nous avons déjà indiqué (p. 92), la forme caractéristique de l'*urate d'ammoniaque* (fig. 33) et, comme on ne le rencontre que dans des urines ammoniacales, il est presque toujours accompagné de *phosphates ammoniaco-magnésien, de phosphates terreux amorphes et souvent de pus.*

Les calculs d'urate d'ammoniaque ne sont point rares.

Cet urate donne toutes les réactions de l'acide urique et comme lui ne laisse point de résidu à la calcination. Pour différencier ces calculs de ceux qui sont formés par de l'acide urique pur, il est donc nécessaire de constater le dégagement d'ammoniaque. Il suffit pour cela de chauffer un fragment de la matière dans un petit tube de verre avec deux ou trois gouttes de lessive de soude. On constate facilement les caractères de l'ammoniaque : retour au bleu

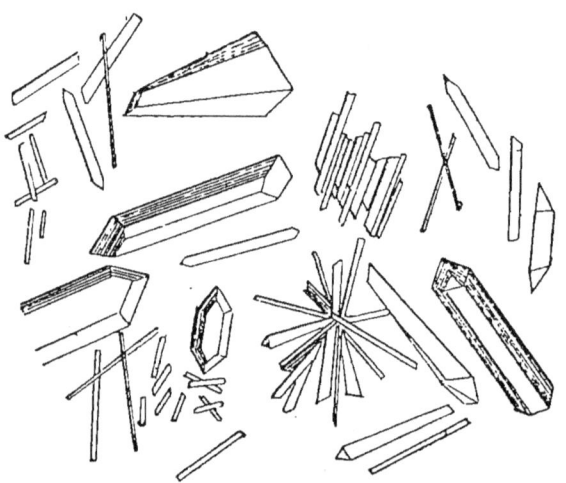

Fig. 35. — Acide hippurique.

du papier rouge de tournesol, et production de fumées blanches par l'approche d'une baguette trempée dans l'acide chlorhydrique.

Il est nécessaire de toujours faire cet essai lorsqu'on examine des calculs d'acide urique, parce qu'on ne peut retrouver autrement l'ammoniaque.

Acide hippurique. — On rencontre, mais très rarement, dans l'urine, des cristaux d'*acide hippurique* (fig. 35). Nous en avons parlé à la page 102, et nous n'avons rien à ajouter de plus ici.

Cystine $C^6H^6AzS^2O^4$. — On a parfois rencontré la cystine en dissolution dans l'urine, mais très rarement. C'est presque toujours à l'état de sédiment (mélangé à l'urate de soude) et surtout à l'état de calcul qu'on la rencontre. Encore ces calculs sont-ils très rares. Ils sont jaunâtres, un peu translucides, de consistance cireuse et se laissant facilement rayer par l'ongle; leur structure est rayonnée comme celle de l'acide urique. — On a trouvé la *cystine* dans les reins et le foie.

Caractères et propriétés. — La *cystine* pure est incolore, inodore, entièrement transparente; sa densité est de 1,668

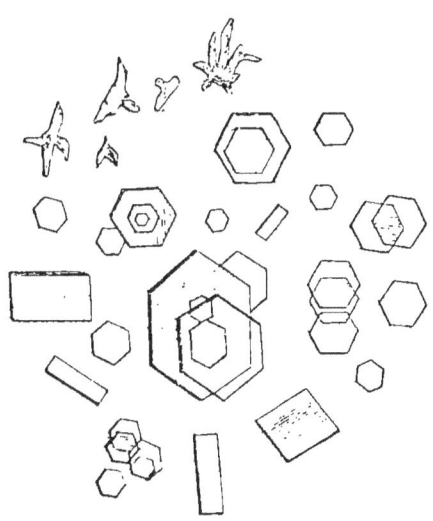

Fig. 36 — Cystine.

(Méhu); elle est insoluble dans l'eau, l'alcool, l'éther; soluble dans les acides minéraux, alcalis et carbonates alcalins (sauf celui d'ammoniaque); elle est également insoluble dans l'acide acétique.

La cystine cristallise en lamelles ou tables hexagonales à six pans (fig. 36). On l'obtient facilement ainsi par évaporation lente de sa solution ammoniacale (l'acide urique peut présenter la même forme cristalline; mais on le différencie facilement par l'examen chimique). Si l'évaporation est rapide, on observe des formes variées, *prismes hexagonaux, plaques rectangulaires*. La cystine est remarquable par la grande proportion de soufre qu'elle renferme.

Si l'on chauffe suffisamment de la cystine sur une lame de platine, elle s'enflamme sans fondre et brûle avec une flamme bleu verdâtre en dégageant une odeur piquante rappelant un peu celle de l'acide prussique.

On met facilement en évidence le soufre qu'elle contient en la dissolvant dans la lessive de soude, faisant bouillir quelques instants et ajoutant ensuite un sel de plomb. On obtient un précipité noir, par suite de la formation de sulfure. Si l'on fait la même opération sur une lame d'argent, il se produit une tache noire. On constate la présence de l'azote en la chauffant dans un tube avec une pastille de potasse : il se dégage de l'ammoniaque.

La cystine se dissout à chaud dans l'acide azotique; mais en se décomposant et par évaporation il reste un résidu rougeâtre qui ne se colore pas par les alcalis caustiques.

Extraction. — On peut retirer la *cystine* soit des calculs, soit des sédiments urinaires. Il suffit de traiter par l'ammoniaque caustique les calculs préalablement pulvérisés. Cette dissolution, filtrée, est exposée à l'air, pour que l'ammoniaque se vaporise, ou bien elle est additionnée d'acide acétique. Dans les deux cas, elle laisse déposer de la *cystine*, qu'on purifie par une nouvelle dissolution dans l'ammoniaque. Si le calcul renferme des phosphates, on commence par les dissoudre en traitant par l'acide acétique, on lave, puis on ajoute l'ammoniaque. Dans un sédiment, la cystine peut être mélangée d'*urates;* on enlève ces sels par un traitement à l'eau bouillante.

Tyrosine et leucine. — Ces substances, dont nous avons déjà parlé à la page 273, font quelquefois partie des sédiments urinaires. On les rencontre dans les cas d'atrophie aiguë du foie (Frerichs). Le sédiment qui se dépose alors

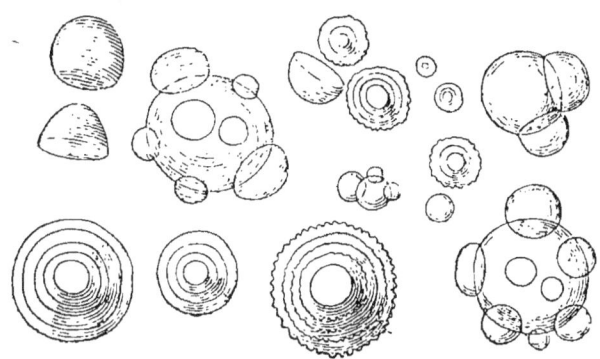

Fig. 37. — Leucine.

est jaune verdâtre parsemé de petites sphères jaunâtres constituées par des aiguilles de *tyrosine*.

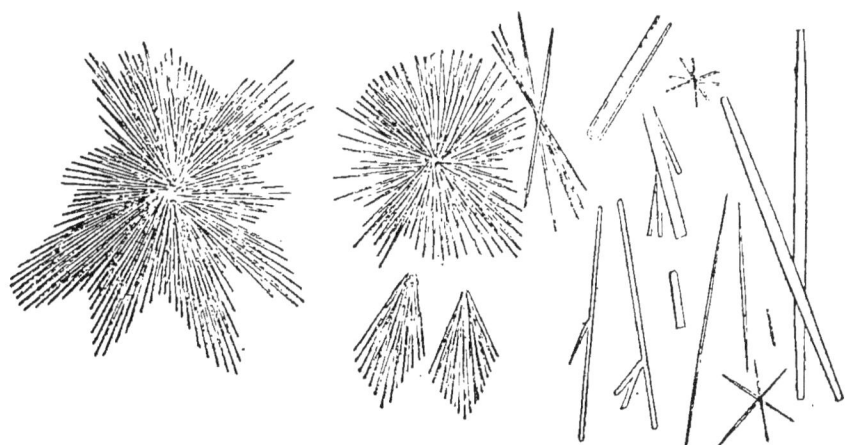

Fig. 38. — Tyrosine.

Xanthine. — Nous en avons déjà parlé comme élément normal de l'urine (p. 118). Quand elle existe en quantité notable, elle forme des sédiments et parfois des calculs de couleur brun clair, assez résistants. On les caractérise par les moyens que nous avons indiqués. Parfois on rencontre dans les sédiments la xanthine en cristaux qui ont la forme de pierres à aiguiser (deux ogives allongées réunies par la base).

Protéine (*Fibrine*). — On a signalé des calculs contenant de la protéine et même exclusivement formés par cette substance. Ces calculs ou concrétions fibrineuses présentent une teinte brune due à des globules rouges ou à la matière colorante du sang. Ils brûlent avec une flamme très apparente et répandent une odeur de corne brûlée.

Indigo. — On rencontre assez souvent, même dans des urines qui ne renferment aucun élément anormal, des cristaux ou plutôt des fragments de cristaux, des plaques transparentes d'indigo bleu (voir p. 267). Ces fragments sont toujours très peu abondants. Bien plus rarement encore, on rencontre des aiguilles très bien cristallisées. On ne leur connaît aucune signification. Le Dr Bloxans a trouvé un calcul constitué par de l'*indigo*. Ce calcul a été rencontré, dans une autopsie, au niveau du bassinet du rein droit.

Mélanine. — On a rencontré dans l'urine de malades atteints de tumeurs mélaniques des grains de pigments, amorphes et noirâtres. Dans ces cas, l'urine qui, au moment de l'émission était claire, se colorait peu à peu et arrivait à présenter une teinte de plus en plus foncée, jusqu'à paraître noire. Cette coloration brune ou noirâtre s'accentue de plus en plus avec les corps oxydants (acide chromique, azotique).

Basch a observé ces granulations pigmentaires dans la mélanémie seulement. Zeller a indiqué l'eau bromée comme réactif de la mélanine; on obtient par l'addition de cette eau dans l'urine un précipité amorphe et jaunâtre, noircissant par le repos.

Cholestérine $C^{52}H^{44}O^2 + 2Aq$. — La cholestérine fait partie des éléments de la bile; elle est très répandue dans le règne animal, et même on l'a trouvée dans les végétaux. Son individualité comme corps fut reconnue par Chevreul en 1815, et sa fonction chimique fut fixée par M. Berthelot : c'est un alcool. On la trouve dans le sang, dans un grand nombre de liquides et d'organes (cerveau, moelle, foie, et surtout quand il a subi la dégénérescence graisseuse). Signalons parmi les végétaux qui en contiennent, le seigle, les pois, le blé, l'orge.

Propriétés et extraction. — Rien de plus facile que

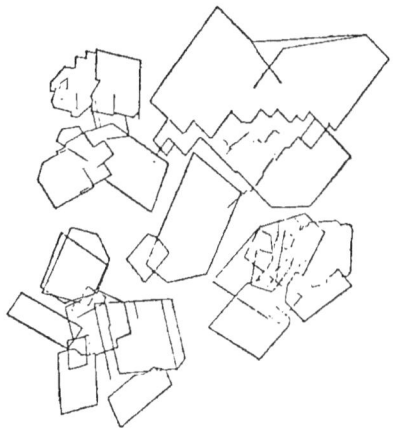

Fig. 39. — Cholestérine

d'extraire la *cholestérine* des calculs biliaires qui le plus souvent sont uniquement formés par cette substance; il suffit de les pulvériser et de les traiter par l'*éther* ou le *chloroforme*; on fait évaporer, et l'on purifie par dissolution et cristallisation dans l'alcool bouillant. La cholestérine cristallise en lamelles incolores et transparentes (fig. 39) $C^{52}H^{44}O^2 + 2Aq$; mais à l'air elle perd ses deux équivalents d'eau et devient alors blanche et nacrée; on la trouve pour ainsi dire toujours avec cet aspect. Elle est insoluble dans l'eau, peu soluble dans l'alcool froid et assez soluble (10 p. 100) dans l'alcool bouillant; elle se dissout très facilement dans la benzine, l'éther, le chloroforme, le sulfure de carbone; elle se dissout à chaud dans l'acide acétique cristallisable. Elle peut fondre vers 143°, se prend en masse cristalline par refroidissement, et se sublime en partie sans altération vers 350°, puis se décompose; on peut la sublimer en totalité dans le vide; sa densité est 1,047; elle dévie à gauche de — 32° le plan de la lumière polarisée.

Les alcalis ne la saponifient pas, et, si on la chauffe à 250° avec de la potasse caustique, elle se décompose en dégageant de l'hydrogène. On la caractérise au moyen des réactions suivantes :

Si l'on arrose avec de l'acide azotique un fragment de cholestérine et qu'on évapore à siccité dans une capsule de porcelaine, il reste un résidu jaune, qui passe au rouge orangé lorsqu'on le touche avec de l'ammoniaque; mais les alcalis fixes ne font pas passer cette couleur au violet, comme cela arrive pour l'acide urique.

On prépare un mélange de 3 volumes d'*acide sulfurique* ou *chlorhydrique* avec 1 volume de *perchlorure de fer*, et on mouille la *cholestérine* avec une ou deux gouttes de ce mélange; en évaporant à siccité, on obtient une belle coloration violette. On peut modifier le mode opératoire de la manière suivante : on dissout la cholestérine dans du chloroforme, puis on ajoute trois fois autant d'acide sulfurique concentré et quelques gouttes de perchlorure de fer; il se fait un dépôt rouge, la liqueur passe au violet, et finalement au bleu.

Si l'on dissout un fragment de cholestérine dans du chloroforme et qu'on ajoute de l'acide sulfurique concentré, on obtient une coloration *rouge sang*, qui passe assez rapidement au *violet*, au *bleu*, au *vert*, et *disparait*. Si l'acide sulfurique est additionnée d'iode, la coloration développée est d'abord *violette*, puis vire au *bleu*, au *vert* et au *rouge*.

Toutes ces réactions caractérisent très nettement la cholestérine; sa présence dans des sédiments urinaires est assez rare : on la rencontre dans les cas de dégénérescence graisseuse des reins.

Urostéalithe. — L'urostéalithe est une substance d'aspect gras, encore mal déterminée, que l'on rencontre dans quelques calculs et concrétions urinaires. Pour l'extraire, on pulvérise le calcul après l'avoir desséché et on fait bouillir la poudre avec une solution aqueuse de carbonate de soude : on filtre, on neutralise avec de l'acide sulfurique étendu, et l'on évapore à siccité. Le résidu est épuisé par l'éther; ce dissolvant abandonne à l'évaporation l'urostéalithe, sous forme d'un dépôt amorphe, de couleur violacée. Cette couleur s'accentue si l'on vient à chauffer. L'urostéalithe brûle en dégageant une épaisse fumée et une odeur d'*acroléine*. D'après Marais, l'odeur serait aromatique et rappellerait celle d'un mélange de gomme laque et de benjoin. Elle est insoluble dans l'eau, se dissout assez difficilement dans l'alcool et assez bien dans l'éther. Elle est soluble dans les alcalis caustiques; les alcalis carbonatés et l'ammoniaque la dissolvent plus difficilement.

Traitée par l'acide azotique, l'urostéalithe se dissout en dégageant un peu de gaz; la solution est incolore : lorsqu'on l'évapore, il reste un résidu qui devient jaune si on le traite avec la potasse ou l'ammoniaque.

CHAPITRE II

SÉDIMENTS ET CALCULS DE NATURE MINÉRALE

Les bases que l'on rencontre dans les sédiments et calculs sont les mêmes que celles dont nous avons parlé en traitant des éléments normaux de l'urine (p. 153) : la *potasse*, la *soude*, la *chaux*, la *magnésie* et l'*ammoniaque;* mais, dans les sédiments, ces bases sont combinées avec des acides qui forment avec elles des sels insolubles ; c'est exactement l'inverse de ce qui a lieu quand elles sont en dissolution dans l'urine normale.

La *potasse*, la *soude*, la *chaux*, la *magnésie*, l'*ammoniaque* se rencontrent unies à l'*acide urique;* tous les urates étant très peu solubles, nous en avons parlé à la page 94.

L'*ammoniaque* se rencontre combinée à l'*acide phosphorique* sous forme de *phosphate ammoniaco-magnésien.*

La *chaux* peut être combinée à l'*acide oxalique, carbonique* et *phosphorique.*

La *magnésie* est combinée à l'acide phosphorique (*phosphate ammoniaco-magnésien, phosphate de magnésie*) ou à l'acide carbonique.

Nous connaissons déjà les caractères et les modes de recherche de ces bases qui ont été étudiées en détail pages 153 et suivantes. Nous ne nous occuperons ici que des sels insolubles que nous venons d'énumérer.

Sédiments et calculs phosphatiques. — Il résulte de ce que nous avons dit en parlant des phosphates (p. 142) que les sédiments phosphatiques à base terreuse ne peuvent se former que dans une urine dont la réaction est alcaline ou tout au moins neutre.

Il n'y a d'exception que pour le *phosphate bibasique de chaux* $2CaO, HO, PhO^5$, que l'on peut rencontrer dans des urines offrant une légère réaction acide. Mais il suffit de

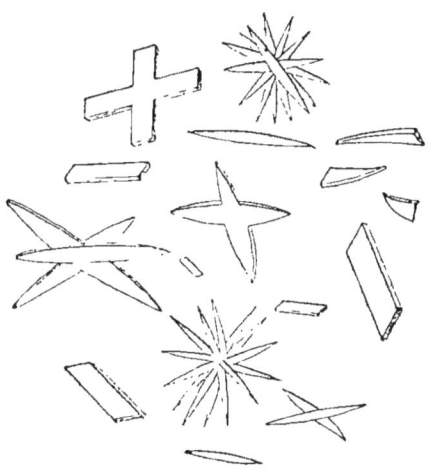

Fig. 40. — Phosphate bicalcique.

chauffer légèrement ces urines pour dégager l'acide carbonique qui retient en dissolution ce phosphate, et l'on obtient immédiatement un dépôt. Celui qui s'est déposé spontanément est cristallin : il se présente sous forme d'aiguilles ou de cristaux aciculaires groupés en étoiles. On peut le recueillir et constater la présence de l'acide phosphorique et de la chaux. Sa forme cristalline (fig. 40) le différencie suffisamment du *phosphate tribasique de chaux*, qui est toujours amorphe. De plus, le phosphate bibasique *est fusible au chalumeau*. On le rencontre assez souvent dans l'urine des personnes qui absorbent comme médicament du phosphate de chaux en solution, ou qui sont soumises au régime lacté ; on rencontre également ce sel dans le *sperme*.

Phosphates de chaux et de magnésie tribasiques. — Le mélange de ces deux sels se précipite sous forme de sédiment amorphe, toutes les fois que l'urine devient alcaline ; le sel de chaux est toujours en bien plus grande quantité. Lorsque l'urine est neutre, ils peuvent rester en dissolution à la faveur de l'acide carbonique, mais se précipitent par l'action de la chaleur, et le trouble qu'ils produisent ainsi disparaît par l'addition d'acide acétique ; il n'y a donc pas possibilité de les confondre avec de l'albumine. Pour que ces phosphates terreux se rencontrent dans l'urine à l'état de sédiment et pour qu'ils s'y maintiennent, il faut que la réaction alcaline de ce liquide soit due à des *carbonates alcalins*, car, si elle est due à du *carbonate d'ammoniaque*, ce sel réagit sur les phosphates terreux, et il se forme du *phosphate ammoniaco-magnésien*.

Ce phosphate ammoniaco-magnésien est celui que l'on rencontre le plus fréquemment, et toutes les urines normales ou non finiront par en renfermer si on les conserve un temps suffisant après leur émission. Si ce phosphate triple ne pouvait se former dans l'urine que dans ces conditions, c'est-à-dire après l'émission, il n'aurait absolument aucune importance clinique ; mais il n'en est pas ainsi : l'urine peut devenir ammoniacale dans la vessie et le phosphate ammoniaco-magnésien y prendre naissance et constituer des plaques et calculs phosphatiques qui s'accroissent avec rapidité ; une fois formés, ils sont une cause continuelle d'irritation, enflamment les parois de la vessie et entretiennent constamment la formation de l'urine ammoniacale. Lorsque l'impulsion est donnée, l'accroissement ne s'arrête pas. Le *phosphate ammoniaco-magnésien*, bien que formé d'éléments normaux, constitue donc un produit anormal ; c'est pourquoi nous avons attendu jusqu'ici pour en parler avec détails.

Phosphate ammoniaco-magnésien ; phosphate triple $2MgO, AzH^4O, PhO^5 + 12Aq$. — Ce sel cristallise en magnifiques cristaux volumineux (fig. 41) ; ce sont de gros prismes droits à base rhomboïdale ; posés à plat, ils ressemblent à un catafalque, d'où le nom de *sel en tombeaux* qu'on leur a donné. Il affecte surtout cette forme lorsqu'il se dépose spontanément et lentement dans une urine devenue ammoniacale. Mais lorsqu'on le précipite artifi

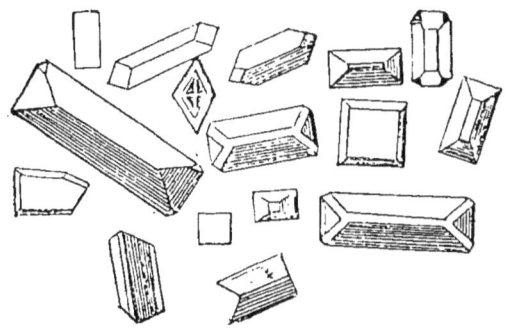

Fig. 41. — Phosphate ammoniaco-magnésien.

ciellement par exemple dans un dosage d'acide phosphorique, il cristallise en aiguilles qui se réunissent pour former des étoiles ou des arborisations plus ou moins compliquées.

Ce sel est insoluble dans l'eau et surtout dans l'eau ammoniacale ; c'est pour cette raison qu'il faut toujours ajouter un grand excès d'ammoniaque lorsqu'on veut en déterminer la formation (voir p. 143). Il est soluble dans les acides minéraux et acétiques ; les alcalis, et surtout l'ammoniaque le précipitent de ces dissolutions. Par l'action de la chaleur, il perd ses éléments volatils, eau et ammoniaque, et se transforme en pyrophosphate de magnésie. Les alcalis caustiques en dégagent de l'ammoniaque.

Il arrive très souvent que le *phosphate ammoniaco-magnésien* est mélangé à du phosphate de chaux ; rien de plus facile que de caractériser ces deux sels. On procède d'abord à l'examen microscopique, puis on constate le dégagement d'ammoniaque en traitant par la soude caustique.

On dissout ensuite une partie du sédiment dans l'acide chlorhydrique, on filtre et on ajoute de l'ammoniaque jusqu'à formation d'un léger précipité ; on le redissout par un excès d'acide acétique et on précipite la chaux par l'oxalate d'ammoniaque. Le liquide filtré retient la magnésie ; on la précipite à l'état de phosphate ammoniaco-magnésien (voir p. 160). On suit la même marche pour le dosage. Avec une nouvelle prise, on met en évidence l'acide phosphorique et on le dose comme il a été indiqué à la page 142.

Le phosphate ammoniaco-magnésien forme souvent des agrégations plus ou moins volumineuses qui adhèrent aux parois de la vessie et qu'on désigne sous le nom de plaques phosphatiques. Il forme également des calculs qui parfois peuvent atteindre le volume d'un œuf.

Ces calculs sont souvent mélangés avec des calculs d'une autre nature qui forment le noyau (urates, etc.). Ce noyau a seul existé tout d'abord ; par sa présence, il a irrité la vessie, et l'urine est devenue ammoniacale : il s'est alors formé du phosphate ammoniaco-magnésien, qui s'est déposé sur lui et l'a englobé.

Les calculs de phosphate ammoniaco-magnésien sont légers, poreux et assez mous si ce sel domine ; ils *fondent facilement*, et par refroidissement ils se prennent en une plaque blanchâtre ; on les désigne parfois sous le nom de *calculs fusibles*.

Carbonates de chaux et de magnésie. — On rencontre assez rarement chez l'homme des sédiments ou des calculs qui renferment des carbonates de chaux et de magnésie, et le plus souvent ces sels sont associés aux phosphates des mêmes bases. On constate facilement leur présence en les traitant par un acide ; il y a dissolution avec effervescence par suite du dégagement d'acide carbonique. Il faut bien se garder de calciner le calcul avant de le soumettre à cet essai; car on serait induit en erreur si le calcul renfermait en même temps des *urates*, puisque ces sels se transforment en carbonates par la calcination. On caractérise l'acide carbonique qui se dégage en le faisant barboter dans l'eau de chaux. Pour mettre en évidence la chaux et la magnésie, on suit la marche indiquée déjà plusieurs

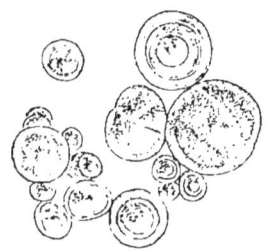

Fig. 42. — Carbonate de chaux.

fois. Parfois le carbonate de chaux est cristallisé; et se présente sous forme de petites sphères présentant des couches concentriques (fig. 42 d'après une photographie). On le rencontre ainsi dans l'urine des herbivores.

Oxalate de chaux $C^4Ca^2O^8 + 2Aq$. — L'acide oxalique que l'on rencontre dans l'économie à l'état d'oxalate de chaux est assez répandu dans le règne végétal. Il existe dans un très grand nombre de plantes de la famille des Polygonées, sous forme de sel de soude ou de potasse. C'est lui qui donne le goût acide à l'oseille, et aux divers rumex; il existe dans la rhubarbe à l'état d'oxalate de chaux. Il est bon de le savoir, car, à la suite de l'ingestion de l'oseille comme aliment, ou de l'administration prolongée de la rhubarbe comme purgatif, on rencontre de l'oxalate de chaux dans l'urine. On retrouve toujours ce sel dans l'urine, sous quelque forme qu'ait été ingéré l'acide oxalique.

On obtient très facilement l'oxalate de chaux en précipitant un sel soluble de chaux par l'acide oxalique ou un oxalate alcalin ; mais, dans ces conditions, le précipité est complètement amorphe. Celui qu'on rencontre dans l'urine est toujours cristallisé en octaèdres brillants très réguliers, transparents et réfractant fortement la lumière. Les angles

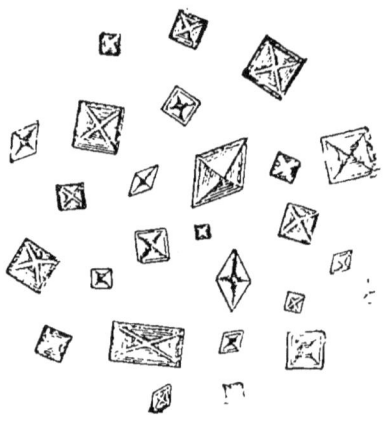

Fig. 43. — Oxalate de chaux.

sont très accusés, et ces cristaux, vus perpendiculairement, ressemblent à une enveloppe à lettre ; quelquefois ils affectent la forme d'un losange (fig. 43).

Ces cristaux sont, avec ceux de phosphate ammoniaco-magnésien, tout à fait caractéristiques et ne peuvent être confondus avec aucun autre. Ils sont insolubles dans l'acide acétique, solubles dans les acides minéraux ; aussi l'emploi de l'acide acétique permet de les séparer facilement des phosphates auxquels ils sont mélangés.

Caractères. — On caractérise facilement l'oxalate de chaux par sa forme cristalline quand il existe comme sédiment. Mais, dans les calculs, il est amorphe ; on a recours à l'essai chimique suivant :

Dans un petit tube à essai, on place un fragment du calcul avec deux fois son poids d'acide sulfurique, et on chauffe ; l'oxalate est décomposé en acide carbonique et oxyde de carbone ; c'est le moyen classique employé pour préparer ce dernier gaz :

$$C^4Ca^2O^8 + 2SO^3,HO = 2CO^2 + 2CO + 2CaOSO^3 + 2HO$$

Oxalate de chaux.   Acide sulfurique.   Acide carbonique.   Oxyde de carbone.   Sulfate de chaux.

On fait la réaction dans un tube à essai muni d'un tout petit tube à dégagement, et l'on recueille le gaz dans un tube plein d'eau de chaux et renversé dans un verre à pied également plein d'eau de chaux ; l'acide carbonique est absorbé et indique sa présence par la formation de carbonate de chaux insoluble ; l'oxyde de carbone se réunit dans le tube ; on le caractérise en l'enflammant : il brûle avec une flamme bleue ; l'acide carbonique est le produit de cette combustion ; on peut le déceler en versant un peu d'eau de chaux dans le tube où elle s'est effectuée et en agitant,

Recherche de l'oxalate de chaux. — L'oxalate de chaux, étant insoluble, se trouve à l'état de sédiment ; on le caractérise par sa forme microscopique ; c'est le mode de recherche le plus simple, et il est parfaitement concluant. Cependant l'oxalate de chaux, avant de se trouver à l'état de sédiment, a été primitivement dissout dans l'urine ; en effet Lehmann a constaté que ce sel est soluble en assez forte proportion dans le *phosphate acide de soude* (comme l'acide urique). Il peut donc arriver que, si l'oxalate de chaux est peu abondant, il soit retenu en solution dans l'urine, en partie ou en totalité, à la faveur du phosphate acide de soude. Dans ces conditions, on en favorise la précipitation de la manière suivante, et c'est en même temps le mode de recherche de cette substance.

On ajoute à l'urine un léger excès d'ammoniaque, puis une petite quantité d'une dissolution de chlorure de calcium ; on verse ensuite assez d'acide acétique pour redissoudre le précipité formé, et, une fois l'urine éclaircie, on la laisse reposer en lieu frais. Au bout de vingt-quatre heures, tout l'oxalate de chaux s'est déposé à l'état cristallin.

Parfois même, il suffit de verser dans l'urine quelques gouttes d'acide acétique pour déterminer la précipitation de l'oxalate de chaux.

Dosage. — On suit le procédé que nous venons d'indiquer pour la recherche. L'urine contient le plus souvent un sédiment d'oxalate de chaux ; il faut commencer par le redissoudre en ajoutant de l'acide chlorhydrique, puis on filtre ; on ajoute alors un léger excès d'ammoniaque, puis du chlorure de calcium et enfin assez d'acide acétique pour redissoudre le précipité et communiquer une action légèrement acide. Au bout de vingt-quatre heures, tout l'acide oxalique est précipité sous forme d'oxalate de chaux. On jette sur un filtre, on lave à l'eau, et l'on termine comme nous l'avons indiqué pour le dosage de la chaux (voir p. 155). 100 parties de carbonate de chaux correspondent à 152 d'oxalate de chaux cristallisé.

L'acide oxalique que l'on trouve dans l'urine peut provenir de deux sources tout à fait différentes et sur lesquelles il importe d'être bien renseigné. Il peut provenir d'une alimentation ayant pour base l'oseille, les tomates ; d'une consommation exagérée de sucre, de l'usage fréquent et longtemps prolongé de la rhubarbe. Dans ces cas, son apparition dans l'urine n'a aucune signification pathologique.

Fürbringer a même vu que l'urine d'individus bien portants, soumis à une alimentation mixte, contenait des traces d'acide oxalique (jusqu'à 2 centigrammes en vingt-quatre heures).

On le voit apparaître dans l'urine dans tous les cas où l'hématose et la respiration ne s'effectuent pas librement, dans la dyspepsie, dans la convalescence de certaines maladies aiguës. L'acide oxalique est un des produits de la métamorphose d'un bon nombre de substances organiques ; il prend naissance dans l'oxydation de l'*acide urique*, de la *créatine*, du *sucre*, de l'*amidon* : sa formation dans l'économie n'a donc rien de bien surprenant.

La première chose à faire lorsqu'on le rencontre dans l'urine, c'est de s'enquérir de l'alimentation du sujet et si rien de ce côté ne justifie la présence de l'oxalate de chaux ; il faut ensuite s'assurer si cette production est accidentelle ou si elle persiste pendant un certain temps ; elle constitue alors ce qu'on appelle l'*oxalurie* : elle indique des troubles de la respiration ou de la circulation, une grande dépression nerveuse ou un état catarrhal de l'intestin. Si cet état se prolonge, on remarque, à part l'affaiblissement général, une sorte d'empoisonnement par l'oxalate de chaux. De plus, on doit craindre qu'il ne s'accumule dans quelque endroit des voies urinaires et n'y forme des calculs.

Certains auteurs, et en particulier Cantani, considèrent l'oxalurie comme un trouble de nutrition se rapprochant du diabète sucré. Renzone regarde l'oxalurie comme dépendant d'un ralentissement de l'oxydation et de la nutrition. Ce ralentissement se rencontre dans les maladies les plus diverses (tuberculose, malaria, etc.). On admet que l'oxalate de chaux existe très fréquemment dans l'hypocondrie, surtout quand elle a pour point de départ la sphère génitale.

Beale et d'autres observateurs anglais ont donné le nom de Dumb-Bells à certaines formes cristallines d'oxalate de chaux, caractérisées par deux faisceaux de cristaux aciculaires réunis en forme de huit.

D'après eux, ces Dumb-Bells proviendraient toujours des canalicules urinifères et c'est ce qui expliquerait leur présence dans certains cylindres urinaires et par suite ils seraient le point de départ de divers calculs.

Calculs d'oxalate de chaux ou mûraux. — Les calculs

d'oxalate de chaux sont très durs et les plus résistants des calculs aux moyens de dissolution habituellement employés. A cause de cette dureté, ils ne s'arrondissent point dans la vessie ; ils sont couverts d'aspérités, mamelonnés à la surface : d'où leur nom de calculs *mûraux*, à cause de leur ressemblance avec une mûre. Ils sont toujours assez fortement colorés en brun, car leurs nombreuses aspérités finissent par blesser la vessie et déterminent des hémorragies ; dès lors ils fixent la matière colorante du sang ; tant qu'ils restent petits et lisses, ils sont blanchâtres, car cette cause de coloration n'existe pas encore.

Lorsqu'on calcine des calculs mûraux, ils ne fondent point et laissent un résidu de carbonate de chaux plus ou moins mélangé de chaux caustique et font effervescence avec les acides.

Pour analyser un calcul d'*oxalate de chaux*, on le pulvérise et on le traite par l'acide chlorhydrique. Cet acide dissout l'oxalate et les phosphates qui peuvent se trouver mélangés ; les urates sont décomposés, et l'acide urique se dépose : on sépare par décantation et filtration. On traite par l'ammoniaque, qui précipite l'oxalate de chaux et les phosphates ; le précipité mixte est traité par l'acide acétique, qui dissout seulement les phosphates ; on les dose à part ; l'oxalate de chaux est recueilli sur un filtre, lavé et pesé après calcination.

Pour la technique à suivre dans l'examen microscopique des sédiments urinaires, voir page 392.

CHAPITRE III

SÉDIMENTS ORGANISÉS

Une urine parfaitement normale, claire et transparente au moment de l'émission, se remplit toujours, en se refroidissant, d'un nuage floconneux plus ou moins dense, qui reste en suspension ou se rassemble au fond du vase. On donne généralement à ce nuage le nom de *mucus de la vessie* (nubecula). Cette dénomination est impropre, car il n'est point nécessaire que l'urine renferme de la *mucine* pour que ce nuage se forme. En effet l'urine entraîne toujours avec elle une quantité plus ou moins considérable de cellules épithéliales de la vessie ; pendant le refroidissement de l'urine, ces cellules se rassemblent au fond du vase, en même temps il se fait un dépôt d'urates, d'acide urique, quelquefois d'oxalate de chaux, qui se fixe sur ces cellules, et autres détritus organiques. Parfois aussi on y trouve des filaments blennorrhagiques qui sont constitués par du mucus coagulé renfermant des globules de pus et des cellules épithéliales. D'après Ulzmann, ces filaments ne sont pas préformés, ils prennent naissance lorsque le jet de l'urine balaye le canal. C'est tout cet ensemble qui forme le nuage en question. Il n'y a donc là absolument rien d'anormal.

Mucus. — A part le nuage dont nous venons de parler, l'urine peut contenir du *mucus* provenant de la vessie. Ce mucus est analogue à celui sécrété par toutes les membranes muqueuses et contient de la *mucine*.

On sait qu'il existe à l'état normal quelques glandes à mucus au niveau du *trigone vésical ;* il existe des glandes semblables dans la muqueuse de l'urètre chez l'homme et chez la femme, et dans le vagin, chez cette dernière ; ces glandes manquent totalement dans le reste du système urinaire. En somme, à l'état normal, le mucus trouvé dans l'urine ne provient que de ces glandes, tandis qu'à l'état pathologique il provient probablement aussi d'une sécrétion exagérée des cellules sécrétantes du rein.

La **mucine**, dont nous avons déjà dit quelques mots (p. 242), est une matière albuminoïde qui communique une consistance visqueuse et filante à tous les liquides qui en renferment. Cette substance est en réalité insoluble dans l'eau ; mais, si elle est en contact avec une grande quantité de ce liquide, elle s'y gonfle, s'y dissémine tellement qu'elle peut traverser le filtre et simule une véritable dissolution. Maintenant que nous sommes fixés sur la nature exacte de ce phénomène, nous continuerons à le désigner sous le nom de dissolution.

Caractères. — *La mucine est précipitée par l'acide acétique, et le précipité ne se redissout pas dans un excès de cet acide.* Cette propriété la différencie très nettement de l'albumine et permet de les séparer lorsqu'elles se rencontrent dans la même urine. L'alcool la précipite également ; mais le précipité peut se redissoudre dans l'eau, tandis que celui produit par l'acide acétique reste insoluble dans l'eau pure et ne l'est que dans l'eau légèrement *alcalinisée*, car les alcalis dissolvent la mucine avec facilité. Les acides minéraux chlorhydrique et azotique précipitent la *mucine ;* mais un excès de ces acides dissout le précipité, ce qui la différencie encore de l'albumine. Le sulfate de magnésie, le bichlorure de mercure, l'acétate neutre de plomb et le sous-acétate la précipitent également. Elle n'est point coagulée par la chaleur ; le nitrate acide de mercure la colore en rose à chaud.

Il arrive assez fréquemment que l'urine entraine un peu du *mucus* de la vessie et par conséquent contienne de la *mucine*. Cette dernière, disséminée dans tout le liquide, donne un peu plus de cohésion au nuage formé par les débris épithéliaux dont nous avons parlé tout à l'heure.

Si l'on examine au microscope une urine qui contient du mucus, il est à peu près impossible de distinguer la mucine, bien qu'elle ne soit pas dissoute ; elle est tellement diluée et transparente qu'elle ne modifie pas la lumière transmise ; mais, si avant de l'examiner on ajoute de l'acide acétique qui la coagule ou plutôt la condense, elle devient visible et constitue des membranes déliées, que la teinture d'iode colore. Parfois le mucus se présente sous forme de filaments transparents qui ressemblent aux cylindres hyalins. Ils peuvent être légèrement opaques grâce à un dépôt d'urate de soude, mais ils sont facilement reconnaissables à leur largeur et à leurs ramifications secondaires. Du reste, le mucus contient encore un élément très facilement reconnaissable : ce sont les *cellules épithéliales*. Nous en parlerons plus loin.

A part ces caractères microscopiques, on peut caractériser chimiquement la mucine. Si en effet, après avoir filtré l'urine, on y verse de l'acide acétique, on obtient un louche plus ou moins abondant ; ce louche, insoluble dans un excès d'acide acétique, disparait par l'addition d'un acide minéral.

Une urine dans laquelle les flocons nuageux seraient très abondants et qui, après filtration, ne donnerait pas de louche par l'acide acétique ne contiendrait pas de *mucine*.

La présence d'une petite quantité de mucus dans l'urine n'a pas de grande signification ; mais il devient plus abondant dans le catarrhe vésical et la cystite ; il est en rapport avec l'inflammation des glandes muqueuses dont nous avons parlé plus haut. On constate une augmentation du mucus dans les maladies générales qui déterminent une congestion rénale intense, puisqu'il semble démontré aujourd'hui que l'élément sécréteur du rein (cellules des *tubuli contorti*) peut sécréter de la mucine sous forme de gouttelettes, qui entrent dans la composition des tubes muqueux.

Pus. — Dans un grand nombre de cas, la *mucine* est accompagnée de *pus* dans l'urine ; les muqueuses enflammées sécrètent d'abord une proportion plus considérable de mucus. Si l'inflammation est très intense, les vaisseaux dilatés laissent passer les *globules blancs*, et bientôt le *pus* est constitué.

Le *pus* est une matière de consistance *crémeuse*, blanchâtre ou jaune verdâtre. Lorsque, pour une cause quelconque, une partie du système urinaire, depuis les reins susqu'à l'urètre, est enflammée, il se produit du pus qui se mélange à l'urine et est expulsé avec elle.

De même que le sang, le pus est formé de deux parties, une liquide ou *plasma*, et l'autre solide, constituée par des globules opaques ou blanchâtres et qui lui donnent son aspect caractéristique.

Le *plasma* du pus peut être séparé par filtration ; c'est un liquide clair, de couleur ambrée, alcalin et coagulable par la chaleur (il est bon de le neutraliser avant de le chauffer). Il renferme en effet plusieurs matières albuminoïdes, *globuline*, *sérine*, *myosine* et *pyine*. Cette dernière est *précipitée par l'acide acétique*, exactement comme la *mucine ;* mais, ainsi précipitée, elle peut se redissoudre dans l'eau, ce qui la distingue de la mucine, qui, dans les mêmes conditions, ne se redissout pas. Après avoir précipité la pyine de cette manière et filtré, on peut déterminer la précipitation des autres matières albuminoïdes en saturant le plasma par le sulfate de magnésie.

Le point important pour nous est le suivant : c'est que le pus renferme des matières albuminoïdes coagulables par la chaleur ; lors donc qu'une urine renfermera du pus, on pourra isoler les globules du pus par filtration ou par repos prolongé ; ils se rassemblent alors au fond du vase, et le liquide filtré renfermera les matières albuminoïdes et donnera un louche par l'action de la chaleur.

Toutes les fois qu'une urine renfermera beaucoup de leucocytes, et que l'examen chimique montrera l'existence de *traces impondérables* d'albumine, on est en droit d'en conclure que cette albumine est d'origine *purulente* ; si la proportion d'albumine est assez considérable et dépasse par exemple 0,20 à 0,30 par litre, il est très probable que cette albumine n'est pas d'origine *exclusivement purulente*.

Si enfin l'examen *microscopique* ne fait pas voir de leucocytes, quelle que soit la proportion d'albumine trouvée, cette albumine n'est pas d'origine purulente.

L'élément le plus caractéristique du pus est constitué par les *globules blancs* ou *leucocytes*.

Leucocytes ou globules du pus. — Ces globules (fig. 44) sont d'un blanc grisâtre, circulaires, aplatis, d'un diamètre un peu plus considérable que ceux du sang (8 à 10 millièmes de millimètres) (pl. III, fig. 3 et fig. 44 *a*). Ils renferment de un à quatre noyaux dans leur intérieur ; ils sont très finement granulés, ce qui leur donne un aspect tout à fait caractéristique. Il faut constater ces caractères dans l'urine assez récente ; car, par un séjour prolongé dans l'eau ou dans l'urine, il peut arriver que les leucocytes se gonflent, les granulations s'effacent et les noyaux deviennent plus nets (fig. 44 *b*).

Les leucocytes présentent des formes diverses suivant la réaction de l'urine et leur propre origine. Dans certains cas (urines ammoniacales) leur opacité est considérable ;

d'autres fois, ils ont séjourné longtemps dans l'organisme avant d'être éliminés, par exemple, s'ils proviennent de la cavité d'un abcès ou d'un foyer caséeux, ils apparaissent déformés : anguleux et granuleux (fig. 44 c). — Leur noyau n'est pas distinct. Si l'urine est très fortement alcaline, les leucocytes sont très gonflés ; si elle l'est faiblement ou même neutre on trouve encore des leucocytes dont le protoplasma a conservé sa contractilité, si toutefois l'exa-

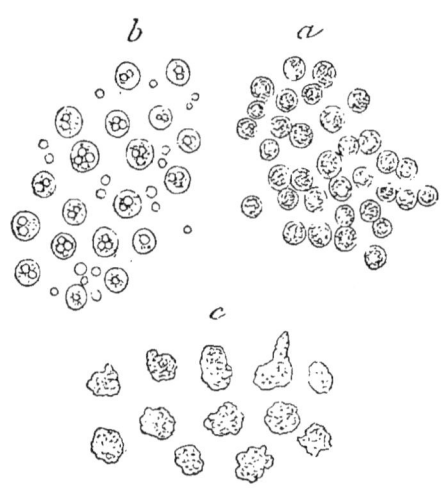

Fig. 44. — Leucocytes ou globules blancs.

men est fait à une température suffisante. Quelquefois on rencontre des leucocytes présentant à leur périphérie de petits prolongements hémisphériques formés d'une substance hyaline.

Dans certains cas, l'acide acétique les distend beaucoup, les rend transparents et permet d'apercevoir les noyaux qui étaient masqués par les granulations (fig. 44 b) ; puis les leucocytes ainsi gonflés finissent par crever. Les alcalis caustiques les dissolvent assez facilement.

Le *pus*, au contact des alcalis caustiques, se gonfle et prend une consistance de gelée visqueuse, adhérant fortement aux parois du vase. On se sert ordinairement d'ammoniaque pour produire cette réaction, et c'est un bon moyen de reconnaître le pus dans l'urine et de le différencier du mucus, qui, lui, se liquéfie et se dissout dans les alcalis.

Si donc une urine doit sa consistance visqueuse à du *mucus*, elle devient fluide par l'addition d'ammoniaque; si au contraire elle renferme du pus, elle s'épaissit et devient parfois tellement gluante qu'on peut renverser le vase sans rien faire tomber. Pour faire cet essai, on place l'urine dans un verre à pied, on y ajoute environ 1/5 de son volume d'ammoniaque et l'on bat avec une baguette de verre.

Au lieu d'ammoniaque, Donné conseille d'employer la potasse caustique.

L'urine qui renferme une notable quantité de pus est généralement trouble, pâle, gris jaunâtre. Le pus peut provenir de reins, des voies urinaires ou d'un abcès ouvert dans l'appareil uropoiétique. S'il y a des éléments cellulaires du rein, l'origine du pus devient facile à déterminer.

Le plus souvent, le *mucus* accompagne le *pus* dans l'urine. Par refroidissement et repos, les leucocytes se rassemblent au fond du vase, sont englobés dans le réseau formé par la *mucine* et constituent ainsi le dépôt glutineux qu'on désigne sous le nom de *muco-pus*. Les cellules rondes ou cellules du pus ressemblent beaucoup à celles du mucus mais leur contenu est granuleux. Très souvent, les urines purulentes présentent une consistance visqueuse pour les causes suivantes : ces urines subissent très rapidement la fermentation ammoniacale (décomposition de l'urée), et le carbonate d'ammoniaque produit, agit sur les globules de pus et produit l'action que nous venons d'indiquer.

En outre, les cellules sont profondément altérées; elles sont devenues claires, vitreuses, leurs contours sont effacés et les noyaux sont devenus méconnaissables. De plus on trouve du phosphate ammoniaco-magnésien.

Toutes les fois que l'on obtient dans une urine un léger trouble avec l'acide acétique, cette urine renferme du *mucus* et si à l'examen microscopique on constate la présence des leucocytes en assez notable proportion, on est en droit d'y trouver de l'albumine, et par suite de conclure à la présence du *muco-pus* dans cette urine.

Epithélium. — Dans le dépôt nuageux qui se forme dans l'urine normale, on rencontre des cellules épithéliales provenant le plus souvent de la vessie.

Cette desquamation peut avoir lieu depuis les reins jusqu'à l'urètre, et les cellules qui en proviennent ont parfois une forme spéciale qui permet de reconnaître leur origine.

Le revêtement épithélial des voies urinaires comprend trois couches : la couche supérieure est formée par de grandes lamelles arrondies ou polygonales et pourvue de noyaux (fig. 45 c); la couche moyenne contient des cellules en forme de fuseau dont l'extrémité effilée s'insinue entre les cellules de la couche inférieure (fig. 45 c); la dernière couche est constituée par des cellules ovoïdes allongées (fig. 45 c) plus petites que celles de la surface. Les cellules superficielles sont constamment éliminées et renaissent sur place.

Les cellules épithéliales que l'on rencontre le plus fréquemment sont celles de la vessie (fig. 45 d). Elles se présentent sous la forme de plaques transparentes, rectangulaires, à angles arrondis ou elliptiques, à bords plus ou moins contournés, mais ayant toujours à leur centre un noyau dont le contour est plus accentué que celui des cellules du vagin (pl. I, fig. 4, et pl. II, fig. 5, 7 et fig. 45 d). Elles sont isolées ou réunies en plaques plus ou moins larges; elles se touchent alors par leurs bords, quelquefois sont légèrement imbriquées (pl. II, fig. 5). Ces cellules se rencontrent dans l'urine de la femme aussi bien que dans celle de l'homme. Dans l'urine de la femme, on trouve des cellules épithéliales provenant du vagin. Souvent même elles sont abondantes, lorsqu'il existe un état inflammatoire de cette cavité. Elles présentent la même forme que les cellules épithéliales de la vessie, mais sont *plus grandes*,

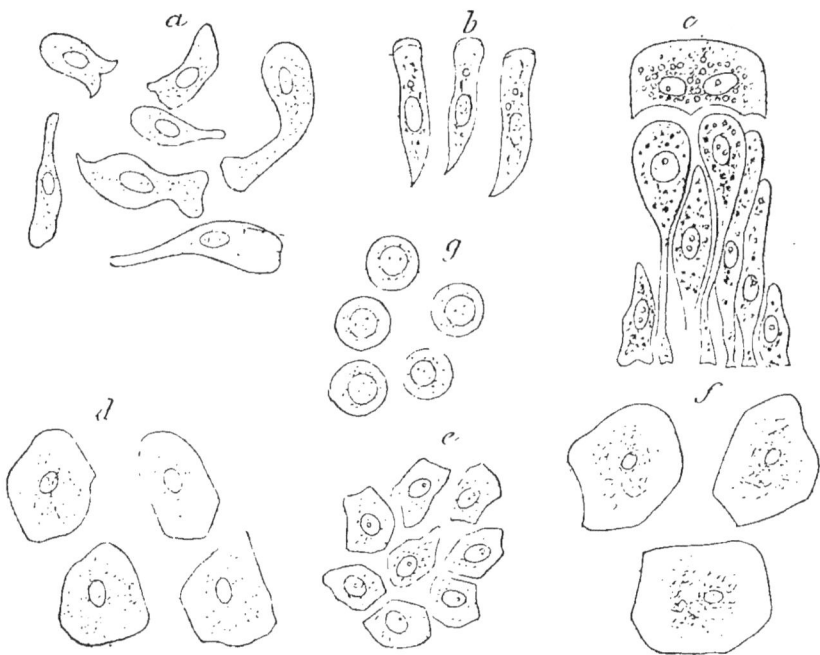

Fig 45. — Cellules épithéliales diverses.

à bords *plus minces*, et le noyau central est *plus petit* (fig. 45 *f*, et pl. I, fig. 1, 2, 3, pl. II, fig. 4).

Les cellules de l'extrémité inférieure de l'urètre et du prépuce ressemblent beaucoup aux précédentes.

Les cellules épithéliales du col de la vessie sont caudées (fig. 45 *a*) ; elles représentent probablement la couche moyenne du revêtement épithélial.

Les cellules épithéliales qui proviennent des uretères et des bassinets sont plus petites que les précédentes, en forme de *massue* ou de *fuseau*, et ayant le noyau dans la partie renflée (pl. II, fig. 7).

L'épithélium de l'urètre est pavimenteux et stratifié. Les cellules (fig. 45 *b*) sont cylindriques, souvent très allongées, amincies vers le bas et se terminant de l'autre côté par un bord net assez brillant. Elles sont granuleuses, et au-dessus du noyau ovale on trouve une et rarement deux gouttelettes brillantes qui résistent à l'action de l'acide acétique.

Souvent les cellules qui proviennent du bassinet sont assez petites, rondes ou ovales avec noyaux volumineux et généralement réunis en plaques (fig. 45 *g*). Ce groupement est presque significatif, car si on constate en même temps l'*acidité* de l'urine, on a ainsi un renseignement précieux pour le diagnostic différentiel de la pyélite et de la cystite. Certains auteurs prétendent cependant que l'examen microscopique est à lui seul insuffisant pour permettre de reconnaître un catarrhe vésical ou un catarrhe des bassinets.

L'épithélium rénal est formé par des cellules rondes ou polyédriques (fig. 45 *e*, et pl. II, fig. 1), généralement isolées avec un protaplasma granuleux ou clair ; granuleux, lorsqu'elles proviennent des *tubuli contorti ;* clair, lorsqu'elles se détachent de la branche descendante de Henle. Leur noyau est brillant, assez gros et bien apparent. Elles subissent de profondes modifications avec la nature des processus pathologiques et par leur séjour dans l'urine. C'est ainsi que dans la dégénérescence graisseuse des reins on observe dans ces cellules de petites granulations graisseuses très réfringentes, et leur volume est lui-même augmenté (pl. II, fig. 2 et 3). Elles sont surtout faciles à reconnaître lorsqu'elles se trouvent sur des cylindres ou lorsqu'elles se réunissent avec d'autres éléments pour constituer des cylindres *épithéliaux*.

La présence, dans le sédiment de l'urine, de quelques cellules épithéliales n'a aucune importance ; mais, si elles sont très abondantes, cela indique une desquamation considérable, et par suite une inflammation de tel ou tel point du système urinaire. Si la forme de la cellule est caractéristique, on peut dans certains cas préciser l'endroit qui est le siège de cette inflammation. La desquamation épithéliale abondante est presque toujours accompagnée de production de *pus*, et par conséquent l'examen microscopique montre des leucocytes à côté de ces cellules. Ce que nous venons de dire est vrai pour la vessie ; mais, pour ce qui est du rein, on doit se rappeler que dans les néphrites, même intenses, la desquamation des éléments figurés est peu abondante et que ce sont les produits de sécrétion qui dominent, c'est-à-dire les cylindres sous toutes leurs formes.

D'ailleurs, il n'est pas toujours facile de déterminer la provenance de toutes ces cellules, et, à vrai dire, il n'existe pas de différences absolument tranchées entre les épithéliums du bassinet, de l'uretère et de la vessie. Ce sont des formes différentes de l'épithélium de transition de Henle, et l'origine est le plus souvent impossible à préciser. Il n'est pas non plus possible de différencier exactement l'*épithélium urétral*, celui de la *prostate*, des *glandes* de Cooper ou de Littre. Dans les cas de cancer de la vessie, il ne faut pas, comme on l'a fait, attacher une grande importance à la présence de cellules particulièrement grandes, irrégulières, souvent munies d'un prolongement, et pourvues de un ou plusieurs noyaux. L'examen de l'urine ne fournit une preuve de l'existence d'un cancer que dans le cas où l'on trouve de véritables fragments de la tumeur. Dans ces cas, le sédiment est abondant et mélangé de sang, et il est nécessaire de soumettre les fragments à un examen histologique approfondi.

Dans tous ces examens, il ne faut pas oublier que le séjour dans l'urine suffit à lui seul pour altérer plus ou moins ces divers éléments cellulaires, et qu'il est nécessaire d'être prudent dans les conclusions.

Urines sanguinolentes. — On rencontre assez souvent des urines sanguinolentes ; suivant la proportion du sang extravasé, la couleur de l'urine varie du rose au rouge et même au noir.

Le sang étant composé de deux parties, une liquide (sérum) et l'autre solide (fibrines, globules), on retrouve dans l'urine tous les éléments qui le composent.

Le sérum renfermant de l'albumine, toute urine sanguinolente est en même temps albumineuse ; mais il arrive fréquemment que la quantité d'albumine est hors de proportion avec celle du sang extravasé, et dès lors elle provient en même temps d'une autre source (affection des reins).

Il ne faut pas oublier que l'urine de la femme contient toujours des traces de sang pendant les quelques jours qui suivent les règles et qu'on y rencontre encore des hématies, alors même qu'elle ne présente plus de coloration rose sensible.

Ce qui caractérise le plus nettement l'extravasion du sang dans l'urine, c'est la présence des *hématies* ou *globules rouges*. Cependant il peut arriver que les globules ne passent pas dans l'urine (hémoglobinurie).

Les hématies se présentent sous forme de disques légèrement bi-concaves, d'un diamètre de six à sept millièmes de millimètres, avec une épaisseur de deux millièmes (fig. 46 *a*). Vus en masse dans un vase, les globules du sang paraissent rouges ; ils sont jaunâtres par transparence ; la dépression centrale paraît plus foncée et simule un noyau. Le centre des globules rouges, normaux ou peu altérés, paraît *sombre* ou *clair*, suivant que l'on éloigne ou rapproche l'objectif de la préparation. Ces globules sont très élastiques et passent facilement à travers les pores du papier. Ils se déforment très facilement ; l'addition de sulfate de soude, dans le sang lui-même ou dans le liquide qui en renferme, prévient cette déformation, leur conserve leur couleur et leur netteté et permet de les séparer par le filtre.

Pour bien constater la forme des globules sanguins, il faut les examiner dans une urine récente, car ils se déforment, se gonflent à la suite d'un séjour prolongé dans ce liquide, surtout lorsqu'il devient ammoniacal. La dépression centrale s'atténue et souvent même disparaît entièrement. Le globule peut se trouver réduit à une enveloppe dégonflée et privée de son contenu ; il peut même

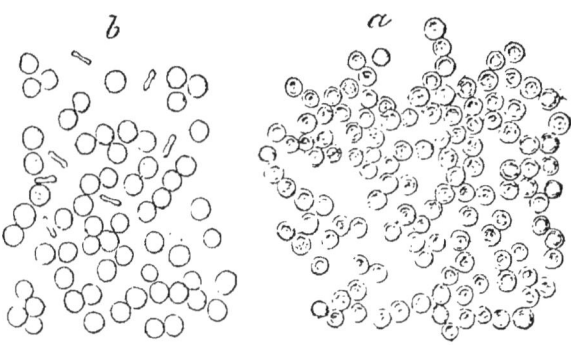

Fig. 46.

disparaitre complètement (pl. III, fig. 1, 2, et fig. 46 *b*). La décoloration a lieu par suite de la dissolution d'hémoglobine dans le liquide.

Une urine peut renfermer les éléments du sang de deux manières et sous deux formes différentes :

1° Il y a seulement extravasion du sang peu de temps avant l'émission et simple mélange des deux liquides. On retrouve alors dans l'urine les globules du sang non altérés, et par repos dans un verre conique ils se rassemblent au fond de ce vase. Ils restent isolés et n'ont pas de tendance à se réunir en pile comme cela se voit pour le sang extravasé.

Lorsque le sang provient du rein, on trouve souvent les

globules rouges agglutinés par de la fibrine et des cylindres dits *hémorragiques*, qui sont constitués par divers produits d'exsudation à la surface desquels se trouvent des globules rouges (p. 335, fig. 50 *f*). Dans ce cas le sang est entièrement mélangé à l'urine et se dépose très lentement. La couleur de l'urine est *rouge brunâtre* quand elle est acide, et *rouge clair* si elle est alcaline (Beale).

Friedreich a observé dans les urines sanglantes des globules rouges, présentant des mouvements amiboïdes. Il est disposé à considérer ce fait comme caractéristique de l'hématurie rénale.

Lorsque au contraire le sang provient des voies urinaires, on rencontre de nombreuses cellules épithéliales; la coloration de l'urine est rouge clair, très souvent le sang n'apparaît qu'à la fin de la mixtion et parfois sous forme de caillot.

A part l'examen microscopique dont nous venons de parler, on peut en outre caractériser chimiquement la présence du sang. Dans l'urine filtrée, on doit d'abord rechercher l'albumine, puis on soumet l'urine aux réactions suivantes :

Procédé de Heller. — On mélange quelques centimètres cubes d'urine avec de la lessive de soude et on porte à l'ébullition. S'il y a du sang, le liquide prend une coloration *vert bouteille;* les phosphates se précipitent en entraînant la matière colorante du sang et prennent une coloration *rouge grenat* ou plutôt *brun de rouille*. Si le précipité de phosphate ne se produit pas, il suffit d'ajouter deux ou trois centimètres cubes d'une autre urine.

La principale cause d'erreur dans cette recherche est la présence de l'acide chrysophanique (provenant de l'absorption de la rhubarbe, du séné, etc.) et de la santonine (semen-contra). Dans ce cas, le précipité prend une teinte violette après un séjour à l'air; l'urine est d'abord devenue rouge.

Procédé d'Almen et Schônbein. — On mélange à parties égales de la teinture de gaïac et de l'essence de térébenthine ozonisées. On fait couler un peu de ce mélange au-dessus de l'urine placée dans un verre à pied. A la surface de séparation, une partie de la résine se dépose en couche blanc grisâtre; devient jaune sale, puis verdâtre. S'il y a du sang, on voit se former au-dessus de la couche de résine un bel anneau *bleu indigo*; si l'on agite, on obtient une émulsion *bleu clair*.

2° Si le sang est extravasé dans l'urine longtemps avant l'émission, ou qu'on ne puisse examiner l'urine que longtemps après l'émission, alors qu'elle est déjà décomposée on ne peut plus retrouver de globules. On constate seulement par le repos la formation d'un dépôt rougeâtre plus ou moins abondant. Cela arrive toutes les fois qu'une urine sanguinolente est devenue ammoniacale dans la vessie. Dans ces conditions la matière colorante du sang, l'*hémoglobine*, est mélangée à l'urine et dissoute dans ce liquide, et dès lors ces urines ne s'éclaircissent pas par le repos. On ne peut alors caractériser le sang que par l'examen spectroscopique et par la formation des cristaux d'hémine.

Voici en quoi consiste le premier mode d'analyse. Devant un spectroscope disposé comme l'indique la figure 47, on met à la place de la lampe M une petite cuve de verre renfermant de l'eau teintée de sang ou de l'urine sanguinolente [1].

Au lieu du spectre continu que donnerait la flamme M, si elle était seule, l'observateur, en regardant par la lunette A, voit un spectre interrompu par deux bandes noires, qu'on désigne sous le nom de spectre d'absorption de l'hémoglobine; l'une de ces bandes est située dans le *jaune* et l'autre dans le *vert*. Hoppe-Seyler, qui a découvert et étu-

---

[1] Pour cette recherche on emploie avec avantage, soit le *Spectroscope à main*, soit le *Spectromètre à épaisseur variable* que nous avons décrit plus haut. (Voir p. 260.)

326 MANUEL CLINIQUE DE L'ANALYSE DES URINES

dié ces bandes, prétend qu'elles sont encore visibles lorsqu'on opère sur une dilution de sang à un dix-millième. Ce spectre est désigné sous le nom de spectre l'hémoglobine oxygénée ou oxyhémoglobine. (Voir pl. IX et fig. 1.)

Si, dans la solution aqueuse du sang, on verse quelques gouttes de sulfhydrate d'ammoniaque, on prive l'hémoglo-

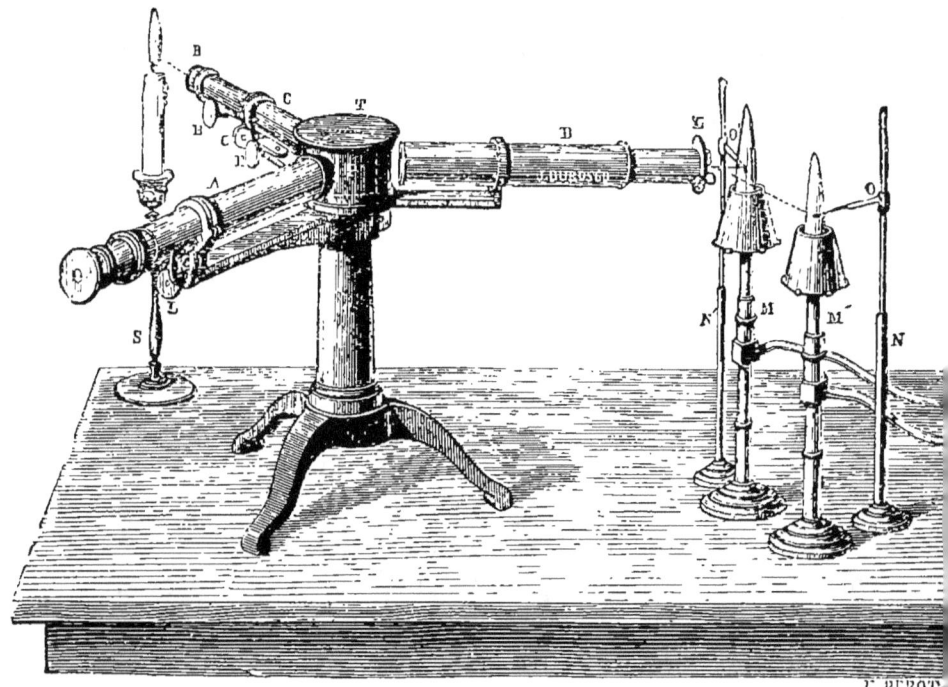

Fig. 47. — Spectroscope.

bine de l'oxygène qu'elle contient, et dès lors son spectre est modifié. Au lieu de deux bandes d'absorption, on n'en observe plus qu'une seule, beaucoup plus large et occupant tout l'espace des deux bandes de l'hémoglobine oxygénée et l'intervalle qu'elles laissaient entre elles. (Voir pl. IX et fig. 2.)

On peut faire cette expérience avec l'urine sanguinolente; on y verse quelques gouttes de sulfhydrate, et au lieu de deux bandes on n'en observe plus qu'une seule.

Ces deux essais sont parfaitement probants et suffisants pour la clinique [1].

Au lieu du grand spectroscope dont nous venons de parler, on peut se servir du *micro-spectroscope* de Prazmowski. Cet instrument (fig. 48) s'adapte sur le microscope aux lieu et place de l'oculaire. On fait usage d'un objectif faible.

Si l'urine est assez colorée, on peut l'observer directe-

---

[1] Les figures 1 et 2 de la planche coloriée représentent les spectres d'absorption de l'*oxyhémoglobine* et de l'*hémoglobine réduite*, mais ces spectres ne sont pas les seuls que l'on puisse obtenir avec le sang.

Sous certaines influences, l'*hémoglobine* peut se transformer en *méthémoglobine*, composé oxygéné découvert par Hoppe-Seyler et prenant naissance toutes les fois qu'on fait agir sur les solutions d'*hémoglobine* ou d'*oxyhémoglobine* des substances oxydantes en solution neutre ou légèrement alcaline. La *méthémoglobine* est un composé bien défini, très stable et incapable de perdre son oxygène dans le vide; elle est impropre à l'hématose. Sa solution aqueuse, légèrement acide, présente un spectre d'absorption caractéristique. Ce spectre (pl. IX, fig. 3) présente dans le rouge une bande très nette entre C et D, un peu plus près de C (entre 85 et 90 du micromètre $D = 100$). A partir de D, tout le spectre est sombre; mais en diluant la solution, on voit apparaître une bande peu marquée entre D et E, tout près de D; puis un peu en avant de E, l'intensité lumineuse commence de nouveau à décroître et atteint avant F un minimum limitant une large bande très foncée qui se détache assez bien sur le fond sombre du spectre; sur la raie F on remarque une faible éclaircie bleue. Le reste du spectre est éteint

Les solutions de *méthémoglobine* renferment toujours des traces d'*oxyhémoglobine*, le plus souvent on observe un spectre mixte (pl. IX, fig. V) montrant tout à la fois les bandes de ces deux éléments. Ce spectre est intéressant à reconnaître, car c'est presque toujours lui que l'on rencontre lorsqu'on recherche le sang dans l'urine.

Lorsqu'on rend alcaline une solution de *méthémoglobine* en lui ajoutant un peu de potasse, on modifie son spectre d'absorption. La bande dans le *rouge* s'efface pour faire place à trois bandes (pl. IX, fig. IV), une étroite et pâle avant D, et deux plus marquées entre D et E. Ces dernières sont très analogues à celles de l'oxyhémoglobine (Hayem, *Du sang*).

ment en plaçant le dépôt sur une lamelle. Si l'on veut obtenir des bandes d'absorption plus accentuées, on place une goutte d'urine sur une lame à cellule. L'instrument porte latéralement un tube avec éclairage spécial et qui permet d'obtenir soit un spectre normal pouvant servir de terme de comparaison, soit un spectre d'absorption quelconque.

Réaction de l'hémine ou *chlorhydrate d'hématine*. — Pour

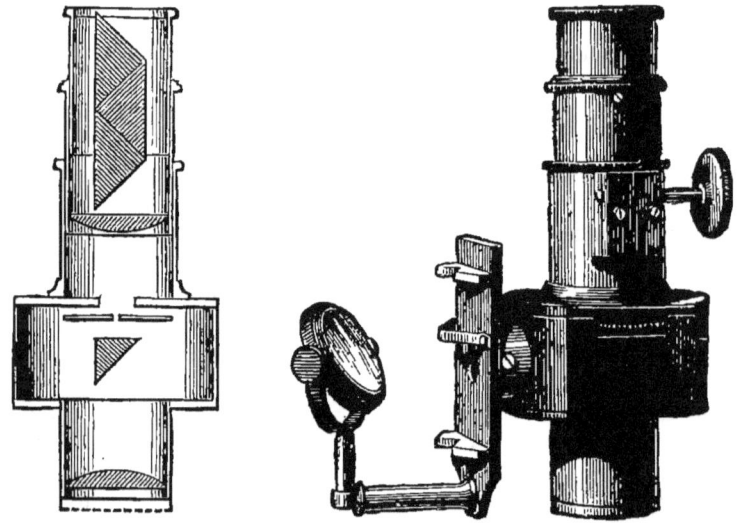

Fig. 48. — Micro-spectroscope.

faire cette réaction, on emploie le dépôt urinaire ou bien le précipité de phosphate dont nous avons parlé (p. 324) et qu'on recueille sur un filtre. On place sur une lame de verre un peu de ce dépôt et on le dessèche à une douce chaleur; puis on l'humecte avec une goutte de solution à 1/10 de sel marin on dessèche de nouveau et on recouvre avec une lamelle mince sous laquelle on fait passer un peu d'acide acétique cristallisable. On chauffe avec précaution vers 60° pour évaporer à peu près complètement l'acide acétique. Par refroidissement, les cristaux se forment. On peut avant de recouvrir avec la lamelle mince,

SÉDIMENTS ORGANISÉS

disposer un fil fin ou un cheveu sur lequel les cristaux viennent se déposer. Si l'on veut conserver la préparation, on fait passer sous la lamelle un peu de glycérine. La couleur de ces cristaux (fig. 49 a) varie du rouge brun clair au rouge brun foncé ; ils peuvent même être presque noirs. Tantôt ils se présentent sous forme rhomboédrique, assez

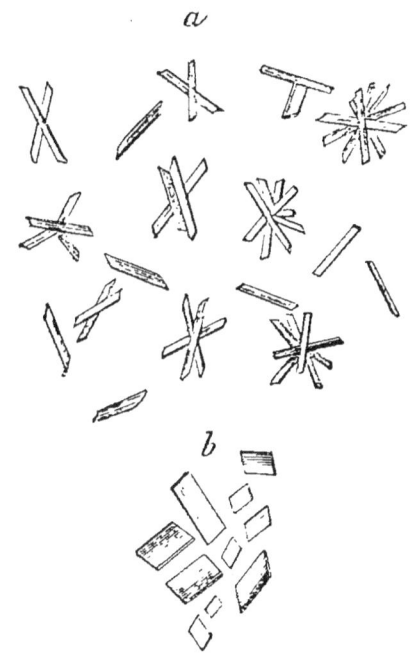

Fig. 49. — Hémine, a. — Hématoïdine, b.

bien allongés et isolés ; tantôt entre-croisés par deux ou davantage. Si l'on a trop chauffé, les cristaux sont petits, noirs et sans forme bien déterminée.

Rarement on trouve tout formés dans les dépôts urinaires des cristaux d'*hémathoïdine* (fig. 49 b). Ces cristaux se présentent sous forme de prismes clinorhombiques et sont d'un rouge brique. On trouve encore ces cristaux dans les crachats, lorsqu'il y a eu extravasion sanguine et formation dans les poumons. Ils se produisent par la décomposition de la matière colorante du sang. Ces cristaux sont souvent réunis en faisceaux ou en amas ; ils se distinguent de la bilirubine avec laquelle on pourrait les confondre, par la coloration bleue fugace qu'ils prennent au contact de l'acide azotique ; avec ce même acide, la bilirubine devient verte.

Ebstein a signalé leur présence dans un cas de pyélonéphrite avec rein mobile ; Leyden et Hiller les ont trouvés dans des cas de néphrites chez des femmes enceintes. Fritz, Ultzmann et Hoffmann les ont également vus dans différents cas pathologiques.

Fibrine. — Lorsqu'une urine renferme du sang en forte proportion, elle renferme également de la fibrine, qui en se coagulant englobe les globules sanguins et autres sédiments. La fibrine qui provient ainsi du sang épanché en *nature* forme toujours des caillots assez volumineux et caractérisés par les hématies qu'ils renferment. Ces cas correspondent toujours à des hématuries d'origine traumatique ou chirurgicale. Dans les *néphrites* et dans la *cystite* on trouve le sang en nature sans stroma fibrineux.

Cette fibrine devient assez souvent le noyau de calculs, puis elle se résorbe à la longue ; on explique ainsi la formation de cavités qu'on rencontre dans certains calculs.

On a signalé la fibrinurie dans l'empoisonnement par les cantharides. Il peut arriver que l'urine soit limpide au moment de l'émission et que la fibrine ne se sépare qu'après un temps plus ou moins long. Des faits de ce genre ont été observés par Hoffmann et Ultzmann dans des cas de tumeurs villeuses. D'après ces auteurs, l'urine n'était pas toujours rouge ; parfois elle était seulement rosée.

Hémoglobinurie. — Dans ces dernières années, on a décrit sous le nom d'*hémoglobinurie* un phénomène pathologique caractérisé par l'émission d'une urine *rouge* dont la coloration est due à la matière colorante du sang, sans que l'examen microscopique puisse montrer de *globules*.

Parfois ces globules existent en très petit nombre, mais toujours hors de proportion avec l'intensité de la coloration.

L'examen microscopique montre dans le sédiment des dépôts d'*hémoglobine*, quelques *tubes* et quelques *leucocytes*. L'examen chimique démontre l'existence d'une proportion souvent assez considérable d'*albumine*.

Si l'on coagule par la chaleur, cette albumine ne se précipite pas comme celle du sérum, c'est-à-dire en flocons qui gagnent peu à peu le fond du tube. Elle forme un coagulum cohérent, brunâtre, qui nage à la surface et qu'on peut soulever d'un bloc. Il se décolore par lavage à l'alcool chaud, additionné d'acide sulfurique.

L'examen spectroscopique est toujours concluant.

Si l'urine est acide on distingue nettement les deux raies du spectre d'absorption caractéristique de l'hémoglobine.

Parfois l'urine est alcaline au moment de l'émission et a déjà éprouvé un commencement de décomposition putride. Dans ce cas, au lieu des deux raies de l'hémoglobine on ne voit que la raie unique de l'hématine.

On peut, en outre de l'examen spectroscopique, caractériser chimiquement l'hémoglobine par le procédé suivant indiqué par Shuve. Dans l'urine on ajoute un peu de solution concentrée de potasse caustique, puis une autre de tannin et de l'acide acétique jusqu'à réaction franchement acide. Il se forme un précipité dont on se sert pour préparer les cristaux d'hémine comme il a été dit plus haut.

Les causes de l'*hémoglobinurie* sont très variées, on distingue :

1° L'hémoglobinurie *à frigore*;

2° Les hémoglobinuries dues à une destruction des globules sanguins en présence d'un excès d'eau dans la cavité du *glomérule*;

3° Une série d'hémoglobinuries symptomatiques de l'*impaludisme*, de la *malaria*, et des *fièvres rémittentes bilieuses* des pays chauds. Il est probable que ces cas d'hémoglobinurie sont en rapport avec la destruction des globules sanguins dans le sang lui-même.

Méthémoglobinurie. — On a signalé la présence de la *méthémoglobine* dans l'empoisonnement par le chlorate de potasse ; l'urine est alors presque noire et laisse déposer des masses pigmentaires jaunes ou brunes. On caractérise par l'examen spectroscopique. (Voir la note de la page 327.)

Cylindres urinaires. — A l'état normal, il se fait, à la surface des tubes du rein, des sécrétions très faibles, généralement muqueuses, mais en si petite quantité qu'elles passent inaperçues. Dans certains cas pathologiques, ces sécrétions deviennent beaucoup plus abondantes, elles se condensent, se moulent dans les tubes dont elles prennent la forme (pl. III, fig. 5), et sont ensuite entraînées par les urines. On les retrouve dans le sédiment, mélangées à d'autres sécrétions pathologiques, et on les désigne sous le nom de *cylindres* ou *tubes urinaires*. L'abondance de ces cylindres et leur production pendant un certain temps indiquent toujours une altération rénale ; ces cylindres peuvent être partagés en divers groupes ; nous allons les passer successivement en revue.

1° **Cylindres muqueux** (hyalins). (pl. III, fig. 4 et fig. 50 *b*). — On rencontre assez souvent les cylindres muqueux dans les urines, et parfois ils sont assez abondants. Ils offrent une transparence parfaite et sont très légèrement granuleux ; leurs bords sont effacés. Ils se colorent à peine par le *carmin* et sont légèrement teintés après l'action de l'*acide osmique*, qui dénote, dans leur intérieur, l'existence de granulations gris foncé.

Les cylindres muqueux peuvent présenter, adhérents à leurs bords et à leurs faces, des éléments divers, *déchets cellulaires*, globules de *pus*, etc. (pl. III, fig. 4, et pl. IV, fig. 4).

2° **Cylindres cireux et colloïdes** (pl. IV, fig. 1, 2, 3). — Ces cylindres se distinguent facilement des précédents.

SÉDIMENTS ORGANISÉS 333

Examinés directement dans l'urine, sans addition d'aucun réactif, ils offrent une réfringence spéciale, et, en faisant varier convenablement l'objectif, ils deviennent très visibles.

Au lieu d'être, comme les *tubes muqueux*, à bords indis-

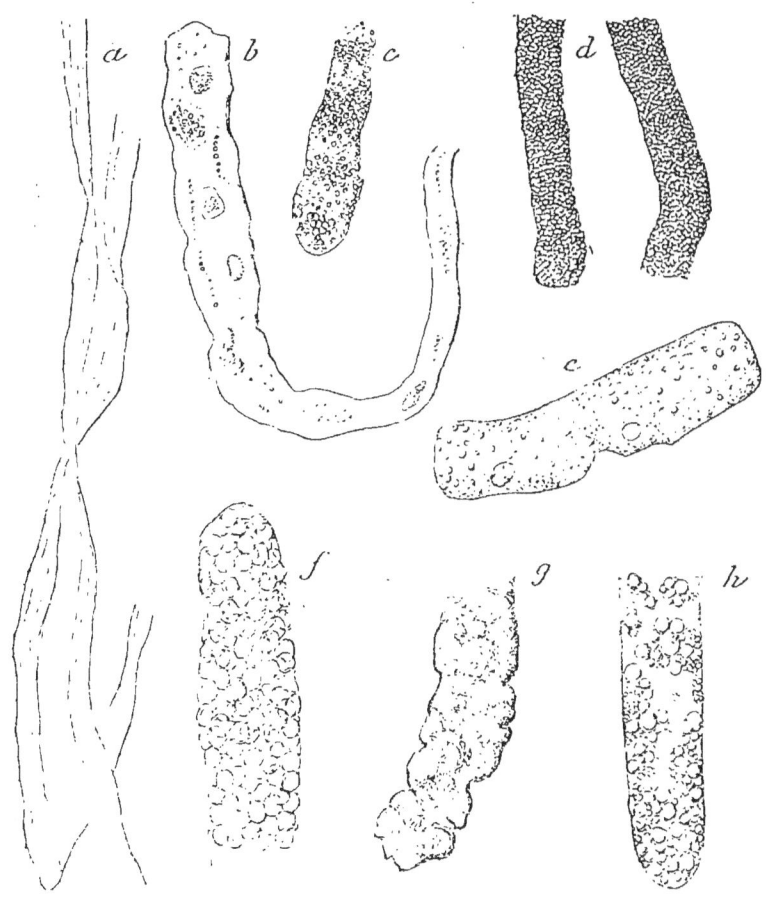

Fig. 50. — Cylindres divers.

tincts et facilement malléables, ils ont des bords très nets et comme taillés à l'emporte-pièce. Souvent ils présentent des cassures sur leurs bords (pl. IV, fig. 2), ou bien sont enroulés sur eux-mêmes en forme de *vrille* (pl. IV, fig. 1 et 3). La substance qui les compose est *dense* et *compacte*;

19.

elle se colore très vivement par tous les réactifs, et en brun presque noir par l'*acide osmique*. Ces cylindres ne contiennent presque jamais d'éléments figurés incorporés à leur substance. A cause de leur réfringence, on peut les appeler *cireux* ou *colloïdes*, à la condition que l'on n'attache à cette qualification aucune idée touchant leur composition chimique, ces désignations indiquant seulement que leurs caractères objectifs les rapprochent des substances *colloïdes* et *cireuses*.

3° **Cylindres graisseux** (pl. IV, fig. 5 et fig. 50 *h*). — Les cylindres graisseux ne sont pas très fréquents, et, quand on les rencontre dans une urine, ils sont toujours en petit nombre. On ne les trouve que dans les néphrites chroniques, dans l'ictère grave et dans quelques cas d'empoisonnements (phosphore, arsenic). Ils sont en rapport avec une desquamation de la partie libre des cellules des *tubuli contorti* ; ils résultent de la fusion d'une grande quantité de déchets cellulaires. Les granulations graisseuses qu'ils contiennent sont généralement très fines. Comme les cylindres muqueux, ils peuvent renfermer des *cellules* ou des *débris de cellules* et des *leucocytes*.

4° **Cylindres formés de plusieurs substances**. — Les combinaisons les plus fréquentes sont les suivantes (pl. IV, fig. 4, 6) :

Cylindres muqueux avec déchets cellulaires et leucocytes.

Cylindres graisseux avec déchets cellulaires et leucocytes.

Cylindres à la fois muqueux, graisseux avec déchets cellulaires.

Dans la figure 50, on voit : *c*, un cylindre granulo-graisseux ; *d*, un cylindre albumino-graisseux que l'on retrouve dans l'empoisonnement par le phosphore ; *e*, un cylindre légèrement granuleux ; *g*, un cylindre fibrineux.

5° **Cylindres composés d'éléments figurés**. — On trouve assez souvent dans les urines et *isolés* des *blocs graisseux* avec ou sans *noyau* (pl. II, fig. 2, 3, 6), des *cellules claires*, provenant des *tubes droits* et *collecteurs*. Ces cellules sont *entières*, presque *rondes* ou légèrement *ovoïdes* (pl. II, fig. 1), et offrent un *noyau volumineux*. A l'état normal, ces cellules sont *polyédriques* par *pression réciproque*.

Les cylindres composés d'éléments cellulaires sont rares : on ne les rencontre que dans les *néphrites intenses et très aiguës* (*néphrite cantharidienne*). On les trouve encore passagèrement dans le cours des *néphrites chroniques* lorsqu'il survient une poussée inflammatoire. Les fragments de ces tubes sont toujours très courts et ne renferment que des *cellules des tubes excréteurs*, analogues aux *cellules rondes* précédemment décrites et plus *volumineuses que les globules blancs du sang*.

Dans les cas de néphrites accompagnées d'hématurie, on rencontre dans l'urine des cylindres dits hémorragiques. Ces cylindres (fig. 50 *f*) sont formés par de la fibrine coagulée et recouverte de globules rouges. Les cylindres hyalins, quand ils présentent des globules rouges à leur surface, peuvent aussi constituer des cylindres hémorragiques.

En terminant cette description des cylindres urinaires, nous rappellerons :

1° Que la desquamation des éléments figurés du rein dans les néphrites est un fait rare ;

2° Que l'on rencontre au contraire la plupart du temps et en abondance les diverses formes de cylindres que nous avons indiquées ;

3° Que la sécrétion de ces éléments est intermittente et que l'on peut examiner les urines dans une période intercalaire et n'y rien trouver ;

4° Que les néphrites peuvent être très avancées sans que l'on trouve dans les urines autre chose que quelques tubes et quelques leucocytes.

Sans discuter les théories ayant trait à la genèse des

cylindres urinaires, on peut admettre avec la très grande majorité des histologistes que cette genèse est complexe, et qu'en résumé les cylindres sont le résultat du passage du plasma sanguin dans les urines, soit en *nature* au niveau des glomérules, soit *modifié* par les cellules sécrétantes du rein.

En 1889, MM. Schulzé et Laydelrer ont signalé dans un dépôt urinaire la présence de *glomérules de Malpighi*; l'urine renfermait en outre des cylindres, des hématies et de nombreux leucocytes. Le fait a été confirmé depuis cette époque.

Cylindroïdes. — Sous ce nom, on désigne des filaments rubanés de longueur plus considérable que les cylindres dont nous venons de parler. Leurs contours (fig. 50 *a*) sont irréguliers, leur diamètre inégal. Ils possèdent des stries longitudinales plus ou moins nettement accusées, ces stries sont caractéristiques.

Sperme. — La présence du sperme dans l'urine est assez fréquente; comme le *sang* et le *pus*, le sperme est composé de deux parties : des éléments solides en suspension dans un liquide. Toutes deux se mélangent à l'urine. La partie liquide renferme une matière albuminoïde, la *spermatine*, qui est précipitée par l'acide acétique, mais est soluble dans un excès de cet acide, ce qui la différencie de la mucine. — La partie solide renferme des *spermatozoïdes*, des *leucocytes* et des *sympexions*.

On retrouve ces divers éléments dans les sédiments de l'urine.

Spermatozoïdes. — Le spermatozoïde (fig. 51 *a*) se compose de deux parties, la tête et la queue; la forme générale rappelle celle du têtard de grenouille; la tête est triangulaire, allongée, à angles émoussés. La queue est très effilée; sa longueur est dix à douze fois plus considérable que celle de la tête, parfois davantage. On rencontre assez souvent des spermatozoïdes incomplètement développés ou dont la queue est brisée. Ils perdent vite la propriété de se mouvoir surtout si l'urine est acide.

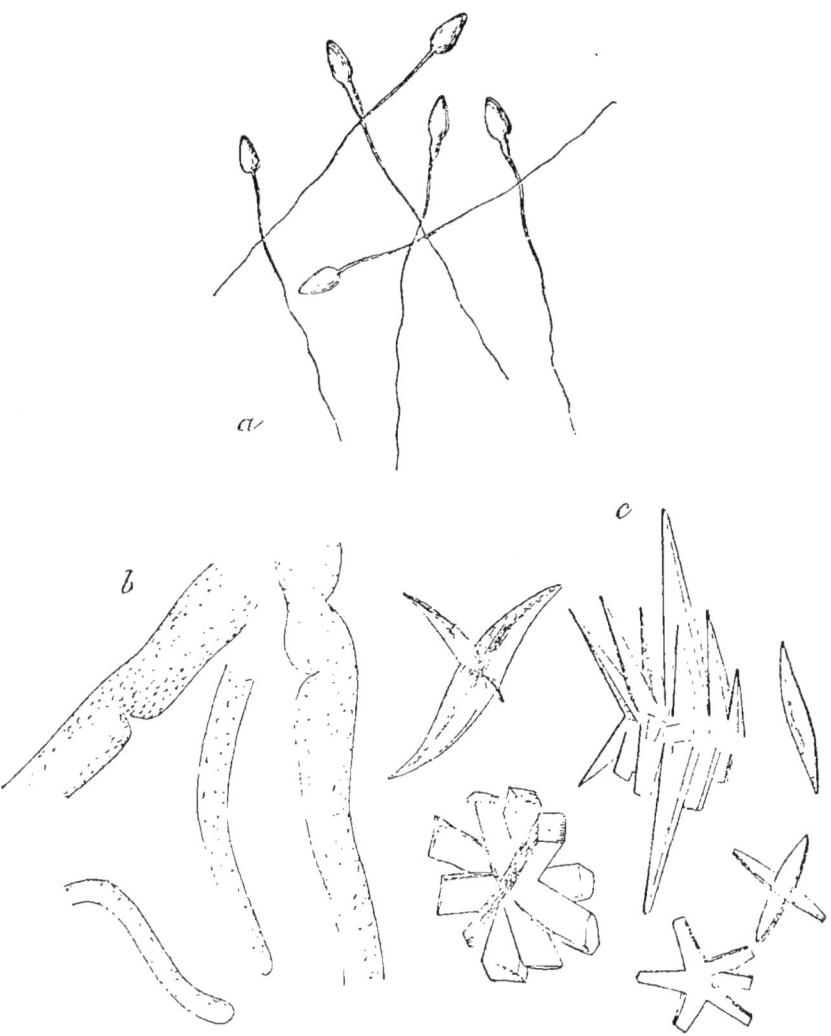

Fig. 51. — Spermatozoïdes. — Cylindres et cristaux du sperme.

Les leucocytes sont les mêmes que ceux que nous avons déjà décrits. Les *sympexions* sont des corps assez singuliers, transparents, très minces, friables; leur forme est arrondie, régulière ou non ; ils se réunissent assez souvent et forment de petites masses qui englobent les spermatozoïdes.

Pour rechercher les spermatozoïdes dans l'urine, il suffit de la laisser déposer dans un verre conique. Au bout de douze heures, tous les spermatozoïdes sont réunis dans le dépôt avec les autres substances en suspension. Si la quantité de spermatozoïdes est assez considérable, l'acide acétique peut donner lieu à la production d'un louche ; mais, dans cette recherche, la constatation du spermatozoïde est plus probante encore.

M. Rouvier a indiqué le procédé suivant pour rechercher les spermatozoïdes dans une urine qui n'en renferme que très peu. On réunit la totalité de l'urine dans un grand vase et on laisse le dépôt s'effectuer. Au bout de douze heures, on décante, et le dépôt est transvasé dans un tube à essai et agité avec l'éther sulfurique. Au bout de quelques instants, cet éther se sépare et vient surnager sous forme de couche gélatineuse ; on l'enlève à l'aide d'un tube effilé, et on le fait tomber dans un verre à précipiter ; on ajoute quelques gouttes d'eau distillée ; l'éther évaporé, les spermatozoïdes se retrouvent dans l'eau distillée. L'éther agit en dissolvant les matières grasses et mucosités contenues dans l'urine et entraîne en même temps les spermatozoïdes qui sont adhérents à ces mucosités.

On peut rechercher et conserver les spermatozoïdes en suivant les indications données par M. le professeur Cornil. On commence par étaler sur des lamelles une couche mince du dépôt urinaire, et on laisse dessécher à une douce chaleur si cela est nécessaire. On colore ensuite soit au picro-carmin, soit à l'acide osmique : l'éosine colore les spermatozoïdes en rouge d'une manière très intense. Après coloration, on lave à l'eau distillée, on laisse sécher et on monte ensuite dans le baume de Canada. On peut également se servir des couleurs d'aniline.

La présence des spermatozoïdes dans l'urine est très fréquente, et on les rencontre indifféremment dans l'urine d'homme ou de femme après le coït. A part ces conditions, la présence des spermatozoïdes dans l'urine de l'homme est un signe de pollutions ou de spermatorrhée. On rencontre très souvent dans l'urine des spermatozoïdes incomplètement formés. J'en ai trouvé un qui présentait une queue bifide.

On trouve également des spermatozoïdes dont la tête et l'origine de la queue présentent des débris protoplasmiques, provenant des cellules qui leur ont donné naissance. Dans l'urine ils sont parfois brisés. Les spermatozoïdes s'altèrent assez rapidement, surtout quand l'urine renferme beaucoup de bactéries, on a cependant pu les caractériser après trois semaines. Les *acides minéraux* concentrés, l'*acide acétique*, les *alcalis caustiques* les détruisent difficilement; ils sont au contraire altérés profondément par le *chlorure de sodium* et l'*azotate de potasse* qui les transforment en une masse visqueuse. En même temps que les spermatozoïdes, on observe aussi de petits moules ou cylindres plus ou moins réfringents formés par une substance muqueuse coagulée et provenant des canaux séminifères (fig. 54 *b*). Ces masses homogènes ressemblent assez bien aux cylindres de l'albuminurie, et il est parfois difficile de les en distinguer. Lehmann a vu que l'urine qui contenait du sperme devenait rapidement alcaline.

Chez des malades atteints de fièvre typhoïde, l'urine peut renfermer du sperme; il en est de même lorsque la miction ou la défécation sont difficiles, et après des attaques épileptiques ou apoplectiques. Dans les pertes séminales copieuses, on trouve d'autres éléments particuliers (corpuscules de Lallemand-Trousseau) ressemblant aux grains de sagou cuits et pouvant atteindre les dimensions d'une graine de lin; ils se déposent rapidement. D'après Fürbringer, ces éléments seraient constitués par une substance analogue à la globuline et ils proviendraient des vésicules séminales.

Dans le sperme desséché on trouve quelquefois des grands cristaux signalés par Böttcher (fig. 48 c) et regardés par Fürbringer comme provenant de la prostate. Ils ressemblent à ceux qui ont été observés dans l'asthme par Charcot, Neumann et Leyden. Suivant Schreiner, ils seraient le résultat de la combinaison de l'acide phosphorique avec une substance organique.

Kyestéine. — On désigne sous ce nom la substance qui forme la pellicule blanchâtre, et irisée si elle est mince, qui apparaît à la surface de certaines urines, si on les conserve quelque temps. On remarque surtout cette pellicule sur l'urine des femmes enceintes du troisième ou septième mois, et on lui accordait autrefois une certaine valeur au point de vue du diagnostic de la grossesse. Il n'en est rien, car on peut rencontrer la kyestéine dans l'urine de toutes les femmes et même dans celle de l'homme. Elle n'est point constituée par une matière spéciale, mais bien par un mélange de matières grasses, de vibrions, de phosphate ammoniaco-magnésien.

Certains auteurs la considèrent comme le résultat de l'oxydation d'un élément azoté (mucosine) existant toujours dans l'urine, mais en quantité plus considérable chez la femme grosse.

Cette substance n'offre donc aucun intérêt ni au point de vue chimique ni au point de vue clinique.

Parasites animaux. — Certains entozoaires provenant soit des reins, soit d'une autre partie du corps, peuvent être retrouvés dans l'urine. Les principaux qui ont été signalés sont les suivants :

Échinocoques vésiculaires. — Ils sont de grosseur variable et constitués par une membrane amorphe et remplie d'un liquide séreux. On peut aussi rencontrer isolément la tête, les crochets des échinocoques ou des fragments de membranes.

Bilharzia hœmatobia ou *distoma hœmatobium*. — Cet entozoaire a été signalé pour la première fois par Bilharz en 1851 : c'est un trématode. Le mâle est un ver cylindrique long de *un* centimètre environ (pl. V, fig. 1 *a*, *b*, *c*, *d*), la femelle est filiforme (pl. V, fig. 1, *e*, *f*). Les œufs sont munis d'une épine qui fait saillie près du pôle postérieur (pl. V. fig. 2, *a*, *b*). Cette épine est tantôt droite, tantôt recourbée. Ils renferment souvent des embryons assez développés. Leur longueur varie de 120 à 130 μ; la largeur de 62 à 65 μ.

On rencontre la bilharzia surtout en Égypte ; plus fréquemment chez l'homme, et dans les veines de l'abdomen et en particulier dans celles de la vessie et du gros intestin. Elle produit une cystite chronique avec hypertrophie des tuniques musculaires et détermine une gêne extrême dans l'excrétion urinaire. Comme conséquence, il survient une altération profonde des reins, une véritable hydronéphrose ; les lésions ainsi produites ont été très bien étudiées par M. le professeur Damaschino en collaboration avec M. Zancarol.

L'urine est fortement colorée : elle contient du *sang*, du *pus* et du *mucus*.

Filaire [*filaria sanguinis hominis* (Lewis) ; *gynecophora* (Moquin-Tandon) ; *filaria Bancrofti* (Cobbolt) ; *trichina cystica* (Salisbury)].

Dans l'urine, on trouve seulement l'embryon de la filaire. Sa longueur est de $0^{mm}.75$; il présente des stries transversales [1] ; la queue est assez longue, effilée et contractile. Il est doué d'une grande vitalité ; il peut être desséché sans

[1] Ces stries qui se trouvent représentées sur les figures des ouvrages classiques de zoologie ne sont pas indiquées dans l'atlas de Cobbolt sur les parasites de l'urine.

perdre la faculté de renaître à la vie sous l'influence de l'humidité. Il possède une double enveloppe, pas trace de tube intestinal, mais une ligne centrale indiquant la réunion des molécules granuleuses sarcodiques. Les plus jeunes embryons n'ont qu'une enveloppe choriale. Les œufs de la filaire sont ovoïdes ; quelques-uns renferment un embryon ; d'autres présentent une segmentation du vitellus en forme de mûre (pl. V, fig. 3, *d*, *c*).

On rencontre presque exclusivement la filaire dans les pays chauds. Lewis a observé dans l'Inde des cas d'hémato-chylurie dus à la présence des filaires et a retrouvé ces parasites dans l'urine et dans le sang. Crévaux, à la Guadeloupe, a observé dans des cas d'hématurie endémique des vers qui, d'après sa description, ressemblent à la filaire. Il les a vus seulement dans l'urine, surtout dans les caillots sanguins qu'elle renfermait ; il ne les a jamais rencontrés dans le sang.

En 1868, au Brésil, Wücherer a examiné l'urine de 28 individus atteints d'hématurie, et a reconnu dans les caillots sanguins la présence de vers filiformes dont l'une des extrémités était très déliée et l'autre très obtuse. Le corps était transparent et paraissait contenir une masse granuleuse. Certains de ces vers étaient vivants et exécutaient des mouvements énergiques ; il a rencontré aussi des œufs. Cette description est celle des embryons de la filaire.

L'urine est presque toujours albumineuse, trouble et laiteuse ; elle contient en outre des globules graisseux et des cylindres fibrineux. Ces altérations de l'urine sont consécutives à une hématurie presque subite.

Il n'est guère possible de rapprocher la chylurie et l'hémato-chylurie parasitaires des pays chauds de celles que l'on observe très rarement dans nos contrées. Dans les cas où l'on pourrait exclure le séjour antérieur du sujet dans les pays chauds, il n'a pas été possible de trouver le parasite dans le sang ou l'urine (Brieger, Damaschino, A. Robin).

Tout récemment j'avais l'occasion d'examiner l'urine d'un malade qui prétend n'avoir jamais séjourné dans les pays chauds. Cette urine ne contenait pas de sang ; la réaction était à peine acide et devenait très facilement ammoniacale. L'examen microscopique du dépôt recueilli sur un filtre permettait de retrouver 5 à 6 embryons de ver dans chaque préparation. J'ai pu en faire une photographie reproduite par la figure 3, *a*, *b*, *c* (pl. V). Cet embryon ne présentait pas de stries transversales et ressemblait à l'embryon de filaire dont le dessin se trouve dans l'atlas de Cobbolt.

Cobbolt a étudié d'une façon toute spéciale les parasites dans l'urine.

Les oxyures vermiculaires et les trichomonas vaginalis peuvent se trouver accidentellement dans l'urine.

Le bodo ou cercomonas urinarius a été signalé par Hassal dans les urines alcalines.

Le strongylus gigas, quand il existe dans le rein, peut être retrouvé dans l'urine.

L'ascaride lombricoïde et ses œufs peuvent passer de l'intestin dans les voies urinaires par suite de quelque communication anormale entre ces organes. Scheiber a signalé aussi le rhabditis genitalis dont il n'a pu déterminer l'origine et qu'il a supposé provenir des organes génitaux de la malade à laquelle appartenait l'urine.

Ferments. — L'apparition de ces éléments dans l'urine normale est un fait constant, lorsqu'on la conserve un certain temps. Nous avons vu (p. 45) qu'elle éprouve d'abord la *fermentation acide*, puis la *fermentation ammoniacale*. A chacune de ces deux phases correspond un ferment spécial.

On a assez rarement l'occasion d'observer le ferment de la fermentation acide, puisqu'il n'y a que les urines normales qui éprouvent cette fermentation si on les conserve un temps suffisant, et le plus souvent on rejette une urine, lorsqu'on s'est assuré qu'elle ne renferme aucun élément anormal.

Ce micro-organisme est constitué par de petites cellules sphériques ou elliptiques. Ces cellules présentent un noyau à leur centre et se réunissent en chapelets à la manière des ferments.

On observe beaucoup plus fréquemment le micro-organisme de la fermentation ammoniacale, puisque toutes les urines et surtout celles qui renferment des éléments anormaux sont susceptibles de l'éprouver. Ce ferment, d'après MM. Pasteur et Van Tieghem, est une algue (Torulacée), analogue au *Torula cerevisiæ*, mais beaucoup plus petite, $0^{mm},0015$. Ces cellules se développent par bourgeonnement et dans l'intérieur de l'urine. Elles sont surtout abondantes dans le dépôt blanchâtre mélangé de phosphate ammoniaco-magnésien qui se rassemble au fond du vase. Nous avons vu (p. 77) comment on pouvait isoler ce ferment et lui faire décomposer rapidement l'urée.

Van Tieghem a étudié cette torulacée dans l'urine humaine et dans celle des herbivores. Dans cette dernière, il a vu qu'elle transformait l'acide hippurique en glycolamine et en acide benzoïque. D'après Pasteur et Van Tieghem, les germes du micrococcus ureæ (pl. VI, fig. 2) seraient répandus dans l'air et trouveraient dans l'urine un milieu favorable à leur développement. Musculus a attribué la transformation de l'urée en carbonate d'ammoniaque à un ferment soluble qu'il a isolé au moyen de l'alcool dans les urines ammoniacales. D'après cet auteur, ce ferment aurait vis-à-vis de l'urée les mêmes propriétés que celles de la diastase vis-à-vis de l'amidon. Mais Pasteur et Joubert ont démontré que ce ferment était produit par la torulacée de Van Tieghem. D'autre part, Leube et Graser n'admettent pas son existence. Ils n'ont pu isoler un ferment soluble du ferment figuré.

Le microccocus ureæ, étudié également par Cohn, n'est pas le seul organisme qui intervienne dans la fermentation ammoniacale de l'urine. En effet, Miquel a signalé comme pouvant amener la transformation de l'urée un bacille, le bacillus ureæ, et une mucédinée de la famille des aspergillus. Il a découvert ce bacille dans l'eau bourbeuse puisée au collecteur de Clichy. En ensemençant avec ce bacille une urine renfermant 26^{gr},80 d'urée par litre, il a reconnu que la totalité de l'urée avait disparu au bout de six jours.

Leube et Graser ont décrit quatre micro-organismes ayant le pouvoir de décomposer l'urée en ammoniaque et en acide carbonique. L'un d'eux, auquel ils ont attribué surtout la fonction de déterminer ce dédoublement, est un bacille : *bacillus ureæ*; les autres sont un microcoque et deux bacilles. Récemment, Smith a entrepris une série de recherches qui l'ont amené à confirmer les résultats de Pasteur et de Cohn. Il a isolé, par des cultures sur plaques, plusieurs micro-organismes de l'urine en fermentation ; et a placé chacun d'eux dans une solution d'urée d'un titre déterminé. Un seul parmi eux avait la propriété de décomposer ce corps. Smith le décrit comme étant un microcoque isolé, quelquefois un diplocoque. Il forme sur la gélatine de petites colonies sphériques et liquéfie ce milieu de culture. Le microcoque isolé par Leube et Graser ne liquéfie pas la gélatine.

Champignons. — Le champignon de l'urine sucrée est analogue à celui de la levure de bière. On peut le rencontrer dans une urine qui ne contient pas de sucre ; mais c'est principalement dans l'urine qui en renferme qu'il apparaît et se développe avec rapidité, surtout pendant les chaleurs. Il décompose le sucre en *alcool* et en *acide carbonique* : ce qui explique la mousse abondante qui se produit si facilement dans l'urine sucrée, ainsi que le dégagement gazeux qui peut amener la projection du bouchon.

Ce ferment se développe après l'émission de l'urine et, comme toutes les spores, provient de l'extérieur. Si l'on en rencontre dans l'urine au moment de l'émission, il faut admettre qu'il s'est introduit jusque dans la vessie et développé dans ce réservoir.

Ce ferment est le plus volumineux de ceux que nous signalons ici. Les cellules sont rondes ou légèrement elliptiques; le diamètre varie de $0^{mm},005$ à $0^{mm},007$ (pl. VI, fig. 3). Il se multiplie par bourgeonnement et est souvent disposé en chapelets. Ces cellules sont brillantes et ne renferment point de noyau, ce qui permet de les reconnaître lorsqu'elles sont isolées.

Parmi les champignons qui peuvent se développer dans l'urine, le plus connu est le pénicillium. Il se présente sous forme de longs filaments enchevêtrés et constituant un mycélium (pl. VI, fig. 4). Il présente des ramifications et contient des spores dans l'intérieur des filaments.

Sarcine (pl. VI, fig. 1). — On rencontre très rarement la *sarcine* dans l'urine : Munk l'a trouvée dans une urine un peu albumineuse au moment de l'émission; pour ma part, je l'ai observée une seule fois dans un sédiment d'urine albumineuse et renfermant des tubes, que j'avais conservée pour faire une préparation microscopique. Elle s'y est développée au bout d'un certain temps, car je ne l'avais pas rencontrée dans l'urine récente. M. Méhu l'a retrouvée une fois dans le liquide céphalo-rachidien. Elle est constituée par des petits grains qui se réunissent entre eux, de façon à former des cubes extrêmement réguliers et dont toutes les arêtes sont arrondies; la grosseur de ces cubes varie : on en rencontre qui sont composés de plus de 500 petites sphères.

La sarcine est généralement classée parmi les schizomycètes; elle agit comme ferment et peut même intervenir dans la décomposition de l'urée. Il y a plusieurs espèces de sarcines : celle que l'on trouve dans l'urine (sarcina urineæ) est plus petite que celle de l'estomac (sarcina ventriculi).

Dans ces derniers temps, j'ai eu l'occasion de trouver cinq fois la sarcine dans l'urine, notamment trois fois dans l'urine du même malade. Cette urine renfermait un peu d'albumine, était trouble et présentait une réaction faiblement acide.

Bactéries de l'urine. — En principe, nous devons admettre que l'urine normale recueillie dans la vessie, en s'entourant de toutes les précautions antiseptiques nécessaires, ne renferme aucun micro-organisme. Nous entendons par urine normale celle qui provient d'un individu qui n'a jamais eu de maladie infectieuse, ni aucune affection des voies génito-urinaires ayant nécessité un cathétérisme quelconque. Pasteur a prouvé qu'une telle urine, ainsi recueillie et abandonnée au contact de l'air dans des ballons stérilisés et bouchés avec de la ouate également stérilisée, se conservait indéfiniment sans donner lieu à la fermentation ammoniacale et sans donner naissance à des micro-organismes. Ce fait a été confirmé depuis par Roberts, Meissner, Cazeneuve et Livon, Leube, etc... Cependant Kannenberg a prétendu que l'urine des sujets sains pouvait contenir des bactéries. Récemment, le docteur Enriquez a démontré que l'urine normale est généralement aseptique et qu'elle peut aussi contenir, dans certaines circonstances, chez des sujets qui ne présentent aucun phénomène d'infection, des microbes qui sont le plus souvent des staphylocoques. Ses recherches ont été faites avec de l'urine de sujets bien portants et avec de l'urine des cadavres, recueillie de suite après la mort. En outre, Lustgarten, Manaberg et Rowsing ont reconnu que l'urèthre de l'homme, spécialement à sa partie terminale, était habité par des micro-organismes dont ils ont tenté une classification. MM. Petit et Wassermann ont même dit que l'urèthre était normalement habité par des bactéries ; mais ces auteurs n'y ont pas découvert les micro-organismes dont il est question dans les précédents travaux. En résumé, l'on n'est pas en droit de conclure que l'urine normale renferme des bactéries ; les cas où l'on en a trouvé ne sont pas assez nombreux ni à l'abri de toute discussion. D'une façon absolue l'on ne peut pas non plus conclure à leur absence. Pour terminer, j'ajouterai même qu'une bactérie, après sa pénétration dans la vessie, peut y rester inoffensive pendant quelque temps et pulluler rapidement, lorsqu'elle se trouvera dans des conditions favorables ; le résultat de ce développement sera la modification de l'urine et la production de lésion dans la vessie ou tout autre partie du système urinaire, voire même les reins, comme cela se voit pour le rein chirurgical. Mais, ainsi que le dit M. Duclaux, il ne suffit pas toujours pour amener des désordres, qu'il y ait des micro-organismes, il faut encore qu'ils puissent se développer et il y a des causes de non-réussite assez nombreuses pour leur implantation dans l'urine qui pourtant, à beaucoup d'égards, est dans la vessie comme dans un vase inerte. Mais cette urine que nous considérons comme normale est, aussitôt après l'émission, rapidement envahie par différentes espèces de bactéries et de champignons qui trouvent là un milieu favorable à leur développement. Pendant la miction, principalement chez la femme, l'urine peut se charger des bactéries placées sur le pourtour du méat urinaire.

Parmi les micro-organismes que l'on rencontre dans l'urine, nous signalerons seulement les suivants :

1° Tout d'abord, les *diverses bactéries* qui déterminent la fermentation ammoniacale et dont nous avons parlé précédemment ;

2° Des *vibrions* constitués par de petits bâtonnets très fins et courts. Ils se meuvent avec une grande rapidité et d'une façon spéciale (pl. VI, fig. 7) ;

3° Des *bactéries* dont la longueur et la grosseur peuvent

varier. Elles sont isolées ou réunies au nombre de deux, trois, quatre et plus, de manière à former des filaments parfois très longs (pl. VI, fig. 8, *a*, *b*, *c*);

4° Des *petites cellules rondes* (*micrococci*) très fines et souvent réunies par deux (*diplococci*) ou en amas. On les observe plus spécialement dans les urines albumineuses (pl. VI, fig. 5);

5° Des cellules de levure (*saccharomyces urineæ*, pl. VI, fig. 6). Elles peuvent être rondes, isolées ou réunies entre elles. Leur grosseur est variable; elle atteint souvent celle des globules rouges. Il ne faut pas les confondre avec ces derniers quand ils sont décolorés. Souvent ces mêmes cellules sont ovalaires, et alors plus grandes (pl. VI, fig. 9). Dans ce cas, leurs contours sont très nets, et l'on observe sur les côtés, plus spécialement à l'une des extrémités, un prolongement dû à la formation d'une jeune cellule. Leur multiplication se fait par bourgeonnement. Certaines de ces cellules possèdent dans leur intérieur une vacuole représentée par un espace clair. Elles sont souvent isolées; elles peuvent aussi être réunies en amas ou placées bout à bout. Elles se développent très bien dans l'urine sucrée, où on les trouve parfois en grande abondance.

Tous ces micro-organismes peuvent exister dans l'urine encore acide, mais ils se multiplient très rapidement lorsqu'elle devient alcaline. Pendant l'été, l'on rencontre fréquemment des urines troubles qui ne s'éclaircissent pas par le repos et par la filtration. Elles ne renferment pas d'albumine, ni de pus ou de sang, ni aucune substance capable de nuire à la transparence du liquide; leur réaction est acide et même franchement acide. Ce trouble est dû exclusivement à la présence des bactéries que nous venons d'énumérer. Il faut noter également leur abondance plus grande dans certaines urines; par exemple, dans celles qui contiennent de l'albumine; elles constituent un milieu très favorable à leur développement. D'ailleurs, il ne faut pas oublier que l'urine stérilisée a été employée comme milieu de culture pour certains microbes, notamment la *bactéridie charbonneuse*. Cela n'est point étonnant, si l'on envisage toutes les substances organiques et minérales qui entrent dans sa composition.

Jusqu'ici, nous avons parlé des micro-organismes qui peuvent exister dans toutes les urines ; mais il arrive souvent que l'urine a éprouvé dans la vessie un commencement de fermentation alcaline (décomposition de l'urine), et alors le développement des bactéries a été favorisé et par la nature du milieu et par la température de l'organisme. Ainsi, dans la *pyélite*, la *cystite*, la *néphrite suppurée*, en un mot, dans tous les cas où il y a du pus dans le rein ou dans l'appareil génito-urinaire, on retrouve souvent des bactéries dans l'urine prise dans la vessie. Il est très probable qu'elles y ont été apportées par la voie du sang et surtout par des sondes malpropres, si le cathétérisme a été pratiqué. Alors, à côté des bactéries vulgaires, on en rencontre d'autres qui sont pathogènes, telles que les différents microbes capables de déterminer la suppuration. Par exemple, dans la *cystite catarrhale*, on peut facilement reconnaître toutes ces bactéries en colorant, au moyen de la fuchsine ou du violet de méthyle, un peu d'urine prise directement dans la vessie. M. Clado a isolé, dans l'urine des malades atteints de cystite, environ douze variétés de microbes ayant des formes et des propriétés différentes. Parmi les bâtonnets qui se développent dans ces urines, il en a étudié plus spécialement une espèce (bactérie septique de la vessie) qui, cultivée et injectée chez les animaux (souris, cobaye et lapin), amène leur mort. Il a montré, en outre, que cette mort n'est pas le résultat de la présence de la bactérie elle-même, mais bien de l'action des produits toxiques qu'elle secrète. En effet, dans le cas où l'élimination de ces produits n'est pas suffisante, l'animal succombe. M. Clado a, de plus, parfaitement isolé deux variétés de microbes dans l'urine de malades atteints de cystite blennorrhagique. Ces faits, très curieux, nous prouvent donc que dans l'urine, aussi bien que dans le sang, il existe des micro-organismes capables de déterminer des accidents non pas seulement par leur présence, mais aussi par les substances toxiques qu'ils sécrètent. D'ailleurs, les odeurs infectes dégagées, surtout en été, par certaines urines non ammoniacales, ne sont-elles pas dues à l'existence de substances particulières sécrétées par des bactéries dont l'étude nous est encore inconnue?

En 1888, MM. Albarran et Hallé ont signalé dans les urines purulentes, l'existence d'une bactérie qu'ils ont appelée le *bacterium pyogenes*. D'après ces auteurs ce micro-organisme, qui peut exister seul dans l'urine, est capable de déterminer les inflammations suppuratives de l'appareil excréteur de l'urine et les abcès urineux. Il peut être la cause, d'une néphrite ascendante et lorsqu'il pénètre dans le sang, il provoque des accidents infectieux suraigus, aigus ou chroniques, souvent mortels. Ils ont vu également qu'il peut exister, en dehors de l'urine ; ils l'ont retrouvé dans trois cas différents.

En 1889, le Dr Doyen examinant les urines d'individus atteints de cystite et de pyélo-néphrite et n'ayant jamais été sondés, a décrit quatorze espèces bactériennes bien distinctes dont dix sont des bacilles et quatre des micrococques. En 1890, le Dr Krogius, de Helsingfors, a trouvé dans l'urine de malades présentant tous les signes de l'infection urineuse, un bacille pour lequel il a proposé le nom de *urobacillus liquefaciens septicus* et qui serait assez polymorphe et différent de ceux signalés antérieurement.

Récemment MM. Achard, Renault et Krogius ont admis l'identité du *bacterium pyogenes* des voies urinaires avec le *bacillus coli communis*. M. le Dr Bazy a même déterminé expérimentalement des cystites en injectant dans le sang d'animaux la culture de ce dernier bacille. Dans un travail publié par le Dr Denys, de Louvain, sur les infections urinaires, cet auteur conclut que le *bacille aérogène du lait* (Escherich) est l'agent habituel de l'infection urinaire. Ce qui précède, nous montre le rôle important des bacilles intestinaux dans les infections urinaires.

Bactéries dans certaines maladies infectieuses. — Dans quelques cas, il est possible de retrouver dans l'urine l'agent pathogène. Les bactéries arrivent dans le rein presque constamment par la voie de la circulation ; de là, elles passent par les tubes urinifères et sont éliminées par l'urine. Mais il peut se faire également qu'elles pénètrent de la vessie dans l'uretère, le bassinet, les tubes urinifères (cystite purulente, pyélo-cystite). Il est probable que certaines néphrites passagères, observées dans les maladies infectieuses, sont dues à la présence des bactéries dans le sang et à leur élimination par la voie rénale. Si l'on songe que, dans les cas de lipémie, la graisse filtre à travers les parois des capillaires glomérulaires, on a des raisons pour penser que des bactéries bien plus petites que les globules graisseux passent plus facilement dans l'urine.

Mais toutes les bactéries qui se trouvent dans les vaisseaux du rein et qui passent même dans l'urine ne déterminent pas toujours des lésions dans le rein. C'est ainsi que, pour la bactéridie charbonneuse, Straus et Chamberland ont constaté l'abondance de cet organisme dans le sang du rein, en l'absence de toute lésion ; ils ont vu, en outre, que les bactéridies passaient dans l'urine et étaient éliminées par cette voie, si l'intoxication avait duré un certain temps et s'il y avait en même temps de l'hématurie.

Cornil et Berlioz ont pu également observer le passage dans l'urine des bactéries de l'infusion de jequirity. Les injections étaient pratiquées dans l'une des veines apparentes de l'oreille du lapin et l'urine était recueillie directement dans la vessie. Les bactéries étaient retrouvées environ une heure et demie après l'injection.

Conheim, en injectant des spores dans le sang des animaux, les a vues s'éliminer par l'urine. Il est permis de supposer que, lorsque des bactéries existent en abondance dans le rein, elles peuvent s'éliminer par l'urine. Parfois leur nombre est considérable; Litten a même observé deux cas où l'accumulation des bactéries dans les tubes urinifères avait déterminé l'arrêt de la sécrétion urinaire. M. le professeur Bouchard a observé vingt et un typhiques dans l'urine desquels il a constaté des bactéries bacillaires. Leur présence coïncidait avec l'existence d'une albuminurie particulière. Il a poursuivi cette démonstration dans d'autres maladies infectieuses, telles que la fièvre puerpérale, la rougeole, l'ostéomyélite, l'angine diphtéritique, etc. Il a également démontré qu'il fallait compter avec les urines comme moyen de contamination, point important pour l'hygiène publique. Markwald, en injectant des liquides putrides, a vu apparaître de l'albumine dans l'urine, et les cylindres que l'on y trouvait étaient recouverts de bactéries. Kannenberg a vu que, dans la fièvre récurrente, les microbes (spirilles découverts par Obermaïer) apparaissaient dans l'urine avec l'albumine, et cela seulement pendant l'accès. Marix et Capitan ont vu que les spores de levure injectées dans le sang provoquaient de l'albuminurie, traversaient le rein et passaient dans l'urine. Charrin a indiqué le passage du bacille pyocyanique dans l'urine.

M. le professeur Cornil a trouvé des streptocoques dans l'urine de deux malades atteints d'érysipèle. Semblable constatation a été faite par Gaucher, Denucé, Ivanowsky et Enriquez. Dans l'urine de la fièvre typhoïde, il est assez rare d'y découvrir le bacille d'Eberth. L'un de nous l'a trouvé 2 fois sur 14; mais, dans ces deux cas, la maladie avait présenté une gravité incontestable et l'urine renfermait une assez forte quantité d'albumine avec des cylindres et tous les éléments propres à caractériser une lésion rénale. Hueppe ne l'a vu que dans un seul cas sur 18, qu'il a examinés; Seitz l'a rencontré 2 fois sur 7; Neumann dit l'avoir isolé 11 fois sur 48; Enriquez, 7 fois sur 12. On a encore observé dans d'autres maladies infectieuses, le passage des bactéries dans l'urine, mais les faits indiscutables sont rares.

Pour terminer ces quelques considérations, nous avons cru bien faire en indiquant ici quelques-unes des conclusions formulées par l'un de nous dans un travail intitulé *Recherches cliniques et expérimentales sur le passage des bactéries dans l'urine.*

1° Dans les maladies infectieuses, il est exceptionnel de constater la présence de l'agent pathogène dans l'urine.

2° Quand il en est ainsi, le passage des bactéries à travers le rein est d'autant plus facile que la lésion de cet organe est plus intense.

3° Les bactéries sont dans la plupart des cas la cause de la néphrite observée dans le cours de ces maladies.

4° La constatation seule de bactéries dans l'urine est insuffisante, il faut encore faire des cultures et des injections de ce liquide.

A ces quelques conclusions nous pouvons en ajouter d'autres contenues dans la thèse de M. Enriquez, sur les néphrites infectieuses.

1° La néphrite des maladies infectieuses est causée tantôt par l'organisme spécifique de la maladie elle-même, et tantôt par les germes pathogènes non spécifiques qui déterminent les infections secondaires.

2° L'organisme spécifique provoque la lésion rénale, tantôt exclusivement par son produit de sécrétion, tantôt par sa généralisation dans le rein et son élimination par l'urine.

Lorsqu'on recherche les microbes dans l'urine, il faut

s'entourer de toutes les précautions antiseptiques nécessaires pour recueillir et examiner ce liquide. Quand les bactéries sont trop peu nombreuses pour pouvoir être retrouvées à l'examen microscopique, il devient nécessaire de les caractériser par des cultures. Il faut être très prudent dans l'interprétation des résultats et ne pas oublier qu'il peut exister accidentellement des micro-organismes dans l'urine. L'on ne doit pas non plus accorder une trop grande confiance à la morphologie, qui n'est souvent qu'une question secondaire ainsi que l'ont prouvé MM. Guignard, Charrin et Wasering. A ce propos, M. le professeur Lépine a formulé les conclusions suivantes : « L'existence des microbes dans l'urine recueillie avec les précautions voulues, n'est démonstrative que si l'on peut prouver que ces microbes sont identiques à celui que l'on sait ou que l'on croit être l'agent de la maladie. La démonstration absolue exigerait que l'on pût cultiver ce microbe et reproduire la maladie générale par inoculation du produit de cette culture à des animaux. »

Tuberculose urinaire. — Dans la tuberculose urinaire, les urines peuvent être normales ou présenter des traces de dénutrition minérale; elles contiennent souvent de l'albumine et possèdent presque toujours les caractères des oxydations. Vibert a signalé l'existence du sucre dans trois cas.

La déperdition des phosphates est très notable chez les phtisiques; chez ces malades, elle a lieu par deux voies, *par l'expectoration* et *par les urines*, ainsi que l'ont démontré Daremberg d'une part et Teissier d'autre part. Cette déperdition est très appréciable surtout au début de la maladie; il y a une relation certaine entre la diminution du poids du corps et l'augmentation des phosphates calcaires dans l'urine; au début, leur chiffre peut atteindre 3 à 4 grammes par litre; mais lorsque les phtisiques arrivent à la période de cachexie, cette déperdition cesse.

C'est surtout dans les cas de tuberculose miliaire aiguë que l'on constate cette augmentation dans le chiffre de l'acide phosphorique. Quand la fièvre apparaît, l'urine devient moins abondante, elle est plus colorée que normalement ; la quantité d'urée s'accroît momentanément, mais elle ne tarde pas à diminuer. Elle peut contenir du pus, du sang, des cellules épithéliales, des cylindres. M. Albert Robin a constaté en outre la présence presque constante de sédiments souvent rosaciques (40 fois sur 100 urines); d'après le même auteur, l'urohématine est toujours augmentée; l'hémaphéine et l'uroérythrine sont constantes et plus ou moins abondantes.

Bien que l'urine dans la tuberculose urinaire renferme souvent du pus, sa réaction reste acide; elle n'est pas neutre ou alcaline comme dans les pyuries non tuberculeuses : d'après Rosenstein, ce signe aurait une grande valeur. Le même auteur a signalé également la présence d'un dépôt grumeleux, floconneux, blanchâtre constitué par une substance amorphe ou des petits noyaux; ils ne se dissolvent pas par la chaleur, ni par l'acide acétique et les acides en général.

Quand il s'agit de caractériser la tuberculose urinaire, aucun signe n'a la valeur que possèdent les bacilles tuberculeux, si on a pu démontrer leur présence. Ce fait est pathognomonique. L'absence de ces mêmes bacilles ne permet pas non plus d'exclure la tuberculose; dans ce cas, le diagnostic devient plus difficile : d'après certains auteurs, il devient même impossible.

C'est surtout dans les flocons signalés par Rosenstein et dont nous avons parlé plus haut, qu'on trouve le plus communément les bacilles de *Koch*. Lichteim, Cornil et Babès, Rosenstein, Singleton-Smith, Mendels, ont signalé les premiers leur présence dans l'urine.

Leur constatation est très importante, notamment dans la tuberculose primitive des reins ou des voies urinaires.

Pour les retrouver dans l'urine, on rencontre plus de difficultés que lorsqu'il s'agit de crachats; ils y sont bien moins nombreux.

Voici le procédé que nous employons pour pratiquer cette recherche : on commence par filtrer l'urine afin de condenser le dépôt avec lequel on préparera les lamelles.

1° *Préparation des lamelles.* — Si l'urine est purulente, on prend de préférence un des grumeaux signalés par Rosenstein, et avec une aiguille on l'étale à la surface des lamelles en couche aussi mince que possible, puis on laisse sécher à l'air libre; si l'urine n'est pas très purulente, la dessiccation de la matière ne se fait pas bien et l'adhérence au verre n'est pas suffisante. Dans ce cas, il suffit, après avoir étalé le dépôt, de passer rapidement la lamelle au-dessus d'une flamme et ensuite de faire tomber quelques gouttes d'alcool absolu qu'on laisse évaporer.

2° *Coloration.* — On mélange dans un tube à expérience 5 gouttes d'huile d'aniline pure avec 2 centimètres cubes d'alcool à 90°; dans ce mélange, on ajoute d'abord de l'eau distillée en quantité suffisante pour avoir 10 centimètres cubes de liquide et ensuite 3 à 4 centimètres cubes d'une solution alcoolique saturée de fuchsine. On porte le tout à l'ébullition et on verse le liquide chaud dans un large godet de porcelaine. Les lamelles sont disposées de telle façon que la matière à colorer soit en contact direct avec le liquide. On attend vingt minutes environ et après ce temps on décolore en plongeant chaque lamelle dans une solution d'acide azotique à 1/4, où elle reste seulement quelques secondes et on la retire pour la laver dans de l'eau. On dessèche à l'aide de papier à filtrer : on éclaircit avec l'essence de girofle et on monte dans le baume de Canada. On peut encore déshydrater les lamelles à l'aide de l'alcool absolu, en les sortant de l'acide azotique dilué. Si l'on veut pratiquer la double coloration, il suffira, en les retirant du bain colorant, de les plonger pendant deux minutes environ dans la solution suivante :

Eau d'aniline à 3 p. 100............	30 gr.
Alcool à 90°......................	50 —
Acide azotique pur................	20 —
Bleu de méthylène................	5 —

Tous les éléments décolorés par l'acide azotique se colorent de nouveau en bleu ; les bacilles de la tuberculose seuls restent colorés en rouge.

Dans l'urine, ils se présentent généralement avec les mêmes caractères que dans les crachats ; on les trouve aussi en touffes, en broussailles, en petits faisceaux irréguliers dans lesquels les bâtonnets sont très allongés et disposés dans diverses directions. Il est assez rare de rencontrer des cellules qui en renferment. Leur longueur varie de 2 à 6 μ et leur épaisseur de $0\mu,3$ à $0\mu,6$; ils sont souvent comme brisés ou arqués et formés par des petits grains cylindriques placés bout à bout ; on remarque cette dernière disposition surtout si l'on emploie un grossissement suffisant. Dans les urines qui en renferment, ils y existent presque toujours en très petit nombre ; parfois l'on est obligé de faire plusieurs préparations avant d'en rencontrer qui soient bien caractéristiques.

Le dessin 2 de la planche VII a été fait à la chambre claire et d'après une préparation où ces bacilles étaient très visibles et assez nombreux. Les filaments f sont constitués par du mucus coagulé ; ils ont conservé une légère teinte rose ; à la lettre l correspondent des globules de pus, dont la teinte est un peu plus accentuée ; ils ont été déformés par l'action des différents réactifs employés ; en e on trouve deux fragments de cellules épithéliales ; en b, on voit des bacilles qui étaient fortement colorés en rouge et bien reconnaissables ; ils sont libres dans le liquide.

La figure 1 de la même planche nous représente des cellules sphéroïdes; certaines d'entre elles contiennent un grand nombre de longs bacilles disposés en faisceaux. Elle a été dessinée d'après une figure empruntée au *Traité des bactéries* de Cornil et Babès.

Réaction d'Ehrlich. — Les composés diazoïques qui résultent de l'action de l'acide nitrique sur les amines primaires de la série aromatique se distinguent par un pouvoir colorant spécial. Par exemple, du nitrate de *diazobenzol* et de l'*aniline* forment de l'amidoazobenzol par suite de la mise en liberté de l'acide nitrique.

Ehrlich le premier (sulfodiazobenzolréaction ou diazoréaction d'Ehrlich) a voulu utiliser cette combinaison facile des composés diazoïques pour caractériser certaines urines. Il s'est servi non pas de l'acide diazobenzolsulfurique, mais de l'acide sulfanilique du commerce.

Sa formule est la suivante[1] :

N° 1. Acide chlorhydrique....... 50 c. c.
    Eau.................... Q. S. pour faire un litre.

Dans ce liquide, on ajoute de l'acide sulfanilique jusqu'à saturation.

N° 2. Solution de nitrite de soude à 1/2 p. 100.

Pour faire la réaction, on mélange 50 centimètres cubes du n° 1 et 1 centimètre cube du n° 2; on ajoute la même

---

[1] On a également indiqué les formules suivantes :

N° 1. Eau distillée............................ 500 cc.
    Acide azotique......................... 30 cc.
    Acide sulfanilique bien pur. Q. S., environ. 50 gr.
N° 2. Eau distillée............................ 200 gr.
    Nitrite de soude .... 5 —

L'acide chlorhydrique est préférable à l'acide azotique; en outre la quantité d'acide sulfanilique est trop grande; car il suffit de 1 gramme de cet acide par litre pour produire encore la réaction.

quantité d'urine et on sature d'ammoniaque. Dans l'urine normale, on détermine seulement une teinte jaune; mais la mousse que l'on produit par l'agitation du liquide ne se colore pas. Il n'en est pas de même avec certaines urines pathologiques; on obtient une belle coloration rouge carmin qui se communique également à la mousse; après vingt-quatre heures de repos, il se fait un précipité dont la portion supérieure offre une couleur foncée intense, vert, vert noirâtre ou violet.

D'après Ehrlich, la coloration rouge se transforme en un corps insoluble vert qui colore les sédiments; quelquefois on constate seulement cette teinte verte qui, d'après les mêmes auteurs, n'est qu'une modification de la première.

Ehrlich a obtenu cette réaction rouge avec l'urine de la fièvre typhoïde, de la rougeole et *surtout de la tuberculose;* elle manque dans le rhumatisme, l'érysipèle, la méningite, la pneumonie, la diphtérie.

Penzoldt a vu la réaction se manifester dans les urines normales et surtout avec les solutions de sucre de raisin. Dans ce dernier cas, il faut alcaliniser avec la potasse au lieu de l'ammoniaque. Le même auteur a constaté que l'urine diabétique, rendue alcaline par la potasse et additionnée à parties égales d'une solution d'acide diazobenzolsulfurique pur prend après un certain temps une coloration rouge foncé.

Petri accorde à cette réaction la propriété de produire un corps jaune rougeâtre, lorsque le liquide contient des peptones.

Escherich a obtenu la réaction colorée 18 fois sur 20. Weyl l'a produite avec des liquides contenant de l'acide nitrique.

De notre côté, nous l'avons vue parfois se produire dans l'urine d'un sujet sain, et donner un résultat négatif avec celle d'un tuberculeux bien avéré.

En résumé, cette réaction ne présente pas d'applications cliniques bien certaines et les éléments qui déterminent la coloration nous sont inconnus. Si je la signale, c'est plutôt au point de vue théorique que comme application.

Blennorrhagie urétrale. — Lorsque j'ai parlé des microorganismes que l'on rencontre dans l'urine et de ceux qui produisent des lésions inflammatoires dans les voies urinaires, je n'ai pas signalé celui de la blennorrhagie urétrale.

Il a été parfaitement étudié par Neisser qui lui a donné le nom de *gonococcus* : avant lui, Hallier, Salisbury, Bouchard avaient constaté la présence d'un microbe dans le pus de la blennorrhagie et même dans l'intérieur de quelques rares leucocytes. Depuis les travaux de Neisser, de nombreux auteurs ont confirmé l'existence de ce microorganisme. On le retrouve constamment dans le pus de la blennorrhagie aiguë ou chronique, de la blennophtalmie aiguë ou chronique, de l'ophtalmie des nouveau-nés. Il est bien évident qu'il existe aussi dans l'urine, lorsque sa présence a été constatée dans l'écoulement urétral. On l'a vu pénétrer dans les lymphatiques de la paroi urétrale et se localiser dans différents points : c'est ainsi qu'on le retrouve dans le liquide de l'arthrite blennorrhagique.

Si l'on examine du pus blennorrhagique sans faire agir une matière colorante, le gonocoque se présente sous la forme d'une petit corps arrondi, réfringent, mobile. Lorsqu'on le colore avec une solution de fuchsine ou d'une autre matière colorante, et si on l'examine à un grossissement considérable, on le voit sous la forme d'un petit corps (grain de café) ovalaire, allongé, divisé par son milieu en deux moitiés (fig. 1, pl. VIII). Les gonocoques sont rarement isolés ; le plus souvent, ils sont réunis par 2, 3, 4 et plus, au point de constituer des petits amas irréguliers, dans lesquels ils sont tous très distincts. On les trouve soit dans le liquide, soit dans les cellules lymphatiques de l'écoulement blennorrhagique (fig. 2, pl. VIII). Les cellules épithéliales peuvent également être envahies par ces micro-organismes (fig. 3, pl. VIII).

Les gonococci de Neisser se trouvent constamment dans la blennorrhagie urétrale ; c'est surtout au début de cette maladie qu'on les constate facilement dans les cellules et dans le liquide. Mais, à mesure que l'intensité de la maladie diminue, ils deviennent moins fréquents et parfois on éprouve quelques difficultés pour constater leur présence, surtout dans des cellules. Ce ne sont pas les seuls micro-organismes que l'on rencontre dans cette maladie. En effet, Zeissl a trouvé aussi des bacilles et les corps ovoïdes déjà décrits par Aubert ; dans deux cas, les *bacilles* étaient même plus nombreux. Il est important de pouvoir les distinguer facilement ; car, dans certains cas douteux, l'affirmation est nécessaire. A cet effet, Roux a montré que le liquide iodo-ioduré de Gram ne fixe pas les couleurs basiques d'aniline sur les gonococci qui, soumis à l'alcool, se décolorent en même temps que les éléments anatomiques et deviennent très difficilement reconnaissables au microscope. Les autres bactéries, telles que les micrococci, les streptococci, les staphylococci, les diplococci de la pneumonie, etc., ne se décolorent pas, lorsqu'on les soumet au même traitement. Si donc, par l'action du liquide iodo-ioduré et de l'alcool, il y a disparition absolue des cocci, ce sont bien ceux de Neisser ; en outre, si l'on a à sa disposition un grossissement très fort, on pourra distinguer leur forme spéciale.

Le procédé que nous employons pour la coloration des gonocoques est le suivant : on recueille avec soin et à l'aide d'une aiguille un peu de pus blennorrhagique et on l'étale en couche très mince sur des lamelles. On peut fixer les différents éléments en mettant sur chaque lamelle deux ou trois gouttes d'alcool absolu qu'on laisse évaporer. On les place ensuite pendant cinq minutes dans une solution de fuchsine, préparée comme je l'ai indiqué à propos de la tuberculose ; cependant il ne faut pas porter cette solution à l'ébullition avant de la placer dans un godet. En les sortant du bain colorant, on enlève l'excès de la matière colorante à l'aide de l'alcool absolu qui en même temps déshydrate ; on éclaircit avec l'essence de girofle et on monte dans le baume de Canada. A la place de la fuchsine, on peut employer une solution de bleu de méthylène ou de violet ; le mode opératoire reste toujours le même. Nous préférons la fuchsine et c'est avec cette substance que nous avons obtenu les préparations les plus démonstratives.

Le dessin 2, planche VIII, a été fait à la chambre claire et d'après une préparation de pus blennorrhagique pris au début de cette maladie. Le protoplasma des cellules s'est rétracté par l'action de l'alcool et a constitué les masses de formes diverses que l'on voit en *p ;* les gonococci *g* sont très apparents.

Le dessin 3 de la planche VIII a été fait d'après une photographie. En *b*, on voit des amas de gonococci placés sur des cellules épithéliales ; une de ces cellules *a* présente aux deux extrémités un petit amas de ces mêmes microorganismes ; une autre *c* a été envahie par six ou sept de ces microbes. L'on en rencontre également réunis en petits amas *d* dans le liquide lui-même.

Substances accidentelles. — On peut trouver dans l'urine un assez grand nombre de substances accidentelles et dont la présence est souvent fort embarrassante.

On rencontre très souvent des fibres végétales provenant soit de la chemise ou des vêtements, etc. ; ces fibres ne pourraient être confondues qu'avec les cylindres urinaires ; mais, avec un peu d'attention, on les en distingue facilement ; leurs contours sont très accentués ; elles sont plus volumineuses et marquées de nombreuses lignes longitudinales et parallèles.

Il faut savoir distinguer les différentes fibres :

Celles du coton sont représentées par des tubes creux, déprimés suivant leur axe, rubannés et contournés en spirale. Celles du lin sont cylindriques ou aplaties, en partie creuses, très épaisses, munies çà et là de renflements nodulaires. La soie est constituée par des filaments doubles, brillants, pleins, cylindriques ; ils se dissolvent en prenant une coloration rouge dans un liquide contenant du sucre et de l'acide sulfurique. Les filaments de la laine se dissolvent comme ceux de la soie, mais ils sont formés par des cellules épidermiques disposées comme les tuiles d'un toit ; si l'on fait agir une solution de potasse caustique, on aperçoit un cordon médullaire axile bien net.

Dans l'urine, l'on constate parfois la présence d'éléments anatomiques entiers et des fragments de tissus animaux, tels que des écailles de papillons ou d'insectes, des poils, des barbes de plume, etc., etc.

On rencontre également des poussières venant de l'atmosphère, des débris, qu'il est entièrement impossible de caractériser.

On trouve très fréquemment des grains d'*amidon* et de *fécule* ; ces derniers se reconnaissent facilement à leur grosseur et à leur forme : le hile est toujours visible. Les grains d'amidon de *blé* ou de *riz*, souvent très abondants dans l'urine de femme, peuvent quelquefois embarrasser, car ils sont sphériques et souvent très petits.

On devra, en cas de doute, faire glisser sous la lamelle de verre une goutte d'eau iodée : immédiatement, l'amidon, quelle que soit sa provenance, se colorera en bleu, et aucune confusion ne sera possible ; on peut encore faire l'examen à la lumière polarisée, et tous les grains d'amidon se teinteront d'une belle croix de Saint-André, noire sur un fond blanc, lorsqu'on aura obtenu le maximum d'extinction. Le centre de cette croix correspond au hile.

On trouvera également du *lycopode*, qui est employé aux mêmes usages que la poudre de riz ou d'amidon.

J'ai enfin trouvé des *sarcoptes de la gale* et plusieurs fois le sarcopte du fromage, des vieilles farines, celui que Galès avait d'abord cru être cause de la gale. Il diffère du sarcopte de la gale par la longueur de ses pattes, qui atteignent le diamètre corps et qui sont terminées par des crochets, comme les pattes antérieures du pou du pubis, tandis que les pattes du sarcopte de la gale sont constituées par de gros et courts tubercules terminés par une longue soie garnie d'une ventouse. Ce sarcopte peut provenir de vases malpropres, de l'usage pour les soins de la toilette de vieilles farines ou poudres de riz et d'amidon, et peut-être même se développer dans les matières sébacées qui s'accumulent dans les replis des petites lèvres et qui séjourneraient longtemps chez les femmes peu habituées aux soins de la toilette.

Des matières fécales peuvent se rencontrer dans l'urine dans le cas de communication fistuleuse entre l'intestin et la vessie; des faits de ce genre ont été signalés par Bizozzero et par Wyss. On y trouve aussi des gaz; ainsi chez les diabétiques (pneumaturie diabétique de Guiard), on a observé le développement spontané de gaz dans la vessie et leur sortie par l'orifice urétral.

Leucomaïnes et ptomaïnes. — Les urines normales contiennent des alcaloïdes toxiques. Liebreich a signalé l'existence de la bétaïne. Pouchet a retrouvé, dans les matières extraites de l'urine humaine, non seulement l'allantoïne, mais aussi la carnine et un alcaloïde dont il a obtenu un chlorhydrate, un chloroplatinate, un chloraurate et un chloromercurate. L'existence de cet alcaloïde a été vérifiée par M. le professeur Gautier, qui a donné le nom de *leucomaïnes* à ces alcaloïdes découverts dans l'urine normale, pour les distinguer des alcaloïdes cadavériques. MM. Gautier et Pouchet admettent que cet alcaloïde résulte de la désassimilation des tissus.

Schiffer a démontré aussi, dans l'urine normale, l'existence d'une autre substance toxique.

Villiers a trouvé des alcaloïdes seulement deux fois sur dix dans l'urine de personnes en bonne santé ; mais il les a constamment retrouvés dans les urines de malades atteints de rougeole, diphtérie, pneumonie, phtisie, abcès à la tête.

Mais, si dans les urines normales il n'existe qu'une quantité très faible, quoique bien réelle, de *leucomaïnes*, il n'en est plus de même dans quelques cas pathologiques, où elle devient alors considérable. M. le professeur Bouchard a pu démontrer l'exactitude de ce fait dans les maladies infectieuses, en particulier pour la fièvre typhoïde ; il a signalé les analogies chimiques que ces alcaloïdes présentent avec les *ptomaïnes ;* il a remarqué que, lorsqu'ils étaient abondants dans les matières fécales, ils l'étaient aussi dans les urines. Pour M. Bouchard, ces alcaloïdes seraient le résultat de la désassimilation d'agents infectieux plutôt que de l'élaboration vicieuse de la matière par les cellules animales ; ils se forment dans le tube intestinal, ils sont ensuite partiellement absorbés à la surface de la muqueuse, puis éliminés par les reins.

Selmi a recherché les *ptomaïnes* dans l'urine de plusieurs malades ; il pensait qu'on les trouvait seulement dans des cas pathologiques, notamment dans les maladies infectieuses et celles à sphacèle interne. D'après cet auteur, ces ptomaïnes provenaient, soit de la désassimilation cellulaire, soit de l'activité des bactéries ; il leur a donné le nom de *pathoamines*, et il fait une distinction au point de vue de l'odeur. A côté de ces produits, Selmi a remarqué dans l'urine l'existence constante d'un corps phosphoré analogue à celui qui se développe dans la putréfaction de l'albumine.

Stœdeler et Frerichs ont signalé la présence de substances toxiques dans l'urine de malades atteints d'ictère grave. Dans cette maladie, Schultzen et Riess ont toujours constaté l'existence des peptones, dont Brieger isole facilement les produits toxiques (peptotoxine).

Jusqu'à présent, bien que des travaux nombreux, et dont l'énumération serait ici trop longue, aient été publiés sur ce sujet, l'on n'a pas, je le crois du moins, isolé dans l'urine une ptomaïne dont l'étude chimique et physiologique en même temps ait été complète.

LIVRE CINQUIÈME

RECHERCHE DES MÉDICAMENTS ÉLIMINÉS PAR L'URINE

Presque toutes les substances qui sont administrées comme médicaments s'éliminent par l'urine, qu'elles soient de nature organique ou minérale. Elles s'éliminent soit en nature, soit après avoir subi une série de transformations plus ou moins profondes; cette dernière remarque s'applique surtout aux substances organiques. (Voir à ce sujet : *Art de formuler*, par Yvon, pages 538 et suivantes.)

Sont éliminés en nature les sels minéraux qui par leur constitution se prêtent peu aux décompositions chimiques, ou qui existent déjà dans l'économie, ou bien des substances de nature organique, telles que certaines matières colorantes, l'urée, etc.

Éprouvent au contraire des transformations, les substances susceptibles de se *salifier* ou de s'*oxyder*, par exemple les acides, les oxydes, les sels acides, les sulfures. Bon nombre de substances organiques qui subissent des transformations de combustion, tous les sels à acides organiques, citrates, tartrates, etc., sont éliminés à l'état de carbonates.

On pourra constater la présence d'un certain nombre de

ces substances dans l'urine en opérant directement sur ce liquide ; mais pour quelques-unes, et pour beaucoup s'il s'agit d'un dosage, il sera nécessaire de détruire la matière organique, de procéder en un mot à une véritable recherche toxicologique. Si la substance à rechercher est elle-même de nature organique, il faudra la dégager au moyen d'opérations appropriées que nous indiquerons. Nous allons diviser les substances que l'on peut avoir à rechercher dans l'urine en deux groupes, suivant qu'elles sont de nature organique ou minérale ; et, dans chaque groupe, nous suivrons l'ordre alphabétique.

MATIÈRES MINÉRALES

Métalloïdes.

Arsenic. — On ne peut retrouver l'arsenic dans l'urine qu'en faisant une véritable recherche toxicologique.

Le procédé le plus pratique consiste à évaporer une certaine quantité d'urine, celle de vingt-quatre à quarante-huit heures, de manière à la réduire en consistance sirupeuse ; on y ajoute alors 1/10 d'acide azotique, et on continue l'évaporation jusqu'à consistance pâteuse. On laisse alors refroidir ; on ajoute un excès de potasse caustique pure, on dessèche et l'on fait ensuite déflagrer par petites portions dans un creuset de porcelaine ; il doit rester des cendres blanches.

Si l'on opère sur une petite quantité d'urine, on peut l'évaporer en consistance sirupeuse, ajouter alors de l'azotate de potasse bien pur et faire déflagrer.

Dans tous les cas, après refroidissement, on arrose le résidu avec de l'acide sulfurique, et l'on chauffe tant qu'il se dégage des vapeurs nitreuses ; on dissout ensuite dans l'eau, et la solution ainsi obtenue est introduite dans l'appareil de Marsh.

On peut encore détruire la matière organique au moyen de l'acide chlorhydrique et du chlorate de potasse : on concentre l'urine, on y ajoute 1/5 de son volume d'acide chlorhydrique pur, puis on porte l'ébullition, et on projette de temps à autre du chlorate de potasse par pincées de 0^{gr},50 au plus à la fois. Lorsque le liquide est devenu incolore, on filtre, et la solution est prête à être introduite dans l'appareil de Marsh.

Bromures. — Si l'urine renferme une forte proportion de bromure, on peut la verser dans un tube à essai avec quelques centimètres cubes de benzine ou de sulfure de carbone, puis ajouter soit de l'eau chlorée, soit de l'acide azotique nitreux et agiter. Le brome mis en liberté se dissout dans le sulfure de carbone et le colore.

Mais ce procédé ne réussit que si la quantité de bromure est assez considérable ; le plus souvent, il est nécessaire d'évaporer l'urine à siccité, d'ajouter au résidu un peu de potasse ou de soude caustique et de chauffer jusqu'au rouge sombre pour détruire la matière organique ; on dissout dans l'eau le résidu alcalin, et cette solution est d'abord neutralisée avec de l'acide azotique ; quand il ne se dégage plus de gaz (et cette précaution est indispensable pour éviter les projections d'acide), on l'introduit dans un tube à essai avec du sulfure de carbone et un excès d'acide *azotique nitreux*; on agite, et le sulfure de carbone s'empare du brome mis en liberté et se colore en jaune orangé.

Carbonates. — Pour constater dans l'urine la présence d'un carbonate alcalin, il suffit de la concentrer convenablement, puis d'y verser un acide pour observer un dégagement d'acide carbonique. On peut caractériser ce gaz en faisant l'opération dans un matras muni d'un petit tube à dégagement et en faisant barboter ce gaz dans l'eau de chaux.

On peut enfin précipiter l'urine par l'eau de baryte additionnée de chlorure de baryum ; le précipité produit renferme l'acide carbonique à l'état de carbonate ; on le sépare, on le lave et on en dégage l'acide carbonique en le traitant par l'acide chlorhydrique.

Chlorate de potasse. — On constate facilement la présence du chlorate de potasse dans l'urine au moyen du procédé suivant : on colore l'urine avec quelques gouttes de *sulfate d'indigo*, puis on ajoute un peu d'*acide sulfurique* et enfin un peu de solution d'*acide sulfureux* ou d'un *sulfite alcalin;* s'il y a du chlorate, le mélange se décolore par suite de la mise en liberté du chlore.

On peut doser le chlorate en ajoutant à l'urine une dissolution de nitrate d'argent tant qu'il se produit un précipité. Les *chlorures, carbonates, phosphates, sulfates* sont ainsi éliminés à l'état de sels d'argent insolubles. Le *chlorate d'argent* reste dans la liqueur avec l'excès de nitrate ; on filtre, puis on enlève l'excès d'argent, en même temps qu'on transforme le *chlorate d'argent* en *chlorate alcalin*, en traitant par du carbonate de soude ou de potasse très pur. On filtre, on évapore à siccité, puis on chauffe au rouge sombre ; on transforme ainsi le *chlorate* en *chlorure*, et l'on dose comme il a été indiqué page 126.

Chlorures. — Les chlorures existent normalement dans l'urine ; si donc on veut rechercher la proportion de chlorure provenant d'une administration de ces sels, il faudra commencer par déterminer la moyenne d'élimination normale du sujet; cette observation s'applique à toutes les substances qui existent dans l'urine normale.

Iode et iodures. — L'iode passe très rapidement dans l'urine, et on le décèle avec la plus grande facilité ; s'il est administré en nature, on le retrouve à l'état d'iodure alcalin.

Pour constater la présence d'un iodure dans l'urine, on ajoute à ce liquide un peu d'empois d'amidon, puis quelques gouttes d'acide azotique nitreux. L'iode ainsi mis en liberté donne avec l'amidon la coloration bleue caractéristique. Il faut éviter d'ajouter un excès d'acide azotique, car on détruirait la coloration bleue. Au lieu de l'acide azotique nitreux, on peut employer de l'*eau chlorée* ou un *hypochlorite alcalin*, ou enfin du *perchlorure de fer*.

Au lieu d'empois d'amidon pour déceler l'iode mis en liberté par un des moyens que nous venons d'indiquer, on peut agiter le liquide avec du chloroforme, de la benzine, du sulfure de carbone ; ces dissolvants se colorent en violet.

S'il n'existait que des traces d'iodure, il faudrait opérer comme nous avons indiqué pour le brome, c'est-à-dire calciner avec de la potasse caustique le résidu de l'évaporation de l'urine.

Phosphates. — Leur recherche et leur mode de dosage ont été indiqués page 142. Comme ils font partie des éléments normaux de l'urine, il faut dans un dosage tenir compte de l'observation que nous avons faite en parlant des chlorures.

Soufre, sulfates, sulfures. — Le soufre absorbé est oxydé dans l'économie et éliminé à l'état de *sulfate*; il en est de même pour les sulfures ; les *sulfates* ingérés sont éliminés en nature. Nous avons vu page 135 que tout le soufre contenu dans l'urine n'y existe pas à l'état de sulfate ; on le rencontre comme partie constituante de composés organiques (cystine) ; tout le soufre absorbé peut donc ne pas être éliminé à l'état de sulfate, de même qu'une portion des sulfates absorbés peut être réduite ; si donc on veut se rendre compte de la quantité de soufre absorbé, il faut doser non pas seulement l'acide sulfurique, mais le *soufre total*. (Voir p. 135.)

L'acide sulfurique existant normalement dans l'urine, il faut, dans un dosage, connaître d'abord la proportion de ce corps éliminé normalement. Il résulte de mes expériences qu'on retrouve dans l'urine à *l'état d'acide sulfurique* 24,5 p. 100 de l'acide sulfurique absorbé sous forme de sulfate de magnésie et 25 p. 100 lorsque le soufre est absorbé en nature.

Sels de lithine. — Les sels de lithine passent dans l'urine. Pour les rechercher, il faut évaporer à siccité une certaine quantité d'urine et carboniser le résidu. Ensuite on épuise le charbon avec de l'acide chlorhydrique étendu, on filtre et on évapore à siccité ; le résidu est repris par de l'alcool concentré. On filtre, on évapore de nouveau à sec et on soumet le résidu à l'analyse spectrale.

Sulfocyanures. — Le sulfocyanure de potassium, pris à petites doses, passe rapidement dans l'urine et peut y être retrouvé facilement, en se servant du perchlorure de fer.

Métaux.

Bismuth. — Le bismuth est éliminé en faible quantité par l'urine à la suite de l'ingestion du sous-nitrate de bismuth ; cette élimination se prolonge quelques jours après que l'on a cessé d'administrer ce médicament. Pour le rechercher, il faut, après avoir évaporé l'urine en consistance sirupeuse, détruire la matière organique par l'action de l'acide chlorhydrique et du chlorate de potasse. On précipite ensuite le bismuth par un courant d'hydrogène sulfuré. Le sulfure ainsi produit est dissous dans l'acide azotique, et cette solution sert à constater les caractères du métal qui sont les suivants : précipité noir par l'hydrogène sulfuré ; précipité jaune par le chromate de potasse ; précipité blanc par la potasse et la soude, insoluble dans un excès de ces réactifs, ce qui le distingue du plomb).

Cuivre. — Les sels de cuivre sont parfois administrés comme médicaments (sulfate de cuivre ammoniacal) et, si leur usage est longtemps prolongé, on peut retrouver ce métal dans l'urine.

On détruit la matière organique par l'acide chlorhydrique et le chlorate de potasse, on précipite le cuivre par l'hydrogène sulfuré, et le sulfure de cuivre produit est dissous dans l'acide chlorhydrique étendu. Si le cuivre est très peu abondant, il faut faire cette précipitation par l'acide sulfhydrique dans un flacon qui peut être bouché. Quand le liquide est bien saturé de ce gaz, on bouche et on laisse déposer vingt-quatre heures. Ou bien on évapore l'urine à siccité, on calcine le résidu avec de l'acide sulfurique, et le charbon ainsi obtenu est épuisé par l'eau bouillante aiguisée d'acide azotique.

De toute façon, la solution cuprique est caractérisée par la coloration bleue qu'y développe l'ammoniaque, par le précipité brun rougeâtre produit par le ferrocyanure de potassium, et par le dépôt rougeâtre de cuivre métallique dont se recouvre une lame de fer plongée dans cette solution.

Fer. — Le fer existe normalement dans l'urine ; mais on le trouve en quantité plus considérable pendant et à la suite d'un traitement ferrugineux. On le recherche comme nous avons indiqué page 162.

Ferrocyanure. — Le ferrocyanure de potassium s'élimine en nature par l'urine. Pour constater sa présence, il suffit d'acidifier l'urine avec de l'acide chlorhydrique, puis d'y verser quelques gouttes de perchlorure de fer : il se fait immédiatement du *bleu de Prusse*. Le ferricyanure s'élimine de même, mais à l'état de *ferrocyanure ;* il subit donc une réduction dans l'économie.

Magnésie. — Lorsqu'on ingère soit de la magnésie, soit un sel de magnésie, la proportion de cette substance augmente dans l'urine. Pour la recherche et le dosage, voir page 160. On retrouve dans l'urine 4,5 p. 100 de la magnésie prise à l'état de sulfate et 8,5 p. 100 si elle a été absorbée à l'état d'oxyde (Yvon).

Mercure. — Le mercure est éliminé par les urines lorsqu'il est administré à l'intérieur ou même appliqué en friction. On détruit la matière organique par l'acide chlorhydrique et le chlorate de potasse, ou mieux, comme l'a conseillé M. Personne pour le lait, en y faisant passer un courant de chlore ; on filtre et on enlève l'excès de chlore par un courant d'*acide sulfureux*. Dans le liquide filtré et placé dans un flacon qu'on peut boucher, on fait passer un courant d'*hydrogène sulfuré* jusqu'à saturation ; on bouche et on laisse reposer jusqu'à ce que le précipité de sulfure de mercure soit bien réuni au fond du vase. On décante, on jette sur un filtre, et on dessèche ce précipité.

On prend alors un tube de verre fermé par un bout ; on y introduit d'abord un peu de chaux vive, puis le précipité de sulfure de mercure, encore de la chaux, un peu d'amiante, et on étire le tube à la lampe. On chauffe ensuite le tube ; on commence par la colonne de chaux, puis on chauffe l'endroit où se trouve le sulfure : ce dernier est décomposé, et le mercure, revivifié, va se condenser dans la partie étirée et froide du tube, sous forme de petits globules brillants, facilement visibles à la loupe. On peut, comme contrôle, séparer cette partie du tube et y faire pénétrer des vapeurs d'iode. Il se fait du biodure de mercure rouge à froid et devenant jaune si on le chauffe.

Pour isoler le mercure, on peut encore, au lieu de le précipiter par l'hydrogène sulfuré, introduire dans le liquide une pile de Smithson, formée par une petite lame d'or enroulée autour d'une petite baguette d'étain. Le mercure se dépose sur l'or et le blanchit. On peut isoler et caractériser ce mercure de la manière suivante :

La feuille d'or est séparée de l'étain et placée dans un petit tube de verre fermé par un bout. On étire ensuite ce tube à la lampe, de façon à enfermer l'or dans une espèce d'ampoule ; puis on chauffe : le mercure se volatilise et va se condenser dans la partie étirée ; on peut le transformer ensuite en iodure de mercure.

RECHERCHE DES MÉDICAMENTS ÉLIMINÉS PAR L'URINE

Si la quantité de mercure était très petite, on pourrait se servir de l'appareil de MM. Flandin et Danger. L'urine préalablement traitée par l'acide chlorhydrique et le chlorate, est placée dans le ballon (fig. 52) et vient passer goutte à goutte sur une feuille d'or placée dans le tube d'écoulement et qui est en communication avec le pôle néga-

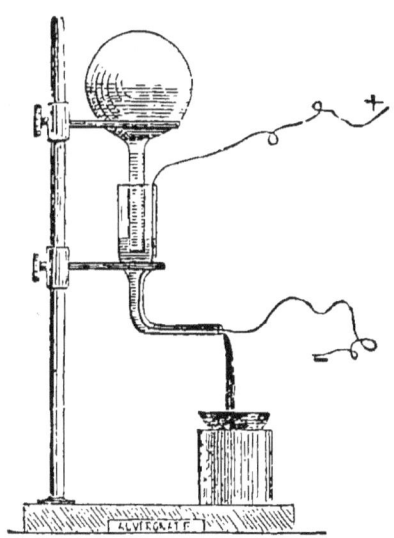

Fig. 52. — Appareil de Flandin et Danger.

tif d'une pile. De cette manière, tout le mercure contenu dans l'urine se dépose sur cette feuille.

Wolff et Néga indiquent le procédé suivant, qu'ils considèrent comme le plus exact : On additionne l'urine de chlorate de potasse (5 grammes par litre) et d'acide chlorhydrique et on la chauffe au bain-marie jusqu'à clarification et décoloration complète. On prolonge l'évaporation jusqu'à réduction à 1/3 du volume primitif. Dans la liqueur ainsi obtenue, on fait passer un courant d'hydrogène sulfuré pendant deux ou trois heures et on laisse reposer vingt-quatre heures. Le précipité ainsi formé est recueilli sur un filtre; on détruit le filtre et son contenu au moyen de l'eau régale et on évapore en consistance pâteuse. Le résidu est repris par 300 centimètres cubes environ d'eau ; on a ainsi une solution dans laquelle on place 3 à 4 fils de cuivre de $0^m,005$ de diamètre et de $0^m,08$ à $0^m,10$ de longueur et on chauffe à 80°. Les fils de cuivre sont ensuite lavés avec de la lessive de potasse et de l'alcool absolu et essuyés avec du papier à filtrer. On les dessèche à 80° et on les place dans un tube de verre dont on effile une des extrémités. On chauffe la partie qui contient le cuivre de façon à sublimer le mercure et à le faire déposer dans la partie froide. On applique cette dernière partie, la pointe en l'air, contre un couvercle de vase dans lequel on a placé de l'iode cristallisé et il se forme ainsi des cercles d'iodure de mercure.

Plomb. — Le plomb s'emmagasine facilement dans l'économie et est éliminé en petite quantité par l'urine ; on peut avoir à rechercher sa présence dans l'urine des saturnins. Il est alors nécessaire de détruire les matières organiques. Le procédé que nous avons conseillé jusqu'ici, c'est-à-dire la destruction par l'acide chlorhydrique et le chlorate de potasse, ne peut être appliqué ici, car le chlorure de plomb est insoluble et ne reste en dissolution que dans les liqueurs très chaudes. Il faudrait donc filtrer bouillant. Il est préférable d'évaporer l'urine en consistance très sirupeuse, de laisser refroidir et d'ajouter alors au résidu un quart de son poids d'acide sulfurique pur. Puis on continue l'évaporation, et l'on chauffe jusqu'à ce que le charbon soit devenu sec et pulvérulent. On reconnaît que ce charbon sulfurique est terminé lorsque, en projetant une parcelle dans l'eau, il ne colore plus sensiblement ce liquide. On laisse alors refroidir, on pulvérise finement le charbon et on le fait bouillir à plusieurs reprises avec de l'eau aiguisée d'acide azotique en changeant l'eau à chaque fois, et on filtre.

Dans le liquide filtré, on caractérise le plomb par un

courant d'hydrogène sulfuré qui donne un précipité noir. L'acide sulfurique ou un sulfate soluble donnent un précipité blanc de sulfate de plomb ; l'iodure de potassium, un précipité jaune ; le chromate de potasse, un précipité jaune ; les alcalis caustiques, un précipité blanc, *soluble* dans un *excès*, ce qui le différencie du bismuth.

Zinc. — Les sels de zinc sont peu employés, sauf l'oxyde et le valérianate : l'élimination de ce métal se fait par l'urine et assez lentement ; on en trouve encore douze à quinze jours après l'administration du valérianate.

On détruit la matière organique de l'urine au moyen de l'acide chlorhydrique et du chlorate de potasse ; on filtre, et dans le liquide filtré on fait passer un courant d'hydrogène sulfuré qui précipite les métaux étrangers. Le zinc reste en solution ; on filtre, et on ajoute alors assez d'*acétate de soude* pour former, avec l'acide chlorhydrique libre, du chlorure de sodium ; par contre, l'*acide acétique* devient libre, et, en présence de cet acide, le *sulfure de zinc* peut se précipiter ; au besoin, on ajoute quelques gouttes de sulfhydrate d'ammoniaque. Le sulfure de zinc est ensuite séparé par le filtre, après un repos suffisant, puis dissous dans l'acide sulfurique étendu.

Les sels de zinc sont caractérisés par l'absence de précipité avec l'hydrogène sulfuré (sauf l'acétate de zinc) ; le sulfhydrate d'ammoniaque donne un précipité blanc ; le ferrocyanure de potassium un précipité blanc ; le ferricyanure un précipité jaune ; la potasse caustique un précipité blanc, soluble dans un excès de ce réactif.

SUBSTANCES ORGANIQUES

Les substances de nature organique s'éliminent, par l'urine, en nature ou bien après transformation.

Alcool. — L'alcool pris à des doses même considérables passe difficilement dans l'urine. Pour en retrouver, il faut d'abord distiller ce liquide comme je l'ai indiqué pour l'acétone (p. 235). Dans la liqueur ainsi obtenue, on caractérise la présence de l'alcool par les réactions suivantes :

1° Réaction par l'acide chromique. Au produit distillé on ajoute un peu d'une solution faible de bichromate de potasse et d'acide sulfurique dilué, on a ainsi un liquide coloré en jaune ; si l'on vient à chauffer, cette couleur jaune deviendra verte dans le cas où il y aura de l'alcool ; l'acide chromique est réduit et l'on peut même percevoir l'odeur caractéristique de l'aldéhyde.

2° Réaction de Lieben, comme pour l'acétone (p. 236).

3° Réaction du xanthogène. Il est nécessaire d'opérer sur un liquide rectifié par plusieurs distillations. On ajoute à ce liquide un peu de potasse caustique et quelques gouttes de sulfure de carbone, on agite pour faciliter la dissolution, on étend d'un égal volume d'eau et on laisse tomber une goutte de solution de sulfate de cuivre. On a ainsi un précipité d'abord brun, puis jaune (xanthogénate de cuivre) s'il existe de l'alcool. Si le précipité ainsi obtenu était vert, il faudrait ajouter un peu d'acide chlorhydrique.

Toutes ces réactions ne sont pas spéciales à l'alcool ; si cependant par l'emploi de ces trois réactions l'on arrivait à des résultats positifs, on pourrait conclure à la présence de l'alcool : cette conclusion serait bien plus certaine, si en plus l'on avait perçu nettement l'odeur de l'aldéhyde.

Chloroforme et chloral. — Le chloroforme peut être décélé dans l'urine ; elle réduit alors la liqueur de Fehling. Maréchal a indiqué le procédé suivant pour le rechercher : on fait passer à travers l'urine un courant d'air qui se charge de chloroforme et se rend ensuite dans un tube de porcelaine chauffé au rouge. Par suite de la décomposition du chloroforme, il se fait du chlore que l'on recueille dans un tube à boules de Liebig, rempli d'une solution de nitrate d'argent : il se forme du chlorure d'argent.

D'après Mering et Musculus, le chloral passe difficilement à cet état dans l'urine ; il se combine presque totalement avec des produits de l'organisme et se transforme en acide urochloralique et phénolsulfurique.

Acides organiques. — Presque tous les acides organiques ou sels à acides organiques sont éliminés à l'état de carbonates correspondants. Aussi les *citrates, tartates, lactates alcalins* rendent très promptement (environ une heure) l'urine alcaline, parce qu'ils sont éliminés à l'état de carbonates. Il faut bien connaître ce fait, afin de ne pas être induit en erreur lorsqu'on dose les carbonates dans l'urine.

Acides benzoïque et benzoates. — Ils sont transformés dans l'économie et éliminés à l'état d'*hippurates*. (Voir à *Acide hippurique*, p. 103, pour la recherche et le dosage.)

Acide phénique et phénylsulfurique. — A la suite de l'usage interne ou externe de ce corps, il s'en trouve dans l'urine une proportion notable. D'après Waldenström, Almen et Salkowski, on peut le caractériser facilement dans le produit de la distillation de l'urine acidifiée par l'acide sulfurique. Il n'est jamais à l'état de liberté dans l'urine ; il s'y trouve sous forme de phénylsulfate de potassium. Les urines qui en contiennent peuvent être noires par suite de la formation d'hydroquinone ; cette coloration n'est pas en rapport avec la quantité de cet acide. Pour le rechercher il faut distiller l'urine additionnée d'acide chlorhydrique : dans le produit obtenu on ajoute de l'eau de brome ; il se fait un précipité floconneux blanc jaunâtre (tribromophénol) qui, traité par l'amalgame de sodium, donne l'odeur d'acide phénique. Avec le perchlorure de fer, on a une coloration bleue ; chauffé avec le réactif de Millon, la coloration obtenue est rouge. D'après Lewis, on obtiendrait par l'usage de la naphtaline ou de la résorcine une coloration foncée de l'urine due à la formation de l'hydroquinone.

L'urine normale contient des traces de phénol.

Brieger a constaté facilement la présence de ce corps dans l'urine à la suite des affections telles que la diphtérie, l'érysipèle, la pyémie, la scarlatine. Christiani, Baumann, Salkowski, Herter, Tauber, Schœffer ont publié des travaux très intéressants sur la formation et l'élimination des acides phénique et phénylsulfurique. (Voir également *Acide phénique*.)

Acide salicylique et salicylates. — Sont en partie éliminés en nature et partie transformés en *salicine* (Byasson). Il est très facile de constater la présence de l'acide salicylique dans l'urine : il suffit d'y verser quelques gouttes de perchlorure de fer; il se développe immédiatement une belle coloration violette. S'il n'y a que des traces d'acide, on a recours au procédé suivant, que j'ai indiqué pour la recherche de cet acide dans le vin.

On ajoute à l'urine environ 1 p. 100 d'acide chlorhydrique, et on l'agite avec de l'éther dans un tube à essai : cet éther se sépare en dissolvant l'acide salicylique mis en liberté par l'acide chlorhydrique. On place dans un verre à pied une solution étendue de perchlorure de fer; puis, au moyen d'un tube effilé, on décante l'éther qui surnage l'urine, et on le fait couler à la surface de la solution de perchlorure. A mesure que l'éther en s'évaporant abandonne de l'acide salicylique, il se développe une belle coloration violette à la surface de séparation

Acide tannique ou tannin. — Le tannin ingéré est transformé dans l'économie et éliminé sous forme d'*acide gallique*.

On peut en constater la présence en versant dans l'urine quelques gouttes de perchlorure de fer. Il se développe une coloration (ou plutôt un précipité très léger) *bleu noirâtre*. On pourrait jusqu'à un certain point confondre cette coloration avec celle donnée par l'acide salicylique dans les mêmes conditions. Mais l'urine qui contient de l'acide gallique se colore en brun, puis noir, lorsqu'on y verse un alcali caustique, potasse, soude, ammoniaque. Cette coloration prend naissance par suite de l'absorption de l'oxygène de l'air.

Alcaloïdes. — Les alcaloïdes s'éliminent par l'urine et sans éprouver de transformation, au moins en très grande partie.

Pour les recherches on se sert des trois réactifs suivants :

Iodure double de potassium et de mercure (réactif de Mayer, Valser) :

Bichlorure de mercure...........	13^{gr},546
Iodure de potassium............	49 80
Eau distillée	Q. S. pour 1 litre.

Ce réactif, versé directement dans l'urine, précipite en blanc jaunâtre les alcaloïdes qu'elle contient.

Iodure de potassium ioduré (réactif de Bouchardat) :

Iode	10 gr.
Iodure de potassium............	20 —
Eau.........................	500 —

Cette solution, versée dans l'urine, donne avec les alcaloïdes des précipités brun kermès ou marron.

Iodure double de potassium et de bismuth (réactif de Dragendorff).

Voici la formule que j'ai fait connaître :

Sous-nitrate de bismuth	1^{gr},50
Iodure de potassium.............	7 gr.
Acide chlorhydrique.............	20 gouttes.
Eau........................	20 gr.

On délaie le sous-nitrate dans l'eau; on porte à l'ébullition et on ajoute successivement l'iodure et l'acide.

Pour empêcher le dédoublement du sel de bismuth par l'eau, il faut opérer en liqueur acide. Pour 25 centimètres cubes d'urine, on ajoute environ 20 gouttes d'acide chlorhydrique, et l'on obtient alors un volumineux précipité *rouge orangé*. On constate très facilement la présence, dans l'urine, de la *quinine* et de la *morphine*, après l'ingestion stomacale ou hypodermique de ces substances.

L'élimination de la quinine offre un grand intérêt. Comme cet alcaloïde est toujours administré à des doses assez considérables, on peut très facilement faire des dosages. La quinine s'élimine en nature (Personne) et sans subir de transformation. Il résulte de mes expériences que, si on l'ingère à l'état de sulfate basique, on en retrouve dans l'urine de 25 à 30 p. 100, et à l'état de sel neutre, de 70 à 80 p. 100 (Byasson). La cinchonine, la quinidine et cinchonidine s'éliminent également sans avoir subi de transformation (Byasson).

Pour retirer la quinine de l'urine, on peut avoir recours à plusieurs procédés. On reçoit dans un grand bocal l'urine du malade tant qu'il absorbe du sulfate de quinine et cinq jours après l'administration de la dernière prise, car l'élimination exige ce temps pour être complète ; puis on y verse une solution de tannin. Dans ces conditions, l'urine se conserve très bien pendant le temps de l'expérimentation. Il se fait un précipité abondant. On décante, on le dessèche au bain-marie après l'avoir mélangé avec un excès de chaux éteinte ; puis on le place dans une allonge en verre et on l'épuise à chaud par le chloroforme. La solution chloroformique évaporée abandonne la quinine sous forme de vernis ; on dissout dans l'acide sulfurique étendu, et l'on obtient du sulfate neutre, d'où l'on peut précipiter la quinine ou que l'on fait cristalliser.

On peut aussi précipiter la quinine par l'iodure double de bismuth et de potassium. M. Byasson préfère l'iodure double de mercure et de potassium. Dans les deux cas, on décompose le précipité encore humide en l'agitant avec de la soude caustique en présence du chloroforme; l'alcaloïde mis en liberté passe dans ce dissolvant, et l'on termine comme précédemment. Le sulfate de quinine ainsi retiré est caractérisé par la coloration verte que prend sa solution par l'addition successive d'eau de chlore et d'ammoniaque.

Antipyrine. — Pour déceler la présence de ce corps dans l'urine, il faut d'abord décolorer par le sous-acétate de plomb; dans le liquide filtré et débarrassé du plomb on obtient une coloration rouge par l'addition d'une ou deux gouttes de perchlorure de fer : cette réaction n'est pas absolument caractéristique.

Avec l'acide azotique fumant on a une réaction plus positive. Pour la produire, il faut chauffer l'urine additionnée de quelques gouttes de cet acide; il se fait d'abord une coloration verte, et si au liquide bouillant on ajoute un excès d'acide, la coloration devient rouge.

Acétanilide. — On caractérise l'acétanilide au moyen de la réaction suivante, que j'ai fait connaître : on chauffe dans une capsule un peu de cette substance avec du protonitrate de mercure; il se produit une coloration verte très intense; la matière colorante ainsi produite est soluble dans l'alcool. D'après Della Cella, le perchlorure de fer colore à chaud l'acétanilide en rouge. Si l'on arrose une petite quantité d'acétanilide avec du nitrate de mercure liquide et qu'on chauffe, il y a dissolution; si l'on ajoute alors deux ou trois gouttes d'acide sulfurique, on obtient une intense coloration rouge sang. Pour rechercher l'acétanilide dans l'urine, j'ai fait connaître le procédé suivant: on agite l'urine avec du chloroforme; ce dissolvant est ensuite évaporé, et le résidu qu'il abandonne chauffé avec du nitrate mercureux : on obtient la coloration verte avec l'urine dans laquelle on a fait dissoudre des traces d'acétanilide.

Avec l'urine des sujets qui étaient en traitement, je n'ai jamais pu retrouver l'acétanilide dans l'urine : Della Cella a obtenu le même résultat négatif. L'acétanilide ne paraît donc pas s'éliminer en nature par l'urine.

On peut encore mélanger l'urine avec un quart de son volume d'acide sulfurique concentré et faire bouillir quelques instants. Après refroidissement on ajoute une petite quantité d'acide phénique et quelques gouttes de solution de chlorure de chaux. Il se produit une belle coloration *rouge* qui passe au *bleu* par l'addition d'ammoniaque.

Benzonaphtol. — L'élimination de ce médicament se fait à l'état d'*acide benzoïque* qui est transformé lui-même en *acide hippurique;* on suit pour la recherche le procédé indiqué page 103. Cette recherche est facile, car l'élimination est toujours abondante pour des doses moyennes de 2 à 4 grammes de benzonaphtol en vingt-quatre heures.

Terpine. — D'après M. Loisoc, pour rechercher la *terpine*, on évapore au bain-marie 500 centimètres cubes d'urine en consistance d'extrait que l'on reprend ensuite par l'alcool bouillant. La solution alcoolique est, après filtration, évaporée jusqu'à réduction à 5 centimètres cubes. On met ce liquide dans un tube à essai fermé par un bouchon que traverse un autre petit tube à dégagement terminé en pointe effilée et contenant quelques cristaux de protochlorure d'antimoine. On chauffe l'urine jusqu'à ébullition ; les vapeurs pour se dégager pénètrent dans le tube effilé qui renferme le chlorure d'antimoine et cette substance se colore en *rouge vif* si le liquide renferme de la terpine.

Thalline. — L'urine des individus qui prennent de la thalline présente une teinte brune avec reflet verdâtre. Pour obtenir la réaction caractéristique de la thalline, il ne faut pas opérer directement avec l'urine, parce qu'elle ne renferme pas la thalline en nature. Ainsi que l'a indiqué Rudolf von Jaksch, l'on doit ajouter à l'urine de l'éther, ou mieux du chloroforme; ces agents dissolvent un corps mal défini qui renferme de la thalline : on laisse évaporer sur une soucoupe en porcelaine et on ajoute du perchlorure de fer, la coloration verte apparaît.

Uréthane. — M. G. Jacquemin, de Nancy, conseille le procédé suivant, pour la recherche de ce corps dans l'urine :

Il faut agiter environ 500 centimètres cubes d'urine avec une quantité suffisante d'éther; ensuite, décanter, laver à plusieurs reprises et laisser évaporer à l'air libre dans un verre de Bohême. Il se produit des arborescences dues à la cristallisation du carbamate d'éthyle; le résidu peut également n'être qu'amorphe. Dans tous les cas, on redissout avec 10 ou 20 centimètres cubes d'eau, on y ajoute de la potasse en excès, et on y verse du chlorure mercurique qui produit un précipité blanc plus ou moins abondant; si la quantité d'uréthane est faible, ce précipité est jaune.

Ce procédé a donné de bons résultats, surtout lorsqu'on ajoute directement de l'uréthane à l'urine.

LIVRE SIXIÈME

MANIÈRE D'OPÉRER

CHAPITRE PREMIER

MARCHE A SUIVRE POUR L'EXAMEN D'UNE URINE

Une analyse complète de l'urine doit comprendre quatre parties : *caractères généraux, examen microscopique, éléments normaux, éléments anormaux*.

Le premier renseignement à demander consiste à s'informer si l'urine provient d'un homme ou d'une femme[1], puis ensuite de connaître le volume émis dans les vingt-quatre heures ; on procède ensuite à l'examen dans l'ordre que nous venons d'indiquer.

1º CARACTÈRES GÉNÉRAUX

Volume de l'urine (page 13). — Ce renseignement doit être fourni par le malade ou son entourage ; il doit être

---

[1] Ce renseignement est utile pour fixer quelques moyennes et souvent prévient des indiscrétions.

inscrit en tête du rapport, et nous insistons pour la dernière fois sur son importance. Non seulement il permettra de comparer les résultats obtenus avec l'urine de différents sujets, mais encore de suivre chez le même individu la variation d'un élément normal ou anormal. Cette quantité doit être exprimée soit en volume, soit en poids; dans le courant de l'analyse, il faudra tout rapporter à l'unité adoptée; comme il est plus commode de mesurer que de peser, on peut tout exprimer en volume : on prendra donc comme unité le centimètre cube.

Cela fait, on procédera à la constatation des caractères suivants :

Couleur (page 5). — On appréciera la couleur de l'urine, qu'on caractérisera par les expressions *incolore*, *paille*, *citrin*, *ambré léger*, *ambré*, *jaune*, *jaune foncé*, *jaune brun*, *brun*, *brun foncé*, *brun rouge*, *rouge*, *rouge acajou*, *rouge noirâtre*, *noirâtre*.

Aspect (page 12). — J'ai supposé que le volume de l'urine avait été déterminé par le malade; s'il ne l'est pas et si l'on remet seulement la totalité des urines des vingt-quatre heures, il faudra commencer par examiner l'*aspect* et le *dépôt* de cette urine avant de la *mesurer*, puisqu'il faut l'agiter pour faire cette dernière opération.

On indiquera donc si cette urine est transparente, louche ou très trouble. Il y a là encore une précaution à prendre et un renseignement à demander au malade. Les huit dixièmes des urines sont transparentes au moment de l'émission et se troublent par refroidissement; puis, si cette urine a été longtemps laissée en repos, elle s'éclaircira de nouveau; mais il se fera en même temps un dépôt au fond du vase.

C'est dans ces conditions que l'on doit normalement examiner cette urine, puisque l'on procède à l'examen toujours un certain temps après l'émission. On devra donc s'informer si l'urine était *transparente* ou *trouble au moment même de l'émission*.

Si l'urine a été agitée pendant le transport, le précipité rentre en suspension et trouble de nouveau la transparence du liquide; avant de se prononcer, il faut donc la laisser reposer et voir si elle s'éclaircit. Si l'on est pressé, on peut chauffer un peu d'urine au bain-marie, dans un tube à essai, porter sa température vers 35° et noter si elle devient transparente. Du reste, la détermination du poids des matériaux dissous renseignera toujours sur ce point.

Dépôt. — On doit noter la couleur du dépôt : s'il est amorphe, cristallin ou parsemé de gros cristaux; s'il est dense et bien réuni au fond du vase; s'il est floconneux et forme une couche spongieuse qui flotte en partie ou en totalité dans l'urine.

Consistance (page 11). — On notera ici la consistance de l'urine.

Odeur (page 9). — L'odeur peut être normale, aigre, ammoniacale, fétide ou anormale, provenant de l'ingestion de médicaments ou aliments.

A ce moment, on prélèvera une partie du dépôt au moyen d'une tube effilé, et ce dépôt servira à l'examen microscopique.

Réaction (page 42). — Avant de déterminer la réaction de l'urine, on devra bien la mélanger, afin d'éviter la cause d'erreur que nous avons signalée (p. 42), puis on procédera à la détermination de la réaction et à l'évaluation de l'acidité, si cela est nécessaire; lorsque la réaction est alcaline, il faudra rechercher à quelle cause est due cette alcalinité ; si l'urine est ammoniacale, il faudra s'enquérir si elle était telle au moment de l'émission ou si elle l'est devenue après.

Densité (page 20 et 33). — On détermine ensuite la densité de l'urine, soit au moyen du densimètre, soit par la balance si l'on doit en même temps rechercher la proportion des matériaux dissous.

Poids des matières fixes. — On déterminera ensuite le poids des matières fixes dissoutes dans un litre d'urine, en suivant la marche que nous avons indiquée (p. 21).

Il faudra faire cette opération avec beaucoup de soin, car elle est assez délicate.

Résidu minéral (page 30). — Le résidu de l'opération précédente sera ensuite incinéré et fera connaître le poids des éléments minéraux ; cette opération sera faite comme nous l'avons indiqué.

Résidu organique. — On l'obtient par différence, en retranchant, du poids total des substances dissoutes, celui des éléments minéraux.

Le calcul donnera la proportion contenue dans un litre d'urine. Il faudra multiplier par le volume des vingt-quatre heures le poids qu'on aura trouvé, et on indiquera les deux chiffres. Cette observation s'applique à tous les dosages des divers éléments en particulier.

2° EXAMEN MICROSCOPIQUE

On procède ensuite à l'examen microscopique du sédiment. Il y a un grand avantage à faire cet examen tout d'abord, parce que l'existence de certains éléments indiquera de suite de quel côté on doit plus particulièrement diriger les recherches chimiques.

La présence de leucocytes fera rechercher avec soin des traces d'albumine, de mucine ; l'existence de cristaux d'oxalate de chaux conduira à doser l'acide oxalique, etc. Il est bon de faire au moins cinq à six préparations, afin d'être bien certain des résultats.

On classera les éléments trouvés en *minéraux, organiques* et *organisés*.

Technique. — Pour pratiquer l'examen microscopique d'une urine, il faut d'abord, ou bien la laisser déposer pendant quelques heures dans un endroit frais et dans un vase bien propre, ou la filtrer. Dans le premier cas, on décante avec une pipette ou un tube effilé une portion du dépôt que l'on place sur une lame de verre; dans le deuxième cas, on étale le filtre au-dessus de l'entonnoir et on recueille avec la lamelle un peu du dépôt [1].

Cristaux. — La détermination des différents corps cristallisés que l'on trouve dans l'urine peut être faite à un grossissement de deux cents diamètres environ et en s'aidant des réactions suivantes :

1° On fait pénétrer entre la lame et la lamelle une goutte d'acide acétique, on dissout ainsi le phosphate de chaux et le phosphate ammoniaco-magnésien; le carbonate de chaux se dissout également et laisse dégager des bulles de gaz; le sulfate et l'oxalate de chaux sont insolubles, ainsi que la cystine, la xanthine et l'acide urique. Les urates dissous se transforment au contraire en acide urique;

2° Si l'acide acétique n'a pas dissous les cristaux, on ajoute de l'acide chlorhydrique qui dissout tout, excepté l'acide urique et le sulfate de chaux;

3° L'ammoniaque permet de différencier d'autres cristaux; par exemple, elle ne dissout ni les urates, ni l'oxalate, ni le phosphate, ni le sulfate de chaux, mais elle dissout la tyrosine, la cystine, la xanthine; les cristaux d'acide urique perdent la netteté de leurs arêtes et se couvrent de petits grains mamelonnés.

Sédiments organisés. — Comme pour les substances cristallisées, il faut laisser déposer l'urine ou la filtrer.

La filtration est préférable; par exemple, dans l'urine

---

[1] Si l'urate de soude était abondant, il faudrait, ainsi que je l'ai indiqué, chauffer très légèrement l'urine avant de la filtrer. On dissout ainsi l'urate de soude, ce qui permet de voir les autres éléments.

de la néphrite interstitielle ou chronique, quand la polyurie est assez abondante, souvent il faut filtrer une certaine quantité de liquide pour trouver dans le dépôt resté sur le papier un cylindre bien caractéristique. Ce que je dis pour les cylindres urinaires, je pourrais le répéter pour tous les autres éléments, tels que globules rouges et blancs, cellules épithéliales diverses, spermatozoïdes, etc., quand ils sont rares. Tous ces éléments ont une importance très grande et l'on doit toujours, quand il y a lieu, signaler leur présence dans une urine.

Les réactifs à employer sont les suivants :

1° L'eau iodée pour caractériser les grains des diverses fécules ;

2° Le picro-carmin pour colorer les noyaux des cellules et les rendre plus évidents ;

3° L'acide acétique sert à faire apparaître les nucléoles dans les globules blancs dont le contenu est entièrement granuleux ;

4° Une solution étendue de fuchsine pour colorer rapidement les divers éléments, sans distinction aucune ;

5° La glycérine pour augmenter la réfringence et permettre de conserver la préparation ;

6° Une solution suffisamment étendue de violet de méthyle pour teinter les diverses bactéries et champignons.

Pour l'examen microscopique de ces éléments, l'on fait usage d'un grossissement de 300 à 350 diamètres environ.

La recherche des bacilles de la tuberculose et des gonococci doit être faite en suivant les indications que nous avons données plus haut, page 356 et suivantes. Dans ce cas, il est utile, et je dirai même presque indispensable, d'employer un objectif à immersion homogène, avec un éclairage spécial (éclairage Abbé).

Pour examiner extemporanément des bactéries, il suffit de faire pénétrer une goutte de solution de violet entre la lame et la lamelle. Si l'on voulait en faire une préparation pour conserver, il faudrait dessécher la substance à examiner, en se conformant à ce que j'ai dit plus haut (p. 356 et suivantes), et colorer en se servant de fuchsine, de violet de méthyle B, ou de bleu de méthylène soluble.

Il ne faut pas oublier que la dessiccation et l'alcool rétractent les éléments sur lesquels on les fait agir, et souvent il est préférable de ne pas s'en servir, surtout lorsque l'on veut apprécier les dimensions d'une bactérie ou d'une cellule.

Pour conserver une préparation de sédiments urinaires, il faut autant que possible se débarrasser de l'urine et la remplacer par de la glycérine ou un autre liquide conservateur. A cet effet, on place d'un côté de la lamelle une goutte du liquide dans lequel doit se trouver le sédiment, et du côté opposé on enlève l'urine à l'aide d'un morceau de papier à filtrer ; on fait en sorte qu'il n'y ait pas de bulles d'air ; cette opération est assez délicate. Ensuite, après avoir essuyé les bords de la lamelle, on la fixe sur le couvre-objet au moyen de la paraffine que l'on recouvre avec de la cire. Les sédiments cristallins, à l'exception du phosphate ammoniaco-magnésien et de l'oxalate de chaux, sont aussi conservés dans le baume de Canada ; mais auparavant il est nécessaire de bien les laver avec un liquide qui ne les dissout pas, et de les dessécher avec soin : on obtient ainsi de belles préparations de cristaux.

Les cylindres urinaires ne sont pas modifiés par l'acide acétique ; ils se colorent facilement par toutes les matières colorantes, par le carmin en particulier. Le procédé de préparation, indiqué par M. le professeur Cornil, est le suivant : on laisse d'abord déposer le sédiment dans un verre conique et on le recueille ensuite à l'aide d'une pipette ; on l'introduit avec un volume égal d'une solution d'acide osmique au centième dans un tube à expérience que l'on bouche soigneusement. Au bout de vingt-quatre heures environ, on verse le tout dans un verre que l'on remplit d'eau distillée, on laisse déposer de nouveau et on répète cette opération deux ou trois fois. Les cylindres et les divers éléments cellulaires ainsi préparés ont pris une teinte brune ou noirâtre plus ou moins foncée ; les cylindroïdes prennent seulement une teinte grise très pâle ; les cylindres hyalins sont quelquefois tout à fait noirs. En outre, ce procédé permet de fixer tous ces éléments et de les conserver avec leurs véritables formes.

L'alcool absolu peut aussi être employé pour fixer, par exemple, les globules rouges et les globules blancs ; on les colore ensuite avec des couleurs d'aniline, de naphtaline (coccinine) ou de résorcine (éosine).

3° ÉLÉMENTS NORMAUX

On dosera d'abord les éléments de nature organique, puis ceux d'origine minérale :

Eléments organiques.

Urée. — On dose l'urée par le procédé indiqué (p. 65).

Dans une recherche clinique, on pourra se borner à calculer le poids de l'urée en divisant par 4 le nombre de divisions obtenues dans la décomposition de 1 centimètre cube d'urine. Si l'on veut une précision plus grande, il sera nécessaire de déterminer préalablement le volume d'azote fourni par la décomposition de 1 centigramme d'urée.

Acide urique. — Dosage par précipitation et pesée (p. 95). On devra toujours, avant d'entreprendre ce dosage, s'assurer que l'urine ne contient pas d'albumine, et, si elle en renferme, agir en conséquence.

Acide hippurique. — Pourra être dosé sur indication spéciale ; on suit le procédé indiqué page 104.

Créatine, créatinine. — On les dosera seulement sur indication spéciale (voir p. 116).

Eléments minéraux.

Nous avons, pour tous ces corps, indiqué deux modes de dosage ; pour les recherches cliniques, on pourra suivre les procédés volumétriques. Pour les recherches de laboratoire, il est préférable d'employer la balance.

Acide sulfurique. — On le dose d'après les indications (p. 131) on exprime le poids en acide sulfurique anhydre,

Acide chlorhydrique. — On suit les procédés décrits à la page 126, on exprime le poids trouvé en *chlore* et en *chlorure de sodium*. Il est bon de donner ces deux indications.

Acide phosphorique. — On dose généralement l'acide phosphorique *total* (voir p. 142) ; sur indications spéciales, on pourra déterminer séparément l'acide combiné aux *alcalis*, et celui des phosphates *terreux* (voir p. 142).

Bases.

Chaux. — Voir page 155.

Magnésie. — Voir page 160.

Sur indications spéciales, on pourra rechercher la *potasse* et le *fer*.

4° ÉLÉMENTS ANORMAUX

On commencera par rechercher et doser ceux qui sont de nature *organique*, puis ceux de nature *minérale*.

Eléments de nature organique.

On doit commencer par rechercher l'*albumine*, pour cette raison que sa présence gêne la recherche du sucre et que l'inverse n'a pas lieu.

Mucine. — On filtre l'urine et on l'additionne d'acide acétique; s'il y a un précipité de *mucine*, on le sépare par le filtre, ou mieux on fait une nouvelle prise d'essai et on acidifie l'urine avant de la filtrer (voir p. 312).

Albumine. — On procède ensuite à la recherche et au dosage de l'albumine, en prenant bien toutes les précautions que nous avons indiquées (p. 180 et suiv.).

Sur indications spéciales, on recherchera :

Globuline et *peptones* : Après avoir séparé l'albumine, on devra rechercher la globuline et les peptones en suivant la marche indiquée (p. 191-194).

La **leucine** (p. 276).

La **tyrosine** (p. 276).

Sucre. — On commence ensuite la recherche et le dosage du sucre, en opérant sur l'urine, préalablement privée d'*albumine* si elle en contenait; suivant les cas, on fera le dosage par la liqueur de Fehling ou par les procédés optiques (voir p. 216-226).

Acétone : Rechercher à ce moment si l'urine renferme de l'acétone (voir p. 235).

Inosite. — On la recherchera sur indications spéciales (voir p. 241).

Pigments et acides biliaires. — Pour ces recherches, on se conformera aux indications que nous avons détaillées (voir p. 246-252).

Urobiline : Suivre la marche indiquée (p. 259).

On pourra rechercher à cet endroit diverses matières colorantes : l'*indican*, le *pigment rouge hépatique*, les matières colorantes passant accidentellement dans l'urine (p. 268).

Matières grasses. — On terminera par la recherche des matières grasses et leur dosage si elles existent en quantité suffisante (voir p. 278).

Eléments de nature minérale.

Acide oxalique. — On rencontre assez souvent cet acide dans l'urine ; nous avons indiqué (p. 307) comment on devait le rechercher et le doser.

On pourra chercher ensuite :
Les **composés ammoniacaux** (p. 281).
Les **sulfures** (p. 285).

Tous ces dosages étant terminés, on fera le rapport *très clair* et aussi *bref* que possible ; nous insistons tout particulièrement sur ce dernier point. Il faut que le médecin puisse l'embrasser d'un coup d'œil. Il ne faut pas que le mode de recherche et le dosage d'un élément soit noyé dans des détails qui seraient tout au moins inutiles.

Un tableau comparatif réunira tous les résultats, et on devra les placer en regard des quantités moyennes éliminées normalement. Enfin, un résumé de quelques lignes fera connaître l'appréciation du chimiste.

Toutes les analyses devront être faites sur un registre spécial et porter un numéro d'ordre. On les conservera, de telle sorte que, si l'on examine plusieurs fois l'urine du même sujet, on puisse suivre et indiquer les variations des divers éléments.

Voici, du reste, un modèle de rapport fait dans cet ordre d'idées :

Renseignements fournis par le sujet :
Volume des vingt-quatre heures, $1^{lit},800$. Cette urine provient d'un homme et était transparente au moment de l'émission.

Numéro d'ordre, ***.
Pour monsieur ***.
Nom du médecin ***.

ANALYSE D'URINE

1° Caractères généraux

Volume. — Le volume de l'urine indiqué par M. X... est égal à 1 lit,800.
Volume : 1 lit,800.

Couleur. — La couleur de cette urine est jaune brun.
Couleur : jaune brun.

Aspect. — Après un repos suffisant, cette urine s'éclaircit et devient transparente.
Aspect : transparent.

Dépôt. — En même temps, il s'est fait un dépôt floconneux, de couleur rougeâtre, parsemé de cristaux fortement colorés en rouge brique et qu'au premier abord on reconnaît pour de *l'acide urique.*
Dépôt : floconneux, rougeâtre, parsemé de cristaux d'acide urique.

Consistance. — Cette urine offre la fluidité normale et filtre facilement.
Consistance : fluide.

Odeur. — L'odeur ne présente rien de particulier à signaler : elle est normale.
Odeur : normale.

Réaction. — La réaction est franchement acide.
Réaction : franchement acide.

Densité. — La densité a été trouvée égale à 1031.
Densité : 1031.

DÉTERMINATION DES SUBSTANCES DISSOUTES

Matériaux fixes. — 10 centimètres cubes d'urine ont été évaporés au bain-marie, puis desséchés à l'étuve jusqu'à ce que le poids du résidu soit devenu constant. La proportion trouvée est de 53gr,57 par litre : ce qui la porte à 96gr,42 pour les vingt-quatre heures.
Matériaux fixes :
Par litre... 53gr,57
Par 24 h... 96 , 42

Résidu minéral. — Le résidu de l'opération précédente a été incinéré; et son poids fait connaître la proportion d'éléments minéraux contenus dans un litre d'urine : il est de 11gr,85, ce qui porte à 21gr,33 pour les vingt-quatre heures.
Résidu minéral :
Par litre... 11gr,85
Par 24 h... 21 , 33

Partie organique. — Par différence, on obtient la proportion des éléments organiques contenus dans cette urine.
Eléments organiques :
Par litre... 41gr,72
Par 24 h... 75 , 09

2° Examen microscopique.

Leucocytes assez nombreux ; quelques *cellules épithéliales* provenant de la vessie.

Quelques cristaux d'*oxalate de chaux*; sédiment abondant d'*urate de soude*, cristaux assez volumineux d'*acide urique*, forme fer de lance, isolés ou réunis en rosace ; *quelques cellules* du ferment de l'urine sucrée.

3° Éléments normaux.

MATÉRIAUX AZOTÉS

Urée. — Le dosage de l'urée a été fait par décomposition au moyen de l'hypobromite de soude : et après corrections la quantité trouvée égale à 21gr,25 par litre, ce qui porte à 38gr,25 pour les vingt-quatre heures.

Urée :
Par litre... 21gr,25
Par 24 h... 38 , 25

Acide urique. — Un essai rapide montre que cette urine renferme de l'*albumine;* l'acide urique a été précipité par l'acide chlorhydrique (après séparation de l'albumine), et, pesé après lavage et dessiccation, la proportion trouvée est de 0gr,470 Par litre et 0gr,846 par vingt-quatre heures.

Acide urique :
Par litre... 0gr,470
Par 24 h... 0 , 846

ÉLÉMENTS MINÉRAUX

Acide sulfurique. — A été dosé par pesée à l'état de sulfate de baryte; la proportion est de 1gr,60 par litre et 2gr,88 pour les vingt-quatre heures.

Acide sulfurique :
Par litre.... 1gr,60
Par 24 h... 2 , 88

Chlore et chlorure de sodium. — La chlore a été pesé à l'état de chlorure d'argent. La proportion par litre est de 3gr,80, correspondant à 6gr,30 de chlorure de sodium.

Chlore :
Par litre.... 3gr,80
Par 24 h.... 6 , 84
Chlorure de sodium :
Par litre... 6gr,30
Par 24 h... 11 , 84

Acide phosphorique. — L'acide phosphorique a été pesé à l'état de *pyrophosphate de magnésie*, après avoir été précipité sous forme de phosphate ammoniaco-magnésien. La proportion trouvée par litre est de 1gr,85, ce qui fait pour vingt-quatre heures 3gr,33.

Acide phosphorique :
Par litre.... 1gr,85
Par 24 h... 3 , 33

Chaux. — La chaux a été pesée sous forme de carbonate de chaux, après avoir été précipitée à l'état d'oxalate de chaux. La proportion par litre s'élève à 0gr,185 et pour les vingt-quatre heures à 0gr,333.

Chaux :
Par litre... 0gr,185
Par 24 h... 0 , 333

Magnésie. — La magnésie a été pesée à l'état de pyrophosphate de magnésie, après avoir été précipitée sous forme de phosphate ammoniaco-magnésien. La quantité est de 0gr,123 par litre, ce qui fait 0gr,221 pour les vingt-quatre heures.

Magnésie :
Par litre... 0gr,123
Par 24 h... 0 , 221

4° Éléments anormaux.

Mucine. — Après filtration, cette urine a été additionnée d'acide acétique; et il ne se produit aucun louche. Donc :

Mucine : néant.

Albumine. — Elle est ensuite chauffée dans un tube à essai et se trouble d'une façon très marquée.

L'addition d'acide azotique ne fait point disparaître ce trouble.

Ce même acide versé dans l'urine y produit un trouble très net.

Avec les réactifs plus sensibles, tels que la solution d'iodure double de potassium et de mercure et surtout la solution acéto-alcoolique d'acide phénique, il se produit un coagulum très appréciable.

Donc : il y a de l'*albumine*. La proportion en a été déterminée par pesée, après coagulation par la chaleur, et la quantité trouvée égale à 0gr,320 par litre, ce qui fait 0gr,576 pour les vingt-quatre heures.

Albumine :
Par litre... 0gr,320
Par 24 h... 0 , 576

Sucre. — Après coagulation de l'albumine par la chaleur et séparation par le filtre, cette urine est chauffée avec de la potasse caustique et se colore en brun d'abord, puis en noir; elle réduit très facilement à chaud la liqueur cupro-potassique. Donc, elle renferme du sucre.

Le dosage en a été effectué au polarimètre après défécation par 1/10 de sous-acétate de plomb; on décolore ainsi l'urine en même temps qu'on lui enlève l'albumine.

La déviation observée a été de $6°,4$; on multiplie par 2,22, et on ajoute 1/10 pour tenir compte de la dilution de l'urine, l'observation ayant été faite dans un tube de 0^m20 :
$6,4 \times 2,22 = 14^{gr},208 + 1,42 = 15,62.$

Sucre :
Par litre... $15^{gr},62$
Par 24 h... $28 , 11$

Pigments biliaires. — Je n'ai obtenu aucune réaction colorée avec l'acide azotique nitreux. Donc :

Pigments biliaires : Néant.

Matières grasses. — L'examen microscopique ne montrant aucun globule de matière grasse, il n'y a pas lieu de procéder à leur recherche.

Acide oxalique. — L'examen microscopique montre quelques cristaux d'oxalate de chaux ; la proportion n'en est pas assez considérable pour permettre un dosage.

TABLEAU COMPARATIF

Caractères généraux.

Eléments.	Urine normale d'homme.		Urine de M. ***.	
Volume des 24 h.	1,100 à 1,400 cc.		1,800 cc.	
Couleur	Jaune citrin.		Jaune brun.	
Aspect	Transparent.		Transparent.	
Dépôt	Nul ou presque nul.		Floconneux, rougeâtre, avec cristaux d'acide urique.	
Consistance	Fluide.		Fluide.	
Odeur	*Sui generis.*		Normale.	
Réaction	Franchement acide.		Franchement acide.	
Densité	1.022		1.031.	
	Par litre.	Par 24 h.	Par litre.	Par 24 h.
Mat. organiques.	24^{gr} à 26^{gr}	28^{gr} à 32^{gr}	$41^{gr},72$	$75^{gr},09$
Mat. minérales..	9 à 11	14 à 18	11 , 85	21 , 33
Total des éléments dissous.	33 à 37	42 à 50	53 , 57	96 , 42

Examen microscopique.

Leucocytes assez nombreux. — Cellules épithéliales de la vessie. — Oxalate de chaux. — Urate de soude. — Acide urique. — Quelques cellules du ferment de l'urine sucrée.

Éléments normaux.

	Urine normale.		Urine de M. ***.	
	Par litre.	Par 24 h.	Par litre.	Par 24 h.
Urée............	22gr	26gr,50	21gr,25	38gr,25
Acide urique.....	0,40 à 0,50	0,50 à 0,60	0,470	0,846
Acide sulfurique.	2	3gr	1gr,60	2gr,28
Chlore..	4 à 5	6 à 8	3 80	6 30
Chlorure de sod..	6,6 à 8	10 à 12	6 84	11 84
Acide phosphoriq.	2,50	3,20	1,850	3,330
Chaux..........	0,20 à 0,30	0,35 à 0,40	0,185	0,333
Magnésie........	0,10 à 0,13	0,15 à 0.20	0,123	0,231

Éléments anormaux.

	Par litre.	Par 24 h.	Par litre.	Par 24 h.
Mucine..........	»	»	»	»
Albumine........	»	»	0,320	0,576
Sucre	»	»	15gr,62	28gr,11
Pigments biliaires	»	»	»	»
Acide oxalique...	»	»	traces impondérables.	

Conclusions.—Cette urine renferme comme élément anormal du *sucre* et de *l'albumine*. La proportion de sucre n'est pas exagérée, 28gr,11 par vingt-quatre heures ; celle de l'albumine est très notable, 0gr,576.

Il existe un peu de polyurie (1,800 centimètres cubes au lieu de 1,400) avec légère azoturie (urée 38gr,25) et excès d'acide urique (0gr,846). La proportion d'acide phosphorique (3gr,33) est normale ainsi que celle des chlorures (11gr,84). L'examen microscopique montrant des *leucocytes* et l'analyse chimique décelant de *l'albumine*, cette urine renferme du *pus*.

CHAPITRE II

MARCHE A SUIVRE POUR L'EXAMEN D'UN CALCUL

Nous avons étudié séparément les diverses substances qui peuvent constituer un calcul, et indiqué pour chacune les caractères, la recherche et le dosage. Mais il n'arrive pour ainsi dire jamais qu'une concrétion ou un calcul soit constitué par une substance unique. A part celle qui forme la base, qui donne son nom au calcul, il y a toujours des éléments que l'on rencontre constamment, de l'*eau*, des *matières grasses*, du *mucus coagulé*, de l'*albumine*, des *acides et pigments biliaires*, des *matières extractives*, des *sels solubles* de l'urine, qui, à un certain moment, se trouvent englobés, puis protégés contre une dissolution ultérieure.

Pour déterminer la nature de concrétions ou de calculs, on commence par les diviser en deux grands groupes :

1° Ceux qui sont constitués par des substances organiques et qui ne laissent pas de résidu à l'incinération ;

2° Ceux qui sont formés par des substances minérales.

Jamais, d'après ce que nous avons dit, un calcul ne rentre exclusivement dans un de ces deux groupes ; ceux de nature organique laissent toujours un résidu plus ou moins considérable lorsqu'on les incinère, de même que ceux constitués par des substances minérales noircissent toujours et perdent de leur poids à l'incinération.

Nous allons passer successivement ces deux groupes en revue, en faisant connaître les moyens de séparation ; pour doser chaque élément, il suffira d'appliquer le procédé indiqué à chacun d'eux dans le cours de cet ouvrage.

1° Calculs ne laissant pas ou laissant un résidu insignifiant à l'incinération. — Ces calculs peuvent renfermer : de l'*acide urique*, de l'*urate d'ammoniaque*, de la *xanthine*, de la *cystine*, de la *fibrine*, des *matières grasses* et des *détritus organiques*.

De tous ces corps celui qu'on rencontre le plus fréquemment est l'*acide urique* et l'*urate d'ammoniaque*.

On commencera par les rechercher tout d'abord, en faisant la réaction de la murexide (voir p. 94), cette réaction étant commune à l'acide urique et à l'urate d'ammoniaque ; il faut ensuite les différencier et les séparer. Pour cela, on traite par l'eau bouillante le calcul pulvérisé, on dissout ainsi une assez forte proportion d'urate d'ammoniaque et très peu d'acide urique.

Par refroidissement, l'urate d'ammoniaque se précipite ; on le sépare par décantation, et, en le traitant par de la lessive de soude, on en dégage l'ammoniaque, qu'il est facile de caractériser (voir *Urate d'ammoniaque*, p. 94). Les calculs d'acide urique sont assez communs ; ils sont durs et colorés en jaune ou rouge brun ; ceux d'urate d'ammoniaque sont blanchâtres et plus mous.

Si l'on n'obtient pas la réaction de la murexide, le calcul renferme de la *cystine* ou de la *xanthine*.

On en prend alors un nouveau fragment, on l'arrose avec de l'acide azotique, et on dessèche : le résidu devient jaunâtre, puis se colore en *rouge orangé* si on le touche avec une goutte de dissolution concentrée de potasse ou de soude (il n'y a pas eu de coloration avec l'ammoniaque). Le calcul est constitué par de la *xanthine* (voir p. 118).

Si l'on n'obtient pas la réaction dont nous venons de

parler, le calcul ne peut plus être formé que par de la *cystine*. Pour l'extraire, on pulvérise le calcul et on le traite par l'ammoniaque, qui dissout la cystine et l'abandonne par évaporation; on la caractérise comme nous avons indiqué (p. 293).

Si, pendant la calcination, le calcul dégage une odeur de corne brûlée, cela indique qu'il renferme des matières azotées : ce ne peut être que de la *fibrine;* cette fibrine est dissoute par la potasse caustique, puis précipitée par l'acide acétique. Un grand excès de cet acide redissout le précipité.

Très souvent aussi on rencontre des matières colorantes du sang; on les caractérise par l'examen spectroscopique.

Les calculs peuvent aussi renfermer des pigments et des acides biliaires, de la cholestérine; nous avons indiqué (p. 247 et suiv.) comment on peut extraire ces substances par les dissolvants neutres et les caractériser. Pour la *cholestérine*, voir p. 252, 297.

2° **Le calcul laisse un résidu à l'incinération.** — a. *La matière primitive donnait la réaction de la murexide avec l'acide azotique.* — Le calcul est alors constitué par de l'*urate de potasse, soude, chaux* ou *magnésie*. Si le résidu de la calcination est *soluble dans l'eau*, alcalin au tournesol et fait effervescence avec les acides, il est formé par du *carbonate de potasse* ou de *soude;* si en le chauffant au chalumeau il colore la flamme en jaune, il contient de la soude; s'il ne colore pas la flamme et qu'après saturation par un acide il donne un précipité jaune avec le chlorure de platine, il renferme de la potasse.

Si le résidu est *insoluble* dans l'eau très peu alcalin, infusible au chalumeau, il est constitué par du carbonate de chaux oude magnésie (une petite quantité est devenue caustique si l'on a fortement calciné).

On le dissout dans un peu d'acide acétique et on ajoute de l'*oxalate d'ammoniaque*; on obtient un précipité blanc : c'est qu'il y a de la chaux ; si l'on n'obtient pas de précipité, c'est qu'il y a seulement de la magnésie : on la précipite à l'état de phosphate ammoniaco-magnésien.

S'il y a tout à la fois de la chaux et de la magnésie, on peut les séparer et les doser comme nous avons indiqué (p. 155 et suiv.).

Toutes les fois que ces quatre bases, soude, potasse, chaux et magnésie, sont combinées à l'acide urique, le calcul primitif ne fait pas effervescence avec les acides, mais le fait après calcination, puisque les urates passent à l'état de carbonates.

b. *La matière primitive ne donne pas la réaction de la murexide.* — Le calcul peut alors être formé par du *phosphate de chaux, de magnésie*, du *phosphate ammoniaco-magnésien*, de l'*oxalate de chaux*, des *carbonates de chaux et de magnésie*.

S'il fait effervescence par le contact d'un acide, c'est qu'il renferme du *carbonate de chaux ou de magnésie*. On peut caractériser ces bases et doser l'*acide carbonique*.

Si le calcul primitif ne fait pas effervescence avec les acides et qu'il le fasse après calcination, c'est qu'il renferme de l'oxalate de chaux. On a dès lors recours au mode d'examen que nous avons indiqué (p. 307). On caractérise l'acide oxalique par décomposition au moyen de l'acide sulfurique, et la chaux séparément. Un calcul d'oxalate de chaux est très souvent mélangé d'acide urique ou d'urate. Dans ce cas, la matière primitive ne fait effervescence avec un acide qu'après calcination; mais, en plus, elle donne la réaction de la murexide. Si le calcul ne renferme que de l'oxalate de chaux, il sera entièrement soluble dans l'acide chlorhydrique. — On traite cette dissolution par l'ammoniaque ; le précipité est formé par l'oxalate de chaux et les phosphates que le calcul pouvait contenir ; en le traitant par l'acide acétique, on les dissout, et l'oxalate de chaux reste seul.

Si enfin le calcul ne fait effervescence avec les acides ni avant, ni après la calcination, il ne peut renfermer que des phosphates de chaux, de magnésie, ou ammoniaco-magnésien.

Si on le traite par une solution étendue de soude caustique et qu'il dégage de l'ammoniaque, si en outre il est *fusible* et donne par refroidissement une sorte d'émail blanchâtre, il est constitué par du phosphate ammoniacomagnésien. Dans tous les cas, il faut comme contrôle constater la présence de l'*acide phosphorique* (p. 140) et de la magnésie. On peut aussi avoir recours à l'examen microscopique. Pour cela, on dissout un fragment du calcul dans l'acide acétique, on précipite par l'ammoniaque et on examine les cristaux déposés.

Si le calcul, *tout en ne dégageant pas d'ammoniaque par l'action des alcalis caustiques*, est fusible au chalumeau et contient de la chaux, il est formé par du *phosphate bibasique de chaux* (p. 301) ; si enfin le calcul est infusible au chalumeau, soluble dans les acides et qu'il renferme de la chaux, de la magnésie et de l'acide phosphorique, il est constitué par du phosphate tribasique de chaux et de magnésie.

Très souvent, il est mélangé de carbonates des mêmes bases ; on le reconnaît facilement, parce qu'il fait effervescence avec les acides. Pour séparer les phosphates, on dissout le calcul dans l'*acide chlorhydrique*, puis on neutralise par l'*ammoniaque* : les *phosphates seuls* sont précipités ; le chlorure de calcium provenant du carbonate de chaux reste dans la liqueur, et on caractérise la chaux par l'oxalate d'ammoniaque ; s'il reste de la magnésie dans la solution, on la précipite ensuite sous forme de phosphate ammoniaco-magnésien.

Telle est la marche à suivre pour caractériser les divers éléments d'un calcul; nous la résumons dans un tableau.

CHAPITRE III

MARCHE A SUIVRE POUR DÉTERMINER LA NATURE D'UN CALCUL

On calcine un fragment du calcul sur une lame de platine.

Il ne laisse pas de résidu ou un résidu insignifiant. } A.

Il noircit à peine et ne brûle pas, ou laisse un résidu assez abondant. } B.

A. — *Le calcul est entièrement composé de substances organiques.*

Le calcul primitif est arrosé avec de l'*acide azotique;* on évapore, puis on ajoute de l'ammoniaque.

Il se développe une coloration pourpre qui passe au violet par l'action de la potasse. { La matière primitive traitée par la potasse, { ne dégage rien. } *Acide urique* (p. 288).

dégage de l'ammoniaque. } *Urate d'ammoniaque* (p. 292).

Il ne se produit rien; mais la potasse donne une coloration *rouge*. } *Xanthine* (p. 118).

Il ne se produit aucune coloration, ni par la potasse, ni par l'ammoniaque; le calcul primitif est soluble dans l'ammoniaque, qui, à l'évaporation, abandonne des cristaux. } *Cystine* (p. 293).

Pendant la calcination, il s'est dégagé une *odeur de corne brûlée;* le calcul se dissout dans la potasse et est précipité par l'acide acétique. } *Fibrine* (p. 296-330).

Le calcul, trituré avec de l'eau, la colore en brun rouge, et ce liquide, examiné au spectroscope, donne le spectre d'absorption de l'hémoglobine.	*Sang* (p. 322-330).
Le calcul primitif, traité par l'éther, cède à ce dissolvant une substance qui, par évaporation, se dépose en lamelles nacrées.	*Cholestérine* (p. 296).
Le calcul, traité par le *chloroforme*, colore ce liquide en jaune orangé, et ce chloroforme, traité par l'acide azotique nitreux, donne la réaction de Gmelin.	*Pigments biliaires* (p. 247).

On peut alors procéder à la recherche des divers pigments et acides biliaires.

Si le calcul laisse à l'incinération une partie minérale, on l'examine à son tour suivant B.

B. — *Le calcul primitif, traité par l'acide azotique et l'ammoniaque, donnait la réaction de la murexide. C'est un urate.*

Le résidu, traité par l'eau :

Se dissout, lui communique une réaction alcaline.	Neutralisé par un acide, il donne un précipité jaune par le chlorure de platine.	*Potasse* (p. 161).
	Colore en jaune la flamme du chalumeau.	*Soude* (p. 162).
Ne se dissout pas, est peu ou pas alcalin, dissous dans l'acide acétique.	Il donne un précipité blanc par l'oxalate d'ammoniaque.	*Chaux* (p. 155).
	Il ne donne pas de précipité par l'oxalate d'ammoniaque ; mais traité par le chlorhydrate d'ammoniaque, le phosphate de soude et l'ammoniaque, il donne un précipité de phosphate ammoniaco-magnésien.	*Magnésie* (p. 160).

C. — *Le calcul primitif ne donne pas la réaction de la murexide.*

Le calcul primitif est traité par un acide.

Il fait effervescence.	*Carbonate de chaux*. On caractérise par les réactions (p. 154).
	Carbonate de magnésie. On caractérise par les réactions (p. 155).

MARCHE A SUIVRE POUR L'EXAMEN D'UN CALCUL

- Il fait effervescence. — *Oxalate de chaux* (p. 306).
- Il ne fait pas effervescence; on le calcine et on le traite de nouveau par un acide.
  - Il ne fait pas effervescence; on le chauffe au chalumeau.
    - Il fond. Le calcul primitif, traité par KO.
      - dégage de l'ammoniaque.
        - dégage de l'ammoniaque. *Phosphate ammoniaco-magnésien* (p. 303).
        - ne dégage pas d'ammoniaque. *Phosphate bibasique de chaux* (p. 301).
    - Ne fond pas; c'est du phosph. tribasique.
      - *Chaux.* — Voir les réactions (p. 154).
      - *Magnésie.* — Voir les réactions (p. 155).

Cette marche suppose évidemment que le calcul est constitué par une seule substance; or il n'en est jamais ainsi. Pour faire une analyse qualitative et quantitative de tous les éléments d'un calcul, il sera nécessaire de répéter pour ainsi dire autant de fois cette marche qu'on voudra rechercher d'éléments; on les passera ainsi successivement tous en revue. Il est évident qu'avec un peu d'habitude on arrivera à simplifier et à faire d'une pierre deux coups. Pour faire une analyse complète, on commencera par pulvériser une portion du calcul et à le placer à l'étuve jusqu'à ce qu'il ne perde plus de son poids; on détermine ainsi la proportion d'eau. Une portion sera incinérée, et le poids du résidu fera connaître la proportion d'éléments organiques et d'éléments minéraux.

On traitera ensuite par l'eau bouillante tant qu'il se dissout quelque chose; on enlèvera ainsi l'acide urique et les urates; on peut concentrer, si le volume du liquide est considérable, et par refroidissement l'acide urique se dépose; on le pèse; en ajoutant ensuite dans les eaux mères un excès d'acide chlorhydrique, on décompose les urates, et l'on pèse l'acide urique qui en provient. Très souvent, on dose en bloc tout l'*acide urique*, en précipitant de suite l'eau de lavage par l'acide chlorhydrique. Les eaux mères retiennent les bases combinées aux urates; on peut les doser.

Si le calcul renferme de l'*urate d'ammoniaque*, on peut doser directement l'ammoniaque par le procédé de Shlœsing ; mais il faut pour cela qu'il n'y ait pas de phosphate ammoniaco-magnésien.

Le résidu, insoluble dans l'eau bouillante, est traité par l'*acide acétique*, qui dissout les phosphates et carbonates et laisse indissous l'oxalate de chaux.

On peut, sur une nouvelle prise d'essai, doser l'*acide carbonique*.

La *solution acétique* contient l'acide phosphorique, la chaux et la magnésie. On dose ces divers éléments, en suivant les procédés indiqués. Par le calcul, on peut ensuite répartir l'acide phosphorique entre la chaux et la magnésie. Le résidu, insoluble dans l'acide acétique, est constitué par de l'oxalate de chaux. On le dissout dans l'acide chlorhydrique, puis on le précipite par l'ammoniaque.

Comme contrôle, on pourra, sur une partie du calcul primitif qu'on aura dissous dans l'acide chlorhydrique, doser la *chaux* et la *magnésie* totale, et comparer si le poids de la chaux ainsi trouvé est sensiblement égal à celui trouvé dans les dosages séparés.

Autre mode d'essai : dans cette dissolution chlorhydrique, on ajoute un excès d'ammoniaque ; on précipite les phosphates de chaux et de magnésie et l'oxalate calcaire ; la chaux provenant de la dissolution des urates ou des carbonates reste en dissolution ; ces différents dosages servent à faire le partage des bases entre les acides.

On pourra aussi traiter le calcul primitif par l'*acide acétique*. On dissout les phosphates et carbonates ; l'oxalate et l'acide urique restent dans le résidu (les urates ont été décomposés ; leurs bases passent dans la solution) ; ce résidu mixte d'*acide urique* et d'*oxalate calcaire* est traité par l'acide chlorhydrique étendu, qui dissout seulement ce dernier et qu'on précipite ensuite par l'ammoniaque; l'acide urique est ensuite dissous dans une lessive alcaline faible pour le séparer des substances organiques, puis précipité par l'acide chlorhydrique, lavé, desséché et pesé; ces opérations permettent donc de doser l'*acide urique* et

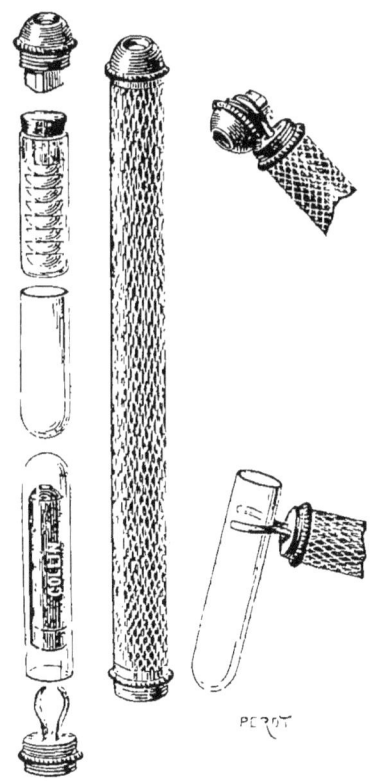

Fig. 53. — Uroscope.

l'*oxalate de chaux*. La solution acétique contient les phosphates et les bases provenant des urates et des carbonates; on les dose comme nous avons indiqué.

Quant au dosage des éléments organiques, *cystine*, *xanthine*, *cholestérine*, il faut, après qu'on a constaté leur présence, les isoler et les doser séparément, comme nous avons indiqué à chacune de ces substances.

Désireux de vulgariser le plus possible les examens d'urine, j'ai fait construire par MM. Collin et Cie un petit instrument auquel j'ai donné le nom d'*uroscope de trousse* (fig. 53) et qui renferme tout ce qui est nécessaire pour l'examen sommaire d'une urine au lit du malade. Le volume de cet instrument est le même que celui d'un porte-nitrate.

Il se compose d'un étui métallique divisé en deux compartiments et fermé de chaque côté par un écrou à vis : l'un de ces écrous est terminé par une pince en acier qui permet de saisir le tube de verre dans lequel on chauffera l'urine (au-dessus de la flamme d'une bougie ou d'une allumette); l'autre est constitué par un petit microscope Stanhope qui donne un grossissement de 25 à 30 diamètres, on place ce microscope entre les mors de la pince de façon à pouvoir le manier facilement. Les compartiments renferment : un tube de verre de rechange, un tube plein de pastilles de potasse caustique et un petit étui contenant du papier de tournesol bleu et rouge.

Cet instrument renferme donc ce qui est nécessaire :
1° Pour déterminer la réaction de l'urine;
2° Pour rechercher l'albumine;
3° Pour rechercher le sucre;
4° Pour examiner les sédiments.

TABLE DES MATIÈRES

A

Acétanilide (élimination) . . 385
Acétone 232
— (recherche) 235
Acétonurie 232
Acide azotique 151
— benzoïque 105
— — (élimination) . . 381
Acides biliaires 243
— réaction des 246
Acide carbonique 153
— chlorhydrique 125
— cholalique 245
— choléique 244
— cholique 244
— damalurique 9, 107
— damolique 9, 107
— éthyldiacétique 233
— glycocollique 244
— hippurique . . . 102, 292
— homogentisinique . . . 237
— indoxysulfurique . . . 7, 269
— lactique 45
— organiques (élimination) 381
— oxalique 305
— oxybutyrique 231

Acide phénique 9, 107
— — (élimination) . 381
— phénylsulfurique (élimination 381
— phosphorique 136
— salycilique (élimination) . 382
— scatoxysulfurique 7
Acide silicique 151
— succinique 106
— sulfhydrique 285
— sulfurique 130
— tannique (élimination) . 382
— taurilique 9, 107
— taurocholique 244
— ureux 118
— urique 88, 288
— — (dosage) 95
— — (extraction) . . 88, 89
— — (pathologie) . . . 100
— — (physiologie) . . . 99
— — (propriétés) . . . 89
— — (recherche) . . . 95
— uroleucinique 238
— uroxanthinique 238
Acidité de l'urine 42
Albumine 168
— (caractères et propriétés) 169

TABLE DES MATIÈRES

Albumine (coagulation par la chaleur). 172
— (coagulation par l'acide azotique) 173
— dosage 179
— (dosage par l'acide phénique). 183
— (dosage par la chaleur). 180
— par le procédé d'Esbach 184
— physiologique 200
— (préparation de l'albumine pure) 171
— de provenance insolite. 187
— (recherche dans l'urine). 174
— (recherche par l'acide azotique) 176
— (recherche par la chaleur). 175
— recherche par le réactif de Tanret). 174
— (signification) 185
Alcalinité de l'urine 47
— (ses causes). 47
Alcaloïdes (élimination) . . 383
Alcaptone. 108, 237
Alcool (élimination) 380
Amylamine 274
Antipyrine (élimination) . . 385
Aréomètres 35
Arsenic (élimination). . . . 370
Ascaride lumbricoïde. . . . 343
Azote total (dosage) 120
— procédé de Will et Warentrap 120
— de Pflucher et de Bohland 123
— de Kjeldahl. 123

B

Bacilles de la tuberculose . 357
Bacillus ureæ. 345
Bactéries diverses 347

Bactéries dans les maladies infectieuses 352
Benzonaphtol (élimination) . 386
Bilharzia hœmatobia. . . . 341
Bilifuscine. 251
Bilihumine 252
Biliprasine. 250
Bilirubine 247
— (réaction de la) . . 248, 253
Biliverdine 249
Bismuth (élimination) . . . 374
Blennorrhagie uréthrale . . 361
Bodo 343
Bromures (élimination). . . 371

C

Calculs 287, 300
— d'acide urique. 288
— de carbonate de chaux. 301
Calculs de carbonate de magnésie. 304
— muraux. 309
— d'oxalate de chaux. . . 309
— de phosphate ammonico-magnésien 304
— de phosphate de chaux bibasique 301
— de phosphate de chaux tribasique. 302
— de magnésie tribasique. 302
— d'urate d'ammoniaque. 291
— d'urate de soude. . . . 290
Carbonate d'ammoniaque. . 282
— de chaux 304
— de magnésie. 304
— (élimination des). . . . 371
Caséine du sérum. 188
Cellules épithéliales 318
— du bassinet. 320
— du col de la vessie . . 319
— du prépuce 319
— du rein 320

TABLE DES MATIÈRES

Cellules des uretères. . . . 319
— de l'urètre. 319, 320
— du vagin 319
— de la vessie. 318
Cercomonas urinarius.. . . 343
Champignons 345
— de l'urine sucrée. . . . 345
Chaux. 154
— (dosage par pesée). . . 155
— — par volume). . 157
Chloral (élimination). . . . 380
Chlorate de potasse (élimination) 372
Chlore. 125
Chlorhydrate d'hématine. . 328
Chloroforme (élimination) . 380
Chlorure de sodium 125
— (dosage par pesée). . . 126
— (— par volume). . 127
Chlorure (élimination). . . 372
— (pathologie et physiologie). 129
Cholestérine. 252, 296
— (réaction de). 298
Cholétéline 7
Coloration bleue de l'urine. 266
Composés ammoniacaux. 119, 281
Composition moyenne de l'urine. 164
Concrétions 287
— 300
Consistance de l'urine. . . 11
Couleur de l'urine. 5
Créatine. 111
Créatinine. 113
— (propriétés) 115
— (dosage). 116
Cristaux du sperme 340
Cuivre (élimination). . . . 374
Cylindres cireux. 332
— colloïdes 332
— composés d'éléments figurés. 334
— épithéliaux 320

Cylindres formés de plusieurs substances. 344
— graisseux 334
— hémorragiques. 335
— hyalins 332
— muqueux 332
— du sperme. 339
— urinaires 332
Cylindroïdes. 336
Cystine 292

D

Densité de l'urine 20
— corrigée. 36
Densimètres. 35
Densimètre de Rousseau. . 36
Détermination de la densité. 32
Détermination du résidu fixe de l'urine. 21
— des sels fixes 30
Diabétomètre 228
Diplococci. 349
Distoma hœmatobium . . . 341
Dosage de l'acide benzoïque 106
— — chlorhydrique. . 126
— — hippurique . . . 104
— — oxalique. 308
— — phosphorique. . 143
— — succinique. . . . 106
— — sulfurique. . . . 131
— — urique. 95
— de l'albumine 180
— de l'ammoniaque . . . 283
— de l'azote total 120
— de la chaux. 155
— des chlorures 126
— de la créatine. 116
— de la créatinine 116
— de la glycose 216
— de la magnésie 160
— des phosphates 143
— de la potasse 161

Dosage du soufre total. . . 135
— de la soude. 161
— des sels ammoniaux. . 283
— des sulfates. 131
— de l'urée (dans le sang). 77
— — (dans l'urine). 62
— — procédé Regnard 75
— de l'urée procédé Yvon (eau). 73
— de l'urée, procédé Yvon (mercure). 65
Dumb-Bells. 309

E

Échinocoques vésiculaires . 340
Éléments anormaux de l'urine 167
Élimination des médicaments par l'urine 369

Métalloïdes :

Arsenic 370
Bromures 371
Carbonates 371
Chlorate de potasse 372
Chlorures. 372
Iode et iodures 372
Phosphates 373
Soufre. Sulfates. Sulfures. . 373
Sulfocyanures. 374

Métaux :

Bismuth. 374
Cuivre 374
Fer. 375
Ferrocyanures. 375
Lithine 374
Magnésie 375
Mercure. 375
Plomb 378
Zinc. 379

Composés organiques :

Alcool. 380
Acides organiques. 381
Acide benzoïque et benzoates. 381
— phénique et phénylsulfurique 381
— salycilique et salycilates 382
— tannique ou tannin. . . 382
Acétanilide 385
Alcaloïdes. 383
Antipyrine. 385
Benzonaphtol 386
Chloroforme et chloral. . . 380
Thalline. 386

Uréthane 387
Épithélium 318
Éther éthyldiacétique . . . 233
Éthyldiacétone. 233

F

Fer. 162
— (élimination). 375
Ferrocyanures (élimination). 375
Fermentation acide. . . 44, 344
— ammoniacale. . . . 44, 344
Ferments 343
Fibrine 296, 330
— dissoute. 171
Filaire 341

G

Gaz de l'urine 153
Globules blancs 315
— du pus 315
— rouges 322
— sanguins 322
Globuline 188
— (dosage). 191

TABLE DES MATIÈRES

Glycocolle 245
Glycose 203
— (dosage) 216
— dosage par la liqueur de Fehling 216
— dosage par procédés optiques 222
— dosage par le diabétomètre 227
— dosage par le sacchari à pénombre 226
— dosage par le saccharimètre de Soleil . . . 223
— (extraction de l'urine) . 207
— (préparation) 204
— (pouvoir réducteur) . . 205
— (recherche) 207, 209
Gonococci de Neiser 362

H

Hématies 322
Hématoïdine 328
Hémine 328
Hémoglobine 326
Hémoglobinurie 330
Hippurique acide . . . 102, 292
— (dosage) 104
— (extraction) 103
Hydrobilirubine 250
Hydropisine 171
Hydroquinone 108

I

Indican 268
Indiglucine 269
Indigo 296
Indigotine 267, 269
Indirubine 267
Indol 269, 270
Indoxyle 7, 269

Influence sur la quantité des matériaux solides de l'urine :
— de l'âge 38
— de la grossesse 38
— des maladies 39
— des médicaments . . . 39
— du régime 37
— du sexe 38

Influence sur la production de l'urée :
— de la boisson 83
— des maladies 84
— des médicaments . . . 84
— du régime 81

Influence sur le volume de l'urine :
— de l'âge 17
— de la boisson 15
— de l'exhalation pulmonaire et cutanée . . . 16
— de la maladie 18
— des médicaments . . . 18
— de la nourriture 16
— du sexe 17
— du système nerveux . . 16
Influence des médicaments sur la production d'acide urique 100
Inosite 239
— (recherche) 241
Iode et iodures (élimination) 372

K

Kyestéine 340

L

Leucine 273, 294
Leucocytes 315

422 TABLE DES MATIÈRES

Leucomaïnes 365
Lipurie 280
Liqueur de Fehling 216
— (titrage). 216
Lithine (élimination). . . . 374

M

Magnésie 154, 160
— (dosage par pesée). . . 160
— — par volume). . 160
— (élimination) 375
— (physiologie). 161

Marche à suivre pour :

— l'examen d'un calcul. . 405
— déterminer la nature d'un calcul. . . 405, 411
— l'examen microscopique. 392
— l'examen d'une urine. . 389
Matières colorantes de l'urine 5, 7
— solides de l'urine . . . 22
— — (détermination des) 22
— — (variation). 37
— — (influence de l'âge) 38
— — (de la grossesse). . 38
— — (des maladies). . . 39
— — (des médicaments). 40
— — (du régime). . . . 37
— — (du sexe) 38
Mélanine 296
Mercure (élimination) . . . 375
Méthémoglobine. . . . 327, 332
Micrococci. 349
Micrococcus ureæ 345
Microspectroscope. 327
Modèle d'analyse d'urine. . 400
Mucine 242, 311
Mucosine 340
Mucus. 313

N

Nubecula 311

O

Odeur de l'urine. 9
Oxalate de chaux. 305
— (caractères) 306
— (dosage). 308
— (recherche) 307
Oxybutyrique (acide). . . . 231
Oxyphénol. 108
Oxyures vermiculaires . . . 343

P

Paraglobuline 188
Parasites animaux dans l'urine. 340
Pathoamines. 366
Penicillium 346
Peptones 192
— (réactions) 193
— (recherche) 194
Peptonurie. 199
Phénol 107
Phosphates 136
— (caractères des) 140
— (dosage par liqueur titrée). 144
— (dosage par pesée). . . 143
— (élimination). 373
— (séparation des alcalins et des terreux. . . . 142
— ammoniaco-magnésien. 282
— — — 302
— de chaux. 138
— — bibasique . . . 139, 301
— — tribasique. . . 139, 302

TABLE DES MATIÈRES

Phosphate double de soude
et d'ammoniaque . . . 138
— de magnésie. . . . 139, 302
— (pathologie et physiologie) 147, 148
— de potasse. 137
— de soude 137
— triple. 282, 302
Pigments biliaires. 247
— — (recherches) . . . 253
Plomb (élimination) 378
Poids spécifique de l'urine. 20
Potasse 161
— (dosage de) 161
Protéine. 296
Ptomaïnes. 365
Pus. 314
Pyïne. 314
Pyrocatéchine 108, 237

R

Réactif de Fehling (glycose) 209
— — — 216
— de Méhu (albumine). . 183
— de Tanret (albumine) . 174
Réaction de l'urine. 42
— d'Almen et Nylander (glycose) 211
— d'Almen et Schönbein (sang). 325
— de Bayer et Drewsen (acétone) 236
— du biuret (peptones). . 193
— de Bôttger (glycose). . 210
— de Chautard (acétone). 235
— de Donné (pus) 317
— d'Engel (créatine). . . 113
— d'Ehrlich (tuberculose urinaire) 359
— de Fleisch (pigments biliaires) 254
— de Gerhardt (acétone). 233
Réaction de Gmelin (pigments biliaires). . . 253
Réaction de Hager (glycose). 211
— de Heller (sang). . . . 324
— de Jaksch (glycose) . . 211
— de Lieben (acétone) . . 234
— de Loewe (glycose) . . 211
— de Maréchal (pigments biliaires) 254
— de Moore (glycose) . . 208
— de Mulder (glycose) . . 205
— de Müller et Ebstein (pyrocatéchine) . . . 110
— de la murexide (acide urique) 94
— de Neubauer et Vogel (glycose). 211
— de Penzoldt (glycose). 211
— de Pettenkofer (pigments biliaires) . . . 246
— de Piotrowski (peptones) 193
— de Prunier (pigments biliaires) 254
— de Rosembach (pigments biliaires) . . . 254
— de Trommer (glycose).
— de Salkowsky (peptones). 195
— de Weyl (créatinine). . 115
— de Zeller (mélanine) . . 296
Recherches des bacilles tuberculeux 357
— des gonococci de Neisser. 362
— des médicaments éliminés par l'urine . . . 369
Résidu fixe de l'urine . . . 22
Résorcine 108

S

Saccharimètre à pénombre. 226
— de Soleil 223

Saccharomyces urineæ	349
Sang	322
— dans l'urine (sa recherche)	324
— procédé d'Almen	325
— — de Heller	324
— au spectroscope	325
Sarcine	346
Sarcoptes	365
Scatol	272
Sédiments (Voir à Calculs)	287
— —	300
— organisés	311
— phosphatiques	301
Sels ammoniacaux	281
— (dosage)	283
Sérine	168, 171
Silice	151
Soufre total	135
— (dosage du)	135
Soude	161
— (dosage)	161
Spectres de l'hémoglobine	326
— — réduite	327
— de l'hydrobilirubine	250, 262
— de la méthémoglobine	327
— de l'oxyhémoglobine	326
— des pigments biliaires	262
— de l'urobiline	250, 262
— mixte de l'urobiline et des pigments biliaires	263
Spectromètre à épaisseur variable	260
Spectroscope	259, 325
Spermatine	336
Spermatozoïdes	336
— (recherche des)	338
Sperme	336
— (cristaux du)	340
Strongylus gigas	343
Substances accidentelles dans l'urine	363
Sucre de diabète	203
Sulfates	130
Sulfates (élimination)	373
— (dosage par pesée)	131
— — par volume)	132
— (pathologie et physiologie)	134
Sulfocyanures (élimination)	374
Sulfures	285
— (élimination)	373
Sympexions	337

T

Tannin (élimination)	382
Taurine	245
Technique microscopique	392
Température de l'urine	13
Terpine (élimination)	386
Thalline (élimination)	386
Torula cerevisiæ	344
Transparence de l'urine	12
Tuberculose urinaire	355
Tubes urinaires (Voir cylindres)	332
Tyrosine	274, 294

U

Urate d'ammoniaque	91, 291
— de chaux	92
— de lithine	92
— de magnésie	92
— de potasse	91
— de soude (acide)	90, 290
Urée	55
— (azotate d')	58
— (oxalate d')	58
— (caractères)	59
— (chimie)	57
— (dosage dans l'urine)	62
— — procédé Huefner	64
— — — Lecomte	63
— — — Magnier de la Source	72

TABLE DES MATIÈRES

Urée dosage, procédé Méhu.	72
— — — Regnard	75
— — — Yvon (eau)	73
— — — Yvon (mercure)	65
— dosage, discussion du procédé	68
— dosage dans les urines albumineuses	72
— dosage dans les urines sucrées	71
— dosage dans le sang	77
— (état naturel)	56
— (extraction et préparation)	60
— (recherche)	61

Influence sur la production de l'urée :

— (de la boisson)	83
— (des maladies)	84
— (des médicaments)	84
— (du régime)	81
— (Maladies avec augmentation d')	84
— (diminution d')	86
— (moyenne normale)	79
— (pathologie)	84
— (physiologie)	79
— (variations)	78
Uréomètre à eau	73
— à mercure	65
Uréthane (élimination)	387
Ureux (acide)	118
Urina cibi	21
— potus	21
— sanguinis	21
Urine (normale)	1
— acide	42
— albumineuse	174
— albumineuse et purulente	178
— albumineuse et sucrée	229
— alcaline	46, 49
Urine alcaptonique	108
— blanchâtre	8
— bleue	266
— brune	8
— caractères de l'	1
— — généraux	5
— chyleuse	12, 277
— composition moyenne	3, 164
— consistance	11
— couleur	5
— densité	32
— grasse	12, 277
— hémaphéique	256
— huileuse	279
— ictérique	252
— laiteuse	12, 277
— odeur	9
— réaction	42
— résidu fixe	22
— rouge hépatique	257
— sanguinolente	322
— sucrée	206
— température	13
— toxicité	50
— (transparence)	12
— types divers	2
— volume	13
Urique (acide)	88, 288
— (extraction)	88, 98
— (dosage)	95
— (influence des médicaments sur la production d')	100
— (pathologie)	100
— (physiologie)	99
— (propriétés)	89
— (recherche)	95, 98
Urobiline	7, 250, 257
— (réaction)	251
— (recherche de l')	259
Urobilinurie	258
Urochrome	5, 7
Uroérythrine	5
Uroglaucine	267

Urohématine 5, 7
Urrhodine. 268
Uroglaucine. 267
Urolutéine. 7
Uromètre 35
Uroscope de Trousse . . . 416
Urostéalithe. 299
Uroxanthine. 268

V

Vibrions. 348
Volume de l'urine. 13

Influence sur le volume :

— de l'âge. 17
— de la boisson 15
— de l'exhalation pulmonaire et cutanée. . . 16

Influence sur le volume de l'urine :

— de la maladie 18
— des médicaments . . . 18
— de la nourriture 16
— du sexe 17
— du système nerveux . . 16
Variations dans les maladies. 18

X

Xanthine 118, 295
Xanthogène 380

Z

Zinc (élimination) 379

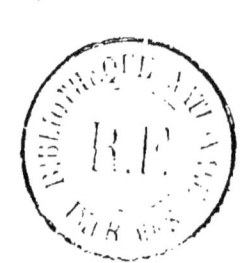

ERRATA

Page 184, ligne 17. — Au lieu de : porter toujours le volume de 100 centimètres cubes; lire, porter toujours le volume *à* 100 centimètres cubes.

Page 232, lignes 23 et 24. — Au lieu de : on l'obtient en *la* soumettant à la distillation sèche, soit de l'acétate de soude, soit *à* un mélange, etc.; lire, on l'obtient en soumettant à la distillation sèche, soit de l'acétate de soude, soit un mélange, etc.

Page 251, en renvoi. — Au lieu de : que nous décrirons plus loin *page 26*; lire, *page 261*.

PLANCHE I

Fig. 1. — Deux *cellules épithéliales du vagin* imbriquées.

2. — *Cellule du vagin* plissée sur les bords.

3. — *Cellule du vagin* altérée, avec déformation du noyau.

4, 5. — *Cellules normales de la vessie* du lapin (couche superficielle).

6. — *Cellule normale de la vessie* du lapin (couche moyenne).

7. — *Plaques de cellules de la vessie*, vues par leur partie profonde et telles qu'elles se présentent dans l'urine de vingt-quatre heures.

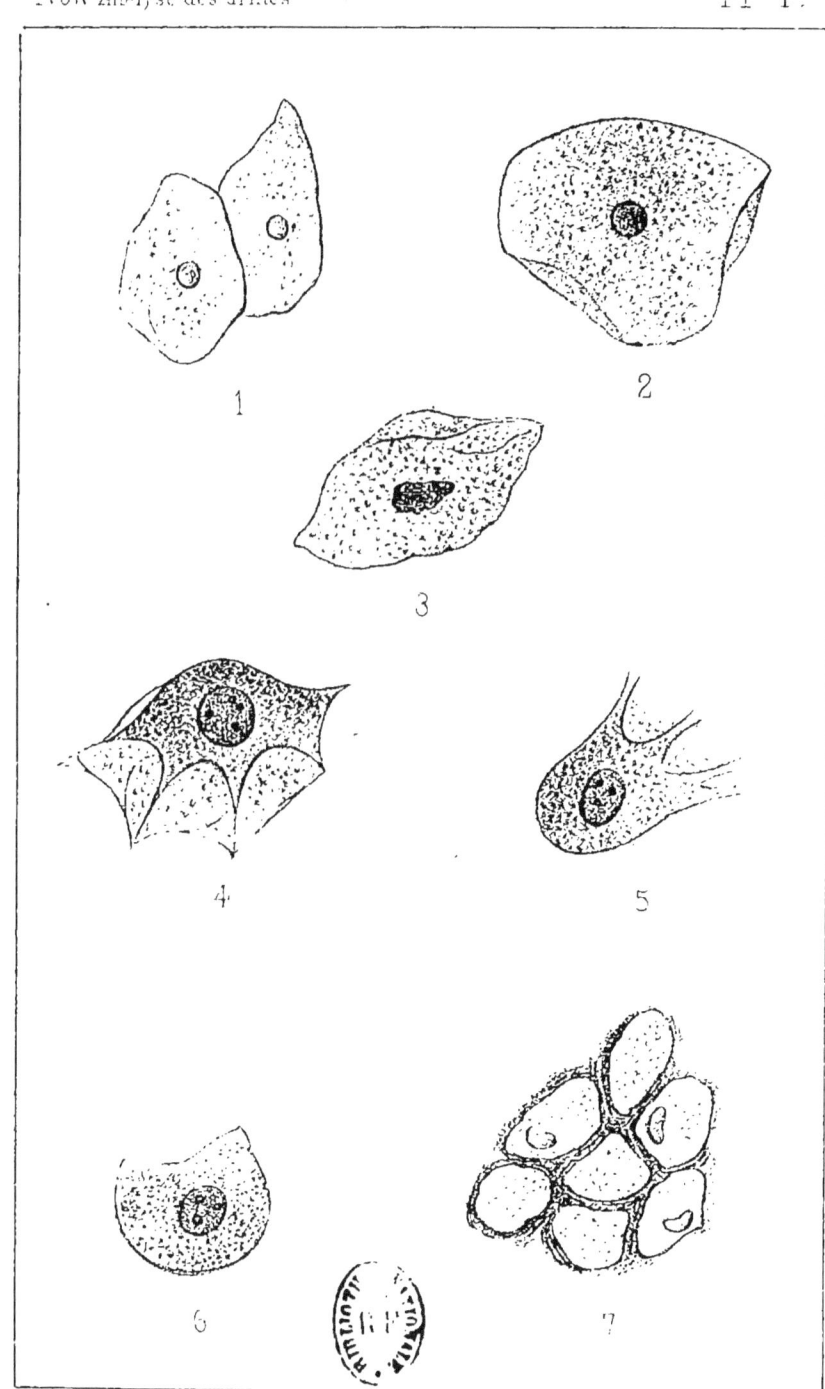

PLANCHE II

Fig. 1. — *Cellules provenant des tubes droits du rein* (elles sont à peu près régulièrement hexagonales à l'état normal).

2. — *Bloc graisseux régulier, sans noyau* (débris des cellules des tubes contournés).

3. — *Bloc graisseux irrégulier, sans noyau* (même provenance).

6. — *Bloc graisseux nucléé* (même provenance).

4. — Plaque de *cellules épithéliales du vagin*, imbriquées.

5. — *Cellules normales* de la couche *moyenne de la vessie*.

7. — *Cellules normales* de la *couche épithéliale* profonde de la *vessie* et de l'*uretère*.

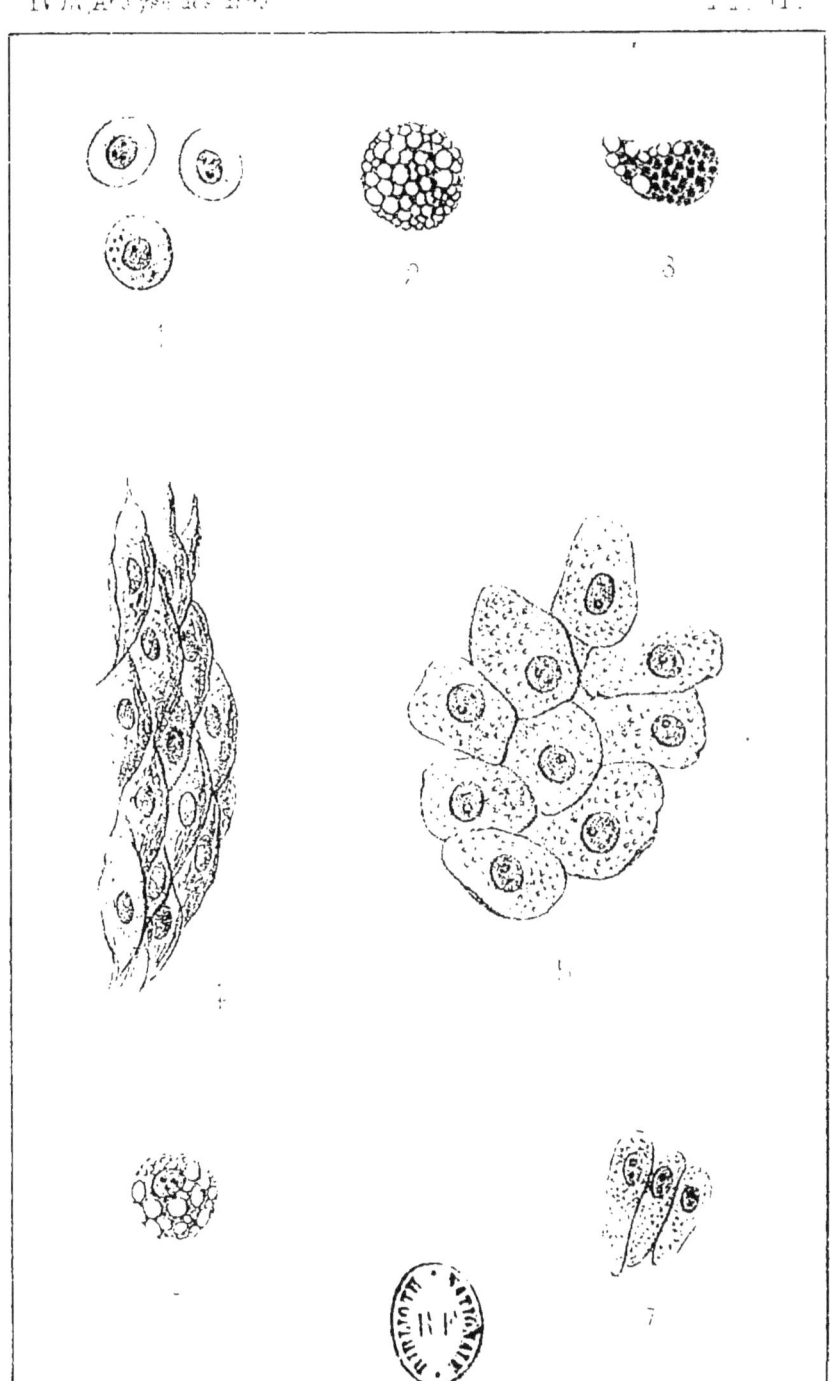

PLANCHE III

Fig. 1. — *Globules rouges, hématies* présentant différents degrés d'altération. Les uns sont réduits à un simple contour, d'autres sont légèrement granuleux, d'autres présentent un stroma réticulé très fin.

2. — Altération plus rare des *globules rouges*, examinés à un grossissement plus fort.

3. — *Leucocytes* à divers degrés d'altération. Etat granuleux, granulo-graisseux. Quelques-uns présentent deux à trois noyaux ou un noyau en forme de croissant.

4. — *Cylindre muqueux*, chargé de globules blancs et altérés.

5. — Revêtement d'un *tube droit* à peu près normal.

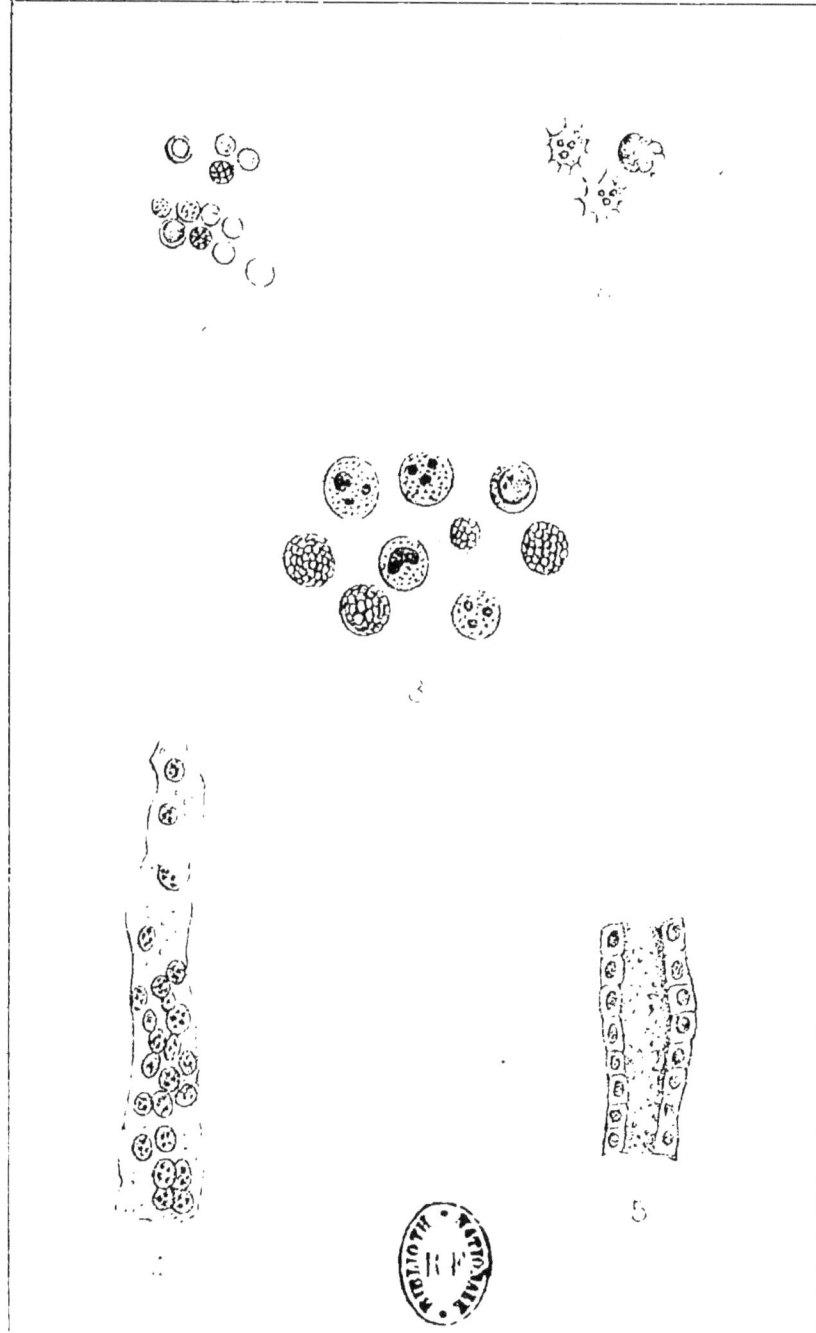

PLANCHE IV

Fig. 1. — *Cylindre cireux* traité par l'acide osmique.
2. — *Cylindre colloïde* vu directement dans l'urine sans l'action préalable d'un réactif.
3. — *Cylindre colloïde* traité par l'acide osmique.
4. — *Cylindre muqueux, granulo-graisseux,* chargé de quelques cellules altérées.
5. — *Cylindre graisseux* traité par l'acide osmique.
6. — *Cylindre granulo-graisseux* traité par l'acide osmique il contient quelques *cellules lymphatiques* altérées.

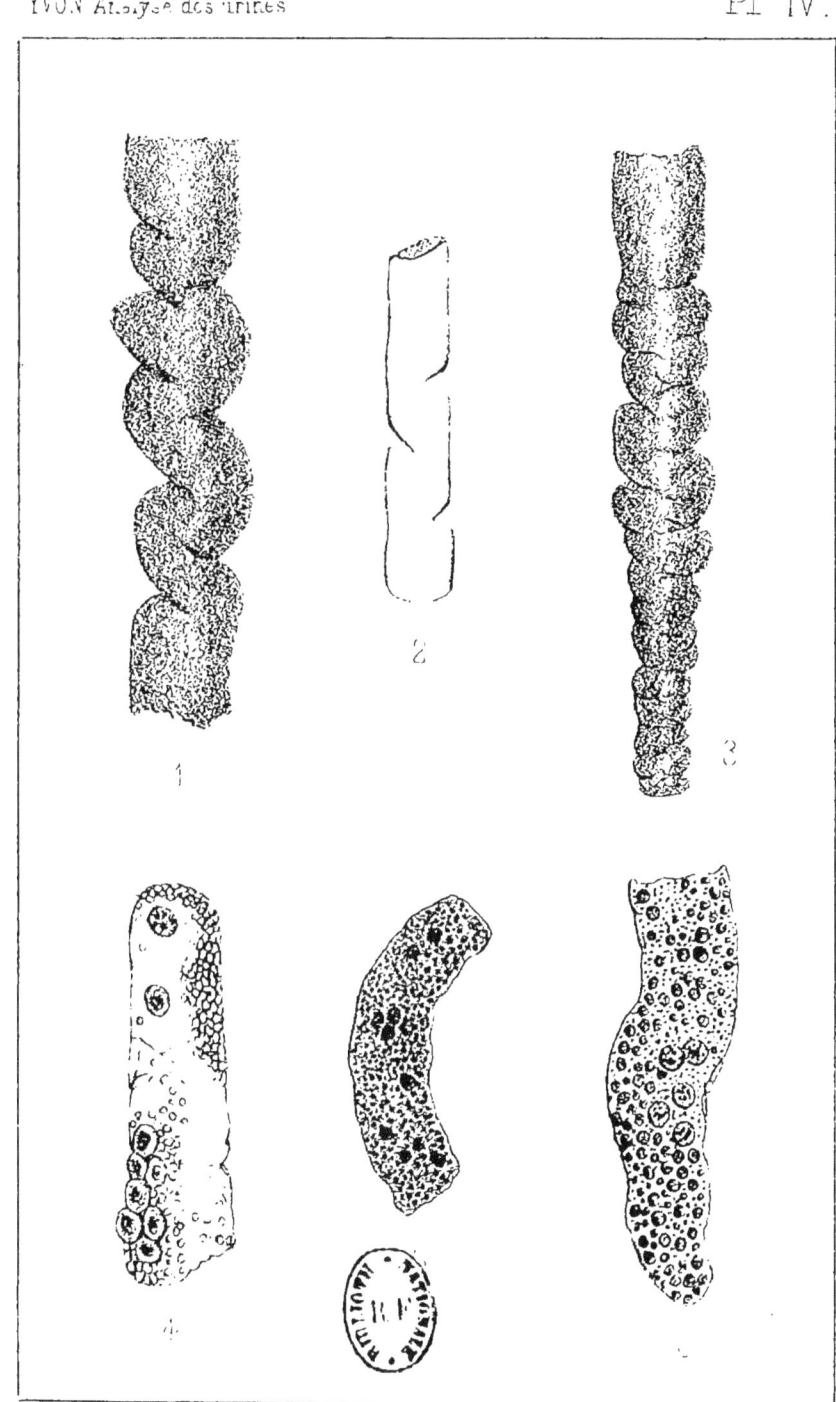

PLANCHE V

Fig. 1. — La Bilharzia hæmatobia (la patte d'encre du sang). L'extrémité inférieure de la femelle est retirée du canal gynécophore du mâle. D'après Küchenmeister — *b*, *c*, *d*, mâle ; *a*, ventouse buccale; *e*, *f*, femelle en partie libre et en partie incluse dans le canal du mâle.
2. — Deux œufs de Bilharzia hæmatobia. — *a*, avec une segmentation grossière du vitellus. — *b*, avec granulations vitellines; l'épine fait défaut.
   Ces figures sont empruntées à l'ouvrage de Cobbold : *Sur les parasites dans l'urine*.
3. — *a*, *b*, *c*, embryons de filaire ; *a*, tête ; *b*, queue ; *c*, corps (Grossissement de 260 diamètres) ; *d*, œuf renfermant un embryon ; *e*, œuf présentant une segmentation du vitellus en forme de mûre (morula) (archi-morula d'Hœckel) (Grossissement de 360 diamètres). Ces deux embryons ont été dessinés d'après la photographie d'une préparation faite avec le dépôt de l'urine dont il est question dans le texte (p. 343).

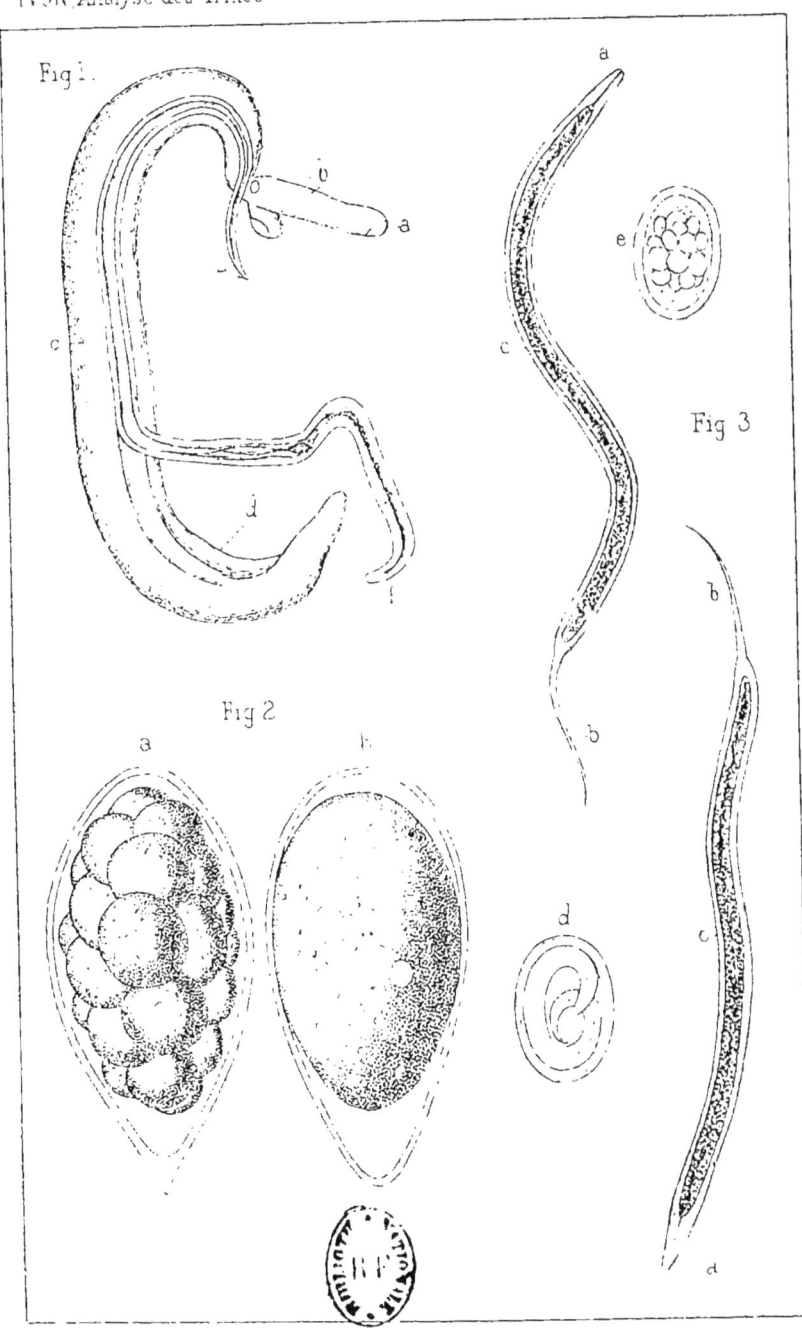

PLANCHE VI

Fig. 1. — Sarcina urinæ; a, groupe de 16; b, groupe de 4.
   2. — Micrococcus ureæ.
   3. — Ferment de l'urine sucrée; a, cellules placées bout à bout.
   4. — Penicillium; s, spore dans un tube de mycélium.
   5. — Amas de petits microcoques dans une urine albumineuse.
   6. — Cellules de levure ressemblant à des globules rouges décolorés.
   7. — Vibrions.
   8. — Bacilles; a, bacille isolé; b, 2 bacilles placés bout à bout; c, chaînette constituée par une série de ces mêmes bacilles.
   9. — Cellules de levure; a, cellule ovalaire avec une jeune cellule à l'une de ses extrémités; b, plusieurs de ces cellules placées bout à bout; c, deux bactéries contenant chacune deux spores dans leur intérieur.

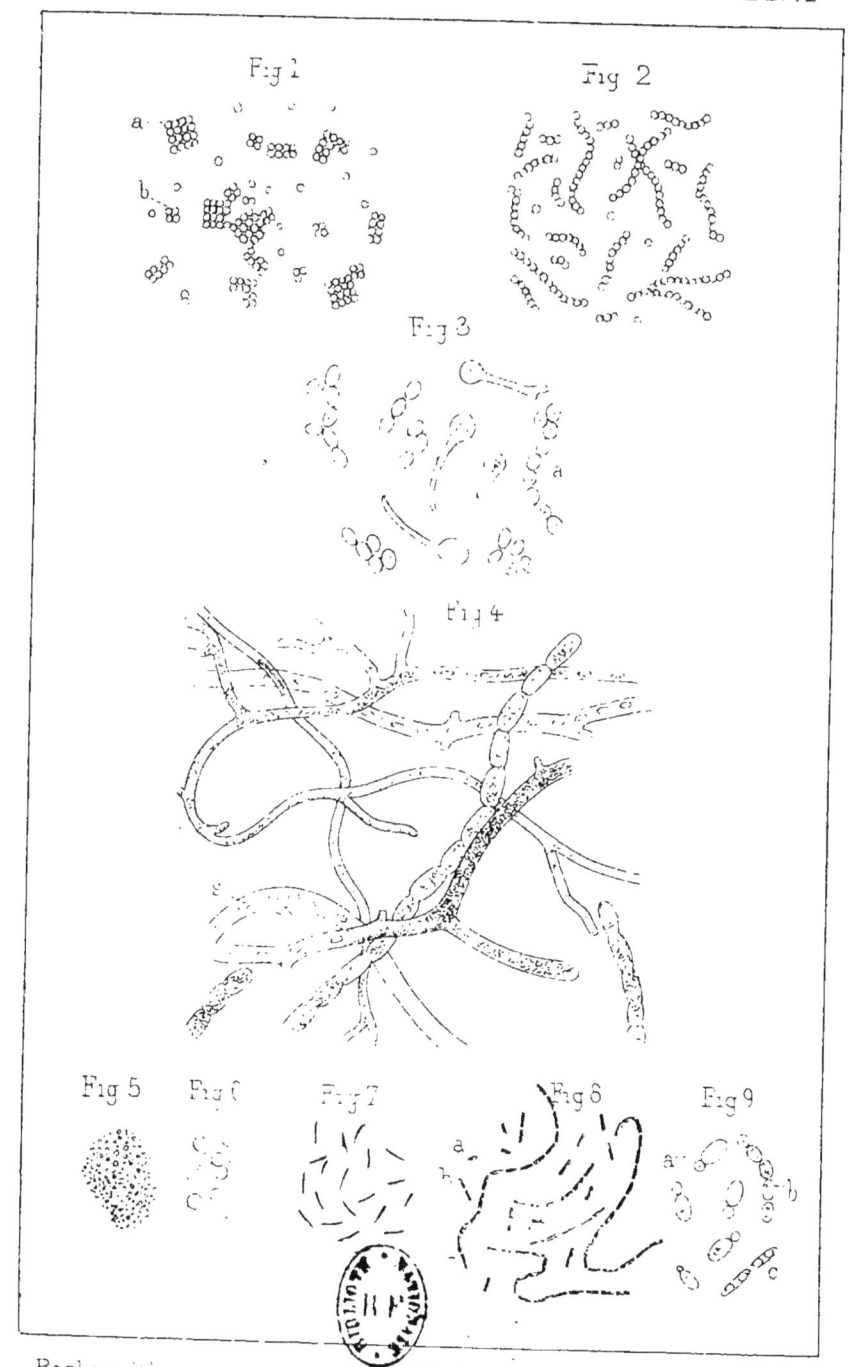

PLANCHE VII

Fig. 1. — *a*, *b*, cellules rondes contenant des bacilles de la tuberculose plus ou moins nombreux ; *c*, cellule ronde contenant un bacille. (Grossissement de 1,000 diamètres.)
Ce dessin a été fait d'après une figure empruntée à l'atlas de Cornil et Babès *sur les bactéries*.

2. — Bacilles de la tuberculose dans l'urine ; *b*, bacilles ; *l*, leucocytes déformés par l'action des divers réactifs ; *e*, fragments de cellules épithéliales de la vessie ; *f*, filaments de mucus. (Grossissement de 1,000 diamètres.)

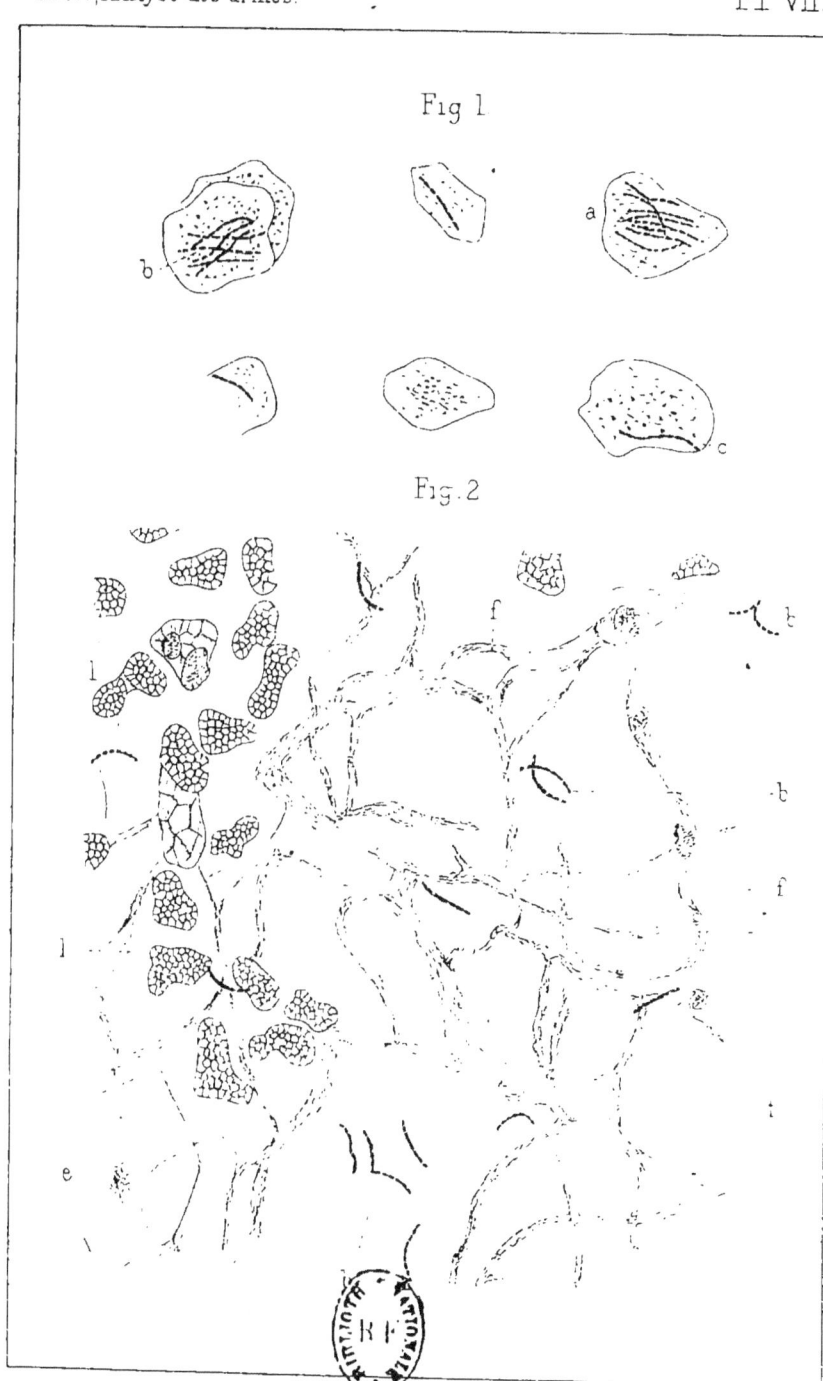

PLANCHE VII

Fig. 1. — Gonococci dessinés à un grossissement de 2,000 diamètres environ.

2. — Gonococci dans les cellules de pus; *c l*, cellule de pus; *p*, protoplasma de la cellule contracté par l'alcool; *g*, gonococci. (Grossissement, objectif 12 à immersion hom. de Verick, oculaire 4.)

3. — Gonococci sur les cellules épithéliales d'après une photographie. *a*, cellule épithéliale contenant à chaque extrémité un amas de gonocoques; *b*, amas de gonocoques sur une cellule épithéliale; *c*, cellule avec quelques gonocoques seulement; *d*, gonococci en dehors des cellules. (Grossissement, objectif 12 à immersion hom. de Verick, oculaire 3.)

YVON, Analyse des urines   Pl. VIII.

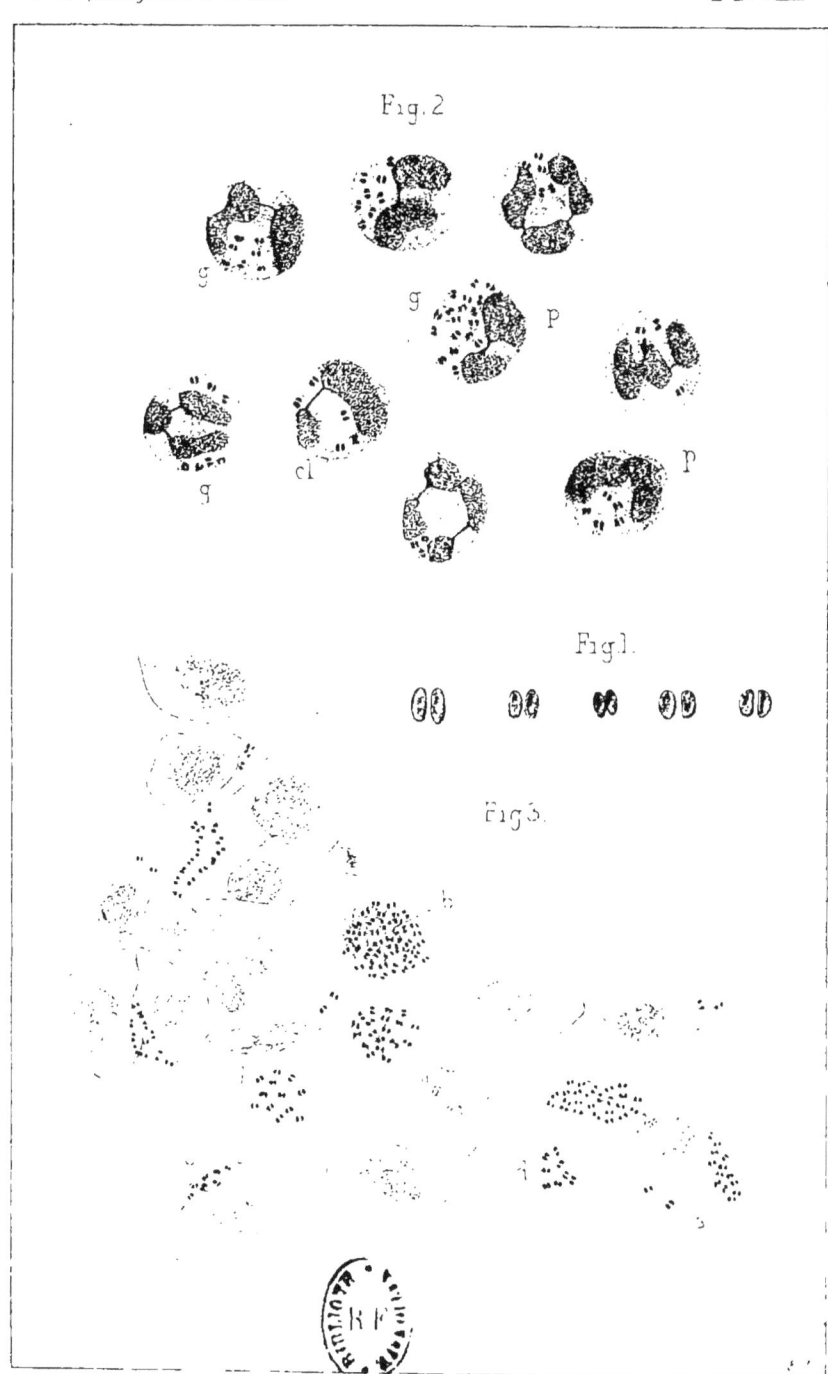

PLANCHE IX

Le spectre normal est figuré le premier.

Le spectroscope est disposé de manière à ce que la division 100 du micromètre coïncide avec la raie D du sodium. Les divisions du micromètre sont figurées au-dessous du dernier spectre; les longueurs d'onde sont inscrites au-dessus du spectre normal.

Fig. 1. — Spectre de l'*oxyhémoglobine* ou *hémoglobine oxygénée*.

   2. — Spectre de l'*hémoglobine réduite*.

   3. — Spectre de la *méthémoglobine* en solution *acide*.

   4. — Spectre de la *méthémoglobine* en solution *alcaline*.

   5. — Spectre mixte d'un mélange d'*oxyhémoglobine* et de *méthémoglobine*.

   6. — Spectre de l'*urobiline* dans l'urine acide.

   7. — Spectre des *pigments biliaires* dans l'urine.

   8. — Spectre de l'*urobiline* traitée par le chlorure de zinc ammoniacal.

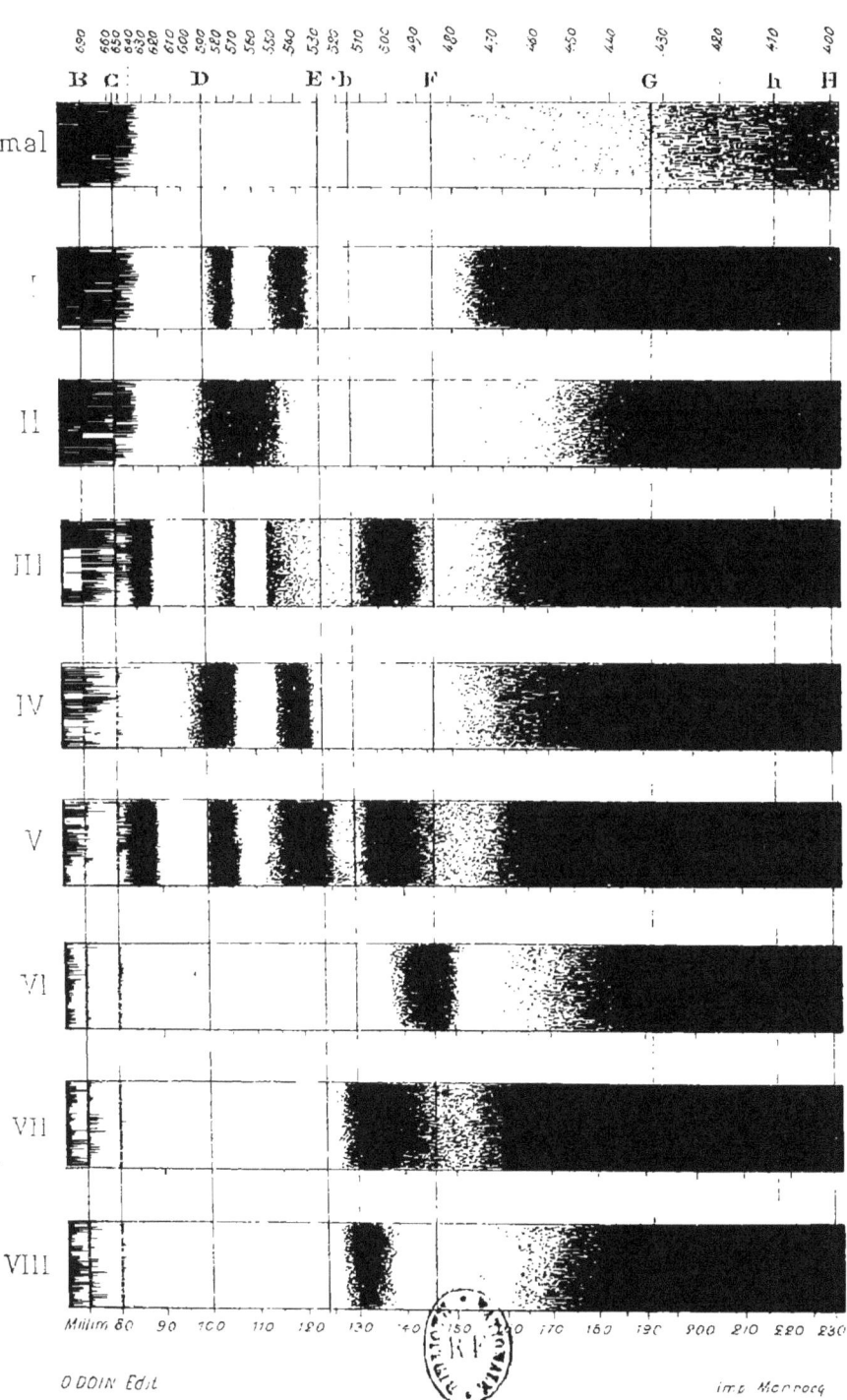

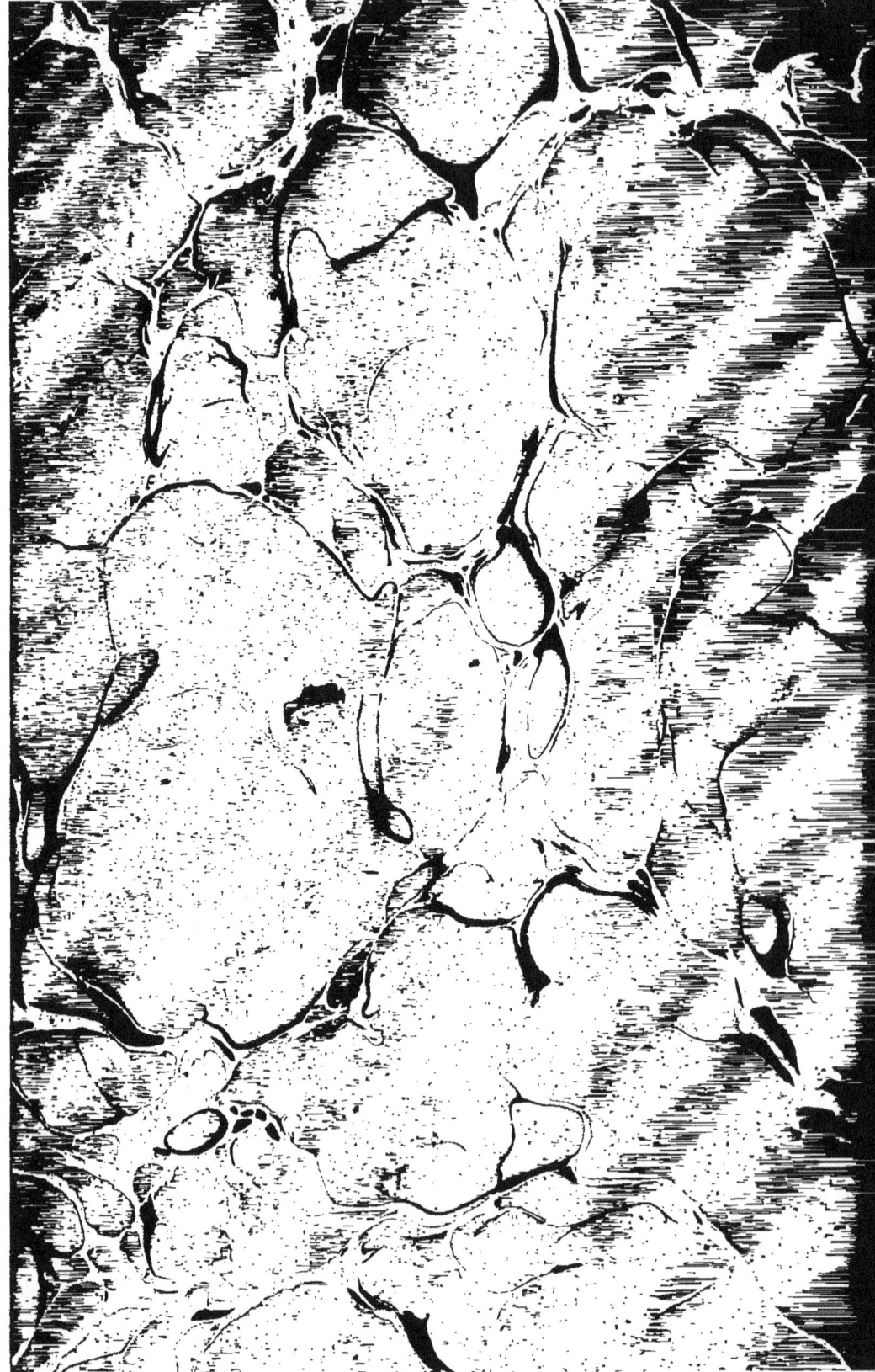

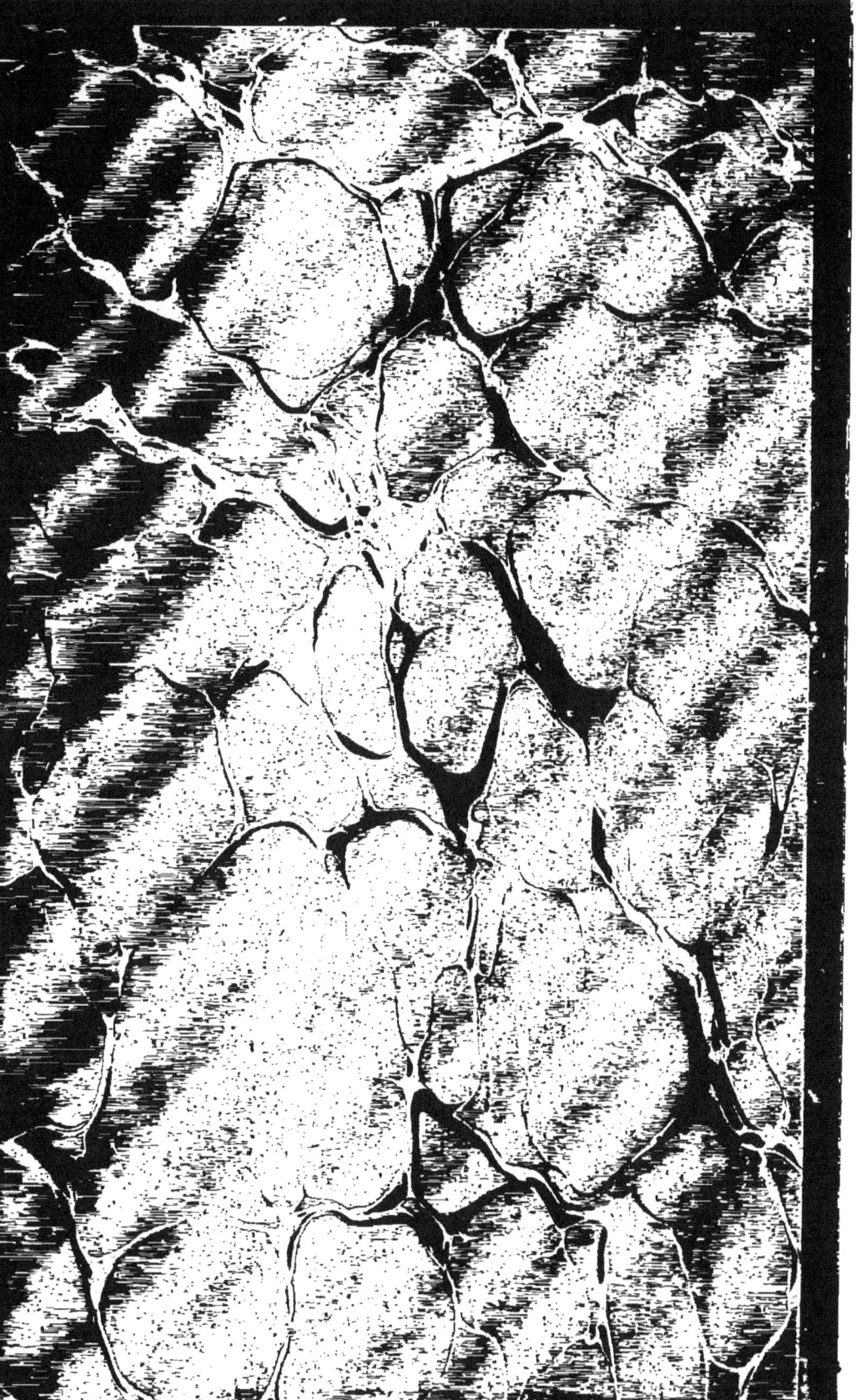

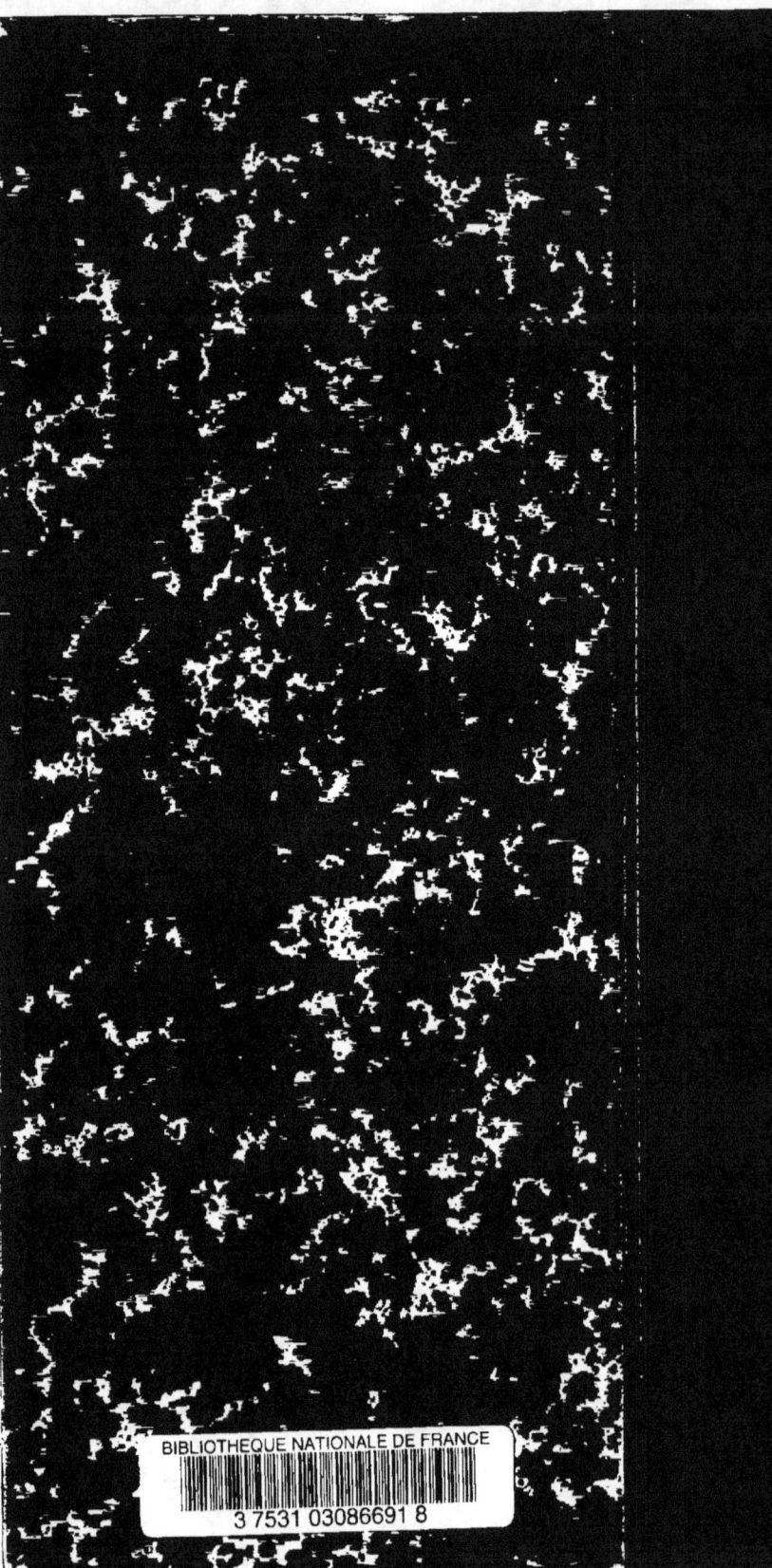

www.ingramcontent.com/pod-product-compliance
Lightning Source LLC
Chambersburg PA
CBHW050235230426
43664CB00012B/1707